O. Carl Simonton, M. D.,
und Reid M. Henson
mit Brenda Hampton

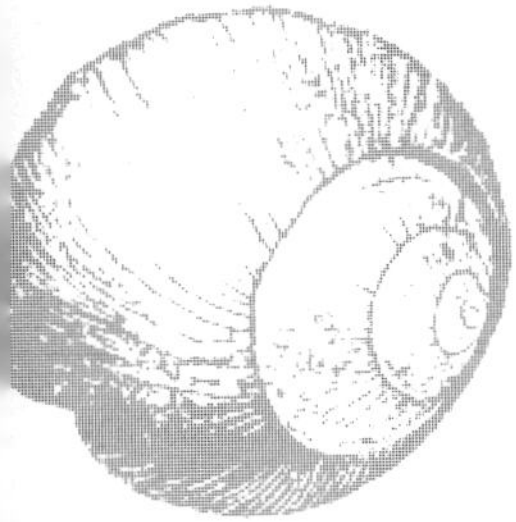

Auf dem Wege der Besserung

Schritte zur körperlichen und spirituellen Heilung

Deutsch von Dr. Hans Ulrich Schaub

Rowohlt

Die Originalausgabe erschien 1992 unter dem Titel
The Healing Journey im Verlag Bantam Books, a division of
Bantam Doubleday Dell Publishing Group, Inc., New York
Umschlaggestaltung von Lisa Neuhalfen

1. Auflage August 1993

Gesetzt aus der Aldus (Linotronic 500)
Gesamtherstellung Clausen & Bosse, Leck
Printed in Germany
ISBN 3 498 06280 8

Inhalt

Kapitel 6:
Einführung in Reid Hensons Briefe

Zweiter Teil:
Die Briefe von Reid Henson

«Ich glaube, sie kommen zum Heilen, denn beim Anhören der Schwierigkeiten und Sehnsüchte und Wahrheiten aus anderen Leben, gleichgültig, ob aus gebrechlichen oder vollkommenen, sehen sie den gemeinsamen Leitgedanken, daß es nicht um Frauen oder Männer geht, um jung oder alt, um schwarz oder weiß, um reich oder arm, um berühmt oder unbekannt, sondern es geht um diese tiefe und bleibende und unstillbare Sehnsucht nach Heilung, die in uns allen geschehen soll und zwischen uns allen ...»

Michael Lally
The Healing Poem

Einführung

Mit diesem Buch lade ich Sie ein, Ihren Weg zur Gesundheit einzuschlagen. Ich möchte, daß Sie einsehen, daß Sie diesen Weg nur da beginnen können, wo Sie im Moment in Ihrer Lebenserfahrung stehen, und nicht da, wo Sie gerne sein möchten. Ich weiß, daß dieser Weg für viele von Ihnen mit einer Krebsdiagnose oder der Feststellung einer anderen lebensbedrohenden Krankheit beginnt.

Obwohl dies ein schwieriger Anfang ist, stellt er doch gewissermaßen eine Position der Stärke dar, denn Sie haben jetzt einen zwingenden Grund, all das zu lernen, was Sie wissen müssen, um den Verlauf Ihrer Krankheit und Ihres Lebens zu verändern. Und auch wenn der vor Ihnen liegende Weg mühsam sein wird, kann ich Ihnen doch versprechen, daß er auch erfreulich sein kann – eine angenehme Reise. Er bedeutet Arbeit und Verantwortung, aber vor allem geht es um die Entdeckung dessen, was Sie an Ihrem Leben fasziniert und motiviert und wie Sie es gebrauchen können, um mit der Welt um Sie herum in Einklang zu kommen – und zur Gesundheit zurückzukehren.

Als ich im Jahre 1978 an dem Buch *Wieder gesund werden* arbeitete, wußte ich, daß die von mir verwendeten Techniken funktionieren, und inzwischen hat die medizinische Wissenschaft weiter ergründet, wie und warum sie funktionieren. Im Laufe des vergangenen Jahrzehnts habe ich meine Techniken immer weiter verfeinert und erweitert und dabei festgestellt, daß die beste Krebsbehandlung die ist, welche sowohl die körperlichen und geistigen als auch die spirituellen Vorgänge mit einbezieht und systematisch alle mit der Krankheit verbundenen Hauptthemen angeht und somit auf methodische Weise die Umstellungen herbeiführt, die zur Heilung führen können.

Seit jenem ersten Buch habe ich viel mehr über das Heilen gelernt, und ich habe einige bewundernswerte Patienten kennengelernt. Ich werde Ihnen einen dieser Patienten, Reid Henson, vorstellen. Wir werden Reids Weg verfolgen, von der Diagnose einer als unheilbar geltenden Krankheit bis zur völligen Genesung. Dies erlaubt Ihnen, einen tiefen Einblick in seine Persönlichkeit zu nehmen, damit Sie sehen, wie das Programm für ihn ablief und wie Sie seine kreative Auslegung des Programms als Anregung für Ihre eigene Art, die Genesungsarbeit zu leisten, benutzen können.

Außerdem werde ich Ihnen eine Auswahl an anderen Denkansätzen und Techniken mitgeben und Ihnen zeigen, wie man ein auf Sie und Ihre Lage zugeschnittenes Genesungsprogramm zusammenstellen kann.

Ich arbeite seit 1971 mit einem körperlich-geistig-spirituellen Denkansatz der Krebsbehandlung. Ich habe Tausende von Patienten behandelt, und meine Patienten haben eine ziemlich hohe Genesungsrate, sogar bei angeblich «im Endstadium» befindlicher Krankheit. Ich weiß, daß jeder Patient seine eigenen Probleme im Leben hat, aber ich weiß auch, daß die Art, wie man diese Probleme betrachtet und löst, einen großen Unterschied bei der Genesung ausmacht.

Wenn Sie dieses Buch lesen, haben Sie gewissermaßen Zugriff auf das Programm des Simonton Cancer Center und somit die Gelegenheit, an der Wiederherstellung Ihrer Gesundheit zu arbeiten. Wenn Sie das Buch so verwenden, wie es beabsichtigt ist, werden Sie darin wahrscheinlich genügend Stoff finden, um mindestens ein Jahr lang jeden Tag etwas für Ihre Gesundheit zu tun. Und für jene von Ihnen, welche sich bei ihrer Arbeit allein oder wegen Ihrer Krankheit ausgeschlossen fühlen mögen, glaube ich, daß sie beim Kennenlernen von Reid Henson, durch seine Briefe, großen Trost und viel Kraft finden werden. Er kennt Ihre Situation ganz genau. Aus eigener Erfahrung. Er weiß, was es heißt, sich über viele Jahre hinweg mit Krebs auseinanderzusetzen, und auch, wie es sich anfühlt, wenn man wieder gesund ist.

Ich schlage Ihnen vor, daß Sie Reid und mich als ein Arzt-Patient-Team sehen, das Ihnen seine Hilfe in Liebe und Verständnis anbietet, verbunden mit der starken Zuversicht, daß Sie gesund werden können.

O. Carl Simonton, M. D.

ERSTER TEIL

Das Simonton-Center-Programm

Kapitel 1

Körper, Geist und Seele

Wie wir Krebs und andere schwere Krankheiten bekämpfen

Mein Interesse an der Verbindung zwischen Körper und Geist wurde durch Krebspatienten geweckt – nicht etwa durch Ärzte oder Psychologen. Meine Neugier erwachte im ersten Jahr meiner Assistentenzeit, als ich begriff, daß ich Patienten mit fortgeschrittenem Krebs nicht dazu bewegen konnte, ihre Behandlung positiv anzunehmen. Sie fanden keinen Grund, sich damit persönlich auseinanderzusetzen, denn sie hatten kein Vertrauen in ihre Fähigkeit zu genesen. Sie fühlten nur Hoffnungslosigkeit.

Bevor ich während meiner Zeit als Medizinalassistent diese Erfahrung gemacht hatte, waren mir bereits mehrere allgemein anerkannte Entdeckungen auf den Gebieten der Zellbiologie und der Strahlenbiologie geglückt; deshalb glaubte ich fest daran, ich würde eines Tages Mitglied einer Forschergruppe sein, die eine wirklich erfolgreiche Krebsheilmethode entwickeln würde. Ich war entschlossen, einer der führenden Krebsspezialisten Amerikas zu werden. Ich hatte soeben die Auszeichnung «intern of the year» (Medizinalassistent des Jahres) erhalten, und ich war im Begriff, an die medizinische Fakultät der Universität von Oregon zurückzukehren, um eine der meistgeschätzten Stellen als Assistenzarzt anzutreten. Es war eine großartige Zeit in meinem Leben.

Ich war völlig zuversichtlich, daß ich viel zu einer erfolgreichen Krebsheilmethode beisteuern könnte, aber bis zu meiner Assistentenzeit war mir nie der Gedanke gekommen, daß der Patient irgend etwas damit zu tun haben könnte, ob eine Behandlung bei ihm etwas fruchtet oder nicht. Ich war verblüfft, daß viele von meinen Patienten nicht motiviert schienen, ihre Gesundheit wiederzuerlangen. Nicht nur hatten sie kein Vertrauen in ihre eigene Fähigkeit zu genesen, sie hatten auch kein Vertrauen zu mir oder zu anderen Ärzten, die sie behandelten. Deshalb begann ich, dieses Phänomen zu studieren und nach Möglichkeiten zu suchen, Patienten in ihre Behandlung mit einzubeziehen, in der Hoffnung, dies würde die Wirksamkeit ihrer Behandlung steigern.

In meiner Suche nach Wegen, die inneren Hilfsquellen meiner Patienten zu erschließen, studierte ich Meditation, Visualisierung, positives Denken, östliche Philosophien, Schamanentum, Feuerlaufen, Silva Mind Control und viele andere Denkansätze und trug zusammen, was ich bei meiner Arbeit lernte. Mit meinen Kollegen am Krebsberatungs- und Forschungszentrum in Fort Worth entwickelte ich viele Methoden, die dramatische Veränderungen im Zustand meiner Patienten und in ihrer Reaktion auf ärztliche Behandlung bewirkten. Von 1974 bis 1981 führten wir eine siebenjährige Erfolgskontrolle bei unseren Patienten durch und stellten fest, daß ihre Überlebenszeit doppelt so lang war wie die von anderen führenden Krebszentren berichteten und mehr als dreimal so lang wie der Landesdurchschnitt für die Überlebenszeit von Menschen mit vergleichbar fortgeschrittenen Krebserkrankungen. Ich berichtete über diese Arbeit zuerst auf der Welt-Krebskonferenz in Buenos Aires im Jahre 1978, nachher veröffentlichte ich das Buch *Wieder gesund werden*, durch welches unsere Methoden für die Allgemeinheit verfügbar wurden.

Der naturwissenschaftliche Nachweis für unseren Ansatz

Über die endgültigen Ergebnisse unserer Siebenjahresstudie berichteten wir im Februar 1981 vor der Jahreskonferenz der Australian Medical Association. Mein Forschungsteam und ich hatten die Überlebenszahlen von Menschen mit fortgeschrittenem Lungenkrebs, Darmkrebs und Brustkrebs untersucht. In allen drei Kategorien waren die Überlebenszeiten, die wir beobachtet hatten, etwa doppelt so lang wie jene, die in anderen führenden Krebszentren der Welt beobachtet worden waren.

Einer der stärksten Punkte in unserer Studie war ihr Langzeitcharakter. Wir konnten Langzeitberichte für über 98 Prozent unserer Patienten vorlegen, obwohl sie aus allen Teilen der Vereinigten Staaten und aus vielen anderen Ländern stammten. Der schwächste Punkt der Studie war, daß wir uns die Erhebung nur bei unseren eigenen Patienten leisten konnten, einer selektierten Gruppe, ohne Randomisierung und ohne entsprechende Vergleichsgruppe, wie es für den Nachweis der maximalen wissenschaftlichen Glaubwürdigkeit notwendig gewesen wäre. Dies wäre der nächste Schritt gewesen, aber unsere beschränkten Mittel hinderten uns daran, so weit zu gehen.

Inzwischen ist eine solche Erhebung durchgeführt und im Oktober 1989 veröffentlicht worden. Ein entsprechendes Forschungsprojekt wurde an der Stanford University und an der University of California in Berkeley durchgeführt. Es erfüllt die höchsten Ansprüche an den wissenschaftlich abgesicherten Nachweis in einer kontrollierten Studie. Die Forscher studierten Frauen mit fortgeschrittenem Brustkrebs, und die Ergebnisse, die Dr. David Spiegel von Stanford vorlegte, sind schon sehr erstaunlich. In ihrer Studie begleiteten die Forscher fünfzig Frauen in einer von Psychologen betreuten Gruppe. In unserer selektierten Gruppe hatten wir einundsiebzig Frauen gehabt. Ihre mittlere Überlebenszeit war 36,6 Monate in der betreuten Gruppe, unsere war 38,5 Monate gewesen. Die Überlebenszeit ihrer Kontrollgruppe – Frauen, die nicht psychologisch beraten wurden – betrug 18,9 Monate; die von uns errechnete Zahl, basierend auf den Zahlen anderer Zentren, war 18,0 Monate gewesen.

Diese Ergebnisse sind besonders erfreulich, weil, wie Dr.

Spiegel freimütig einräumte, die Forscher eigentlich vorgehabt hatten, zu beweisen, daß psychologische Beratung die Überlebenszeit von Krebspatienten *nicht* beeinflusse! Weil sie jedoch mit bewundernswerter Objektivität arbeiteten, haben sie unsere Schlußfolgerungen unter Verwendung der höchsten Qualitätsstandards der klinischen Forschung bestätigt.

Gewisse Patienten im Simonton Cancer Center sind an solchen Forschungsergebnissen interessiert. Auf den folgenden Seiten möchte ich noch mehr Beweise für die Gültigkeit des Geist-Körper-Ansatzes (mind/body approach) vorlegen.

Andere Patienten wiederum fühlen intuitiv, daß dieser Ansatz für sie der richtige ist, und wollen lieber direkt mit der Arbeit beginnen. Wenn Sie zu diesem Typus gehören, dürfen Sie natürlich sofort die Seite 28 aufschlagen und mit dem Abschnitt «Neue Erkenntnisse, neue Lehren» fortfahren.

Während der naturwissenschaftlich exakte Nachweis der Geist-Körper-Verbindung noch immer Schlagzeilen macht, haben Ärzte, die direkt mit Patienten arbeiten, schon immer eine solche Verbindung gekannt – seit den Anfängen der medizinischen Überlieferungen. Die älteste mir bekannte Aussage über die Wechselbeziehung zwischen Emotionen und Krebs stammt aus dem Jahre 140 n. Chr.: Der griechische Arzt Galen, Leibarzt des römischen Kaisers Mark Aurel, beschrieb einen ursächlichen Zusammenhang zwischen Depression und Brustkrebs. Sogar noch früher, in den Schriften von Plato, bezieht sich Sokrates mehrere Male auf die Wichtigkeit, den Geist und die Emotionen des Kranken anzusprechen. Sokrates behauptete sogar, wer diesen Zusammenhang leugne, sei ein schlechter Arzt.

Diese ärztliche Weisheit behauptete sich bis in das frühe zwanzigste Jahrhundert hinein. Lawrence LeShan, den ich für einen der kompetentesten Sachverständigen auf dem Gebiet «Krebs und Psyche» halte, führte eine gründliche Überprüfung der zwischen 1800 und 1900 publizierten medizinischen Fachliteratur durch. In seinem kürzlich erschienenen Buch *Diagnose Krebs: Wendepunkt und Neubeginn* legt Lawrence LeShan dar, daß außer einem alle Bücher, die er studiert hat, eine Aussage enthielten, die etwa so lautete: «Es ist eine Tatsache, daß die emotionale Lebensgeschichte [die Bücher drückten dies durch zahlreiche verschiedene Begriffe aus, aber die Bedeutung ist die gleiche] bei der Tendenz des Menschen, Krebs zu bekommen, und beim Verlauf der Krankheit eine wesentliche Rolle spielt.»

Seither hat sich die Medizin aber in die entgegengesetzte Richtung weiterentwickelt. In ihrem langen Ringen, die Heilkunst auf eine naturwissenschaftliche Basis zu stellen, waren Mediziner dahin gekommen, den Einfluß von Geist und Seele auf die Gesundheit abzulehnen und beides dem «Mystizismus» überwundener Zeiten zuzuschreiben. Der «naturwissenschaftliche» Ansatz, der den Körper als eine Maschine betrachtet, den man also auch wie eine Maschine reparieren kann, brachte zunächst imposante Fortschritte zum Verständnis und bei der Behandlung von Krankheiten. Bis zu der Zeit, da ich meine eigene Praxis aufmachte, beherrschte dieses medizinische Modell unsere Kultur, unsere Ausbildung als Ärzte und alle unsere medizinischen Institutionen. Patienten kamen zu uns und wollten ihre Körper «flicken» lassen, und wir Ärzte waren darauf spezialisiert, solche Reparaturen durchzuführen.

Ein neuer Wendepunkt kam in den sechziger Jahren dieses Jahrhunderts, als die angesehene New York Academy of Sciences zwei Konferenzen veranstaltete, beide mit dem Titel *Die psychophysiologischen Aspekte von Krebs.* Diese Konferenzen brachten die führenden Forscher aus der ganzen Welt zusammen. Einige der wichtigsten Forschungsberichte des Jahrzehnts wurden vorgelegt und später in den Annalen der New York Academy of Sciences veröffentlicht (Januar 1966 und Oktober 1969). Zusammen stellen sie größere Arbeiten dar, die sowohl aufgrund klinischer Betrachtungen als auch mit Hilfe von Tierversuchen die Wechselbeziehung zwischen Denken (mind), Fühlen (emotions) und dem Krebsgeschehen gründlich erörtern.

Frau Dr. C. B. Thomas von der Johns Hopkins Medical

School berichtete 1973 über ihre Untersuchung von psychologischen Faktoren als Indikatoren für fünf unterscheidbare Krankheitszustände. Diese Arbeit wurde im *Johns Hopkins Medical Journal* veröffentlicht und war eine der ersten prospektiven Studien, d. h. eine, die die psychischen Eigenschaften von Menschen untersuchte, noch bevor eine Krankheit diagnostiziert war. Die Krankheit, die am eindeutigsten mit psychischen Charakterzügen korrelierte, war Krebs. Die Beobachtungen von Frau Dr. Thomas basierten auf prospektiven Daten, die über einen Zeitraum von dreißig Jahren gesammelt worden waren. Sie eruierte, daß folgende Eigenschaften einen Menschen krebsanfällig machten:

- die Reaktion auf Streß mit einem Gefühl der Hoffnungslosigkeit
- das Runterschlucken von Gefühlsregungen oder der Mangel an Gefühlsventilen
- das Gefühl fehlender Nähe zu einem oder beiden Elternteilen

Über die Auswirkungen von Hoffnungslosigkeit und unterdrückten Gefühlsregungen auf die Gesundheit ist bereits von vielen Klinikern berichtet worden. Zum Beispiel haben sich Leonard Derogatis am Johns Hopkins Hospital in Maryland und Stephen Greer am Kings College Hospital in London auf die Prognose von Überlebensfristen bei Frauen mit Brustkrebs aufgrund von Persönlichkeitsfaktoren und psychischen Coping-Strategien spezialisiert. Ihre Schlußfolgerungen laufen auf dasselbe hinaus, nämlich daß der Überlebenserfolg mit den Coping- oder Bewältigungsstrategien statistisch zusammenhängt. Die höchste Überlebensrate haben diejenigen Frauen, bei denen man einen gewissen Kampfgeist feststellt; die niedrigste haben diejenigen, die sich hoffnungslos fühlen. Dr. Greer ist nun dabei zu erforschen, ob Bewältigungsstrategien verändert werden können und, falls ja, ob diese Veränderung auch die Überlebensraten beeinflußt.

Mir sind die Antworten bereits heute klar: Die Bewältigungsstrategien *können* tatsächlich geändert werden, und wenn sie geändert werden, dann *wird sich auch die Überlebensrate ändern.* Aus der Erfahrung mit unseren Patienten kennen wir starke Beweise für diese Aussage, obwohl es natürlich noch einige Fragen gibt, die durch weitere Forschung umfassend beantwortet werden müssen. Es gibt noch immer so viel zu entdecken, nicht nur hinsichtlich der Beziehung zwischen Charakter und Krankheit, sondern auch in bezug darauf, wie man auf die Persönlichkeit einwirken und sie verändern kann, um das Auftreten von Krankheit zu verhindern oder um die Heilungsaussichten der bereits Erkrankten zu verbessern.

Auf dem Gebiet der Erforschung der psychischen Seite von Krankheitszuständen ist die hervorragendste Arbeit, die je von einem einzelnen Forscher vorgelegt wurde, diejenige von Ronald Grossarth-Maticek, einem aus Jugoslawien stammenden Psychologen, der an der Universität Heidelberg arbeitet. Er hat auch mit dem weltberühmten britischen Psychologen Hans J. Eysenck zusammengearbeitet. Grossarth-Maticek hatte Mitte der sechziger Jahre begonnen, krankheitsanfällige Persönlichkeitstypen zu studieren. Er stellte fest, daß Menschen, die ihre Gefühlsregungen unterdrücken und sich hoffnungslos fühlen, krebsanfällig sind; für Herzkrankheiten anfällige Menschen haben in erster Linie Probleme mit ihrer Feindseligkeit und Aggressivität.

In einer Studie untersuchte Grossarth-Maticek ein Kollektiv von 1300 Jugoslawen über zehn Jahre. Obwohl diese vorgängig nicht medizinisch untersucht worden waren, war Grossarth-Maticek imstande, ihren Tod an Krebs oder Herzkrankheit mit statistisch signifikanter Genauigkeit vorauszusagen. In einer anderen Studie teilte er Leute mit krankheitsanfälliger Persönlichkeit in zwei Gruppen auf, von denen die eine in den Genuß einer psychologischen Beratung kam und die andere nicht. Er stellte fest, daß er imstande war, die Sterblichkeit an Krebs und Herzkrankheiten durch Beratung zu verändern. Diese Arbeit ist deshalb von besonderer Bedeutung, weil wir hier erstmals sehen, daß es möglich ist, Krebs bei Menschen, die dafür psychisch anfällig sind, durch psychologische Beratung zu verhüten. Die Beratungsmethoden, die Grossarth-Maticek benutzte, umfaßten Entspannung, Desensibilisierung, Arbeit mit Vorbildern (Modeling), Suggestion, Hypnose, Visualisierung und andere gängige Verhaltenstechniken. (Sie werden einige dieser Techniken im vorliegenden Buch kennenlernen.) Grossarth-Maticek wiederholte diese Studien später mit Hans J. Eysenck. Mit nur sechs Stunden Gruppenbehandlung, fanden Eysenck und Grossarth-Maticek, konnte die Sterblichkeit an Krebs und Herzkrankheiten wesentlich beeinflußt werden.

In einer weiteren Studie beobachteten Grossarth-Maticek und Eysenck vierundzwanzig Krebspatienten, die ein Beratungsprogramm absolvierten, und verglichen ihren Fortschritt mit dem von vierundzwanzig entsprechenden Patienten, die nicht beraten wurden. Sie fanden, daß die durchschnittliche Überlebenszeit für die betreute Gruppe fünf Jahre betrug und nur drei Jahre für die Gruppe, die keine Beratung bekam. Dieses Resultat gleicht stark dem unserer eigenen Arbeit wie auch dem Ergebnis der Stanford/Berkeley-Studie.

Die für mich erstaunlichste Studie von Grossarth-Maticek ist eine, die er mit einhundert Frauen mit Brustkrebs im Endstadium durchführte. Fünfzig von ihnen, die es vorzogen, für ihren fortgeschrittenen Brustkrebs keine Chemotherapie durchzuführen, wurden verglichen mit fünfzig anderen, die Chemotherapie bekamen. Die Überlebenszahlen sahen folgendermaßen aus:

- Diejenigen Frauen, die überhaupt keine Behandlung bekamen, hatten eine mittlere Überlebenszeit von 11 Monaten.
- Bei denjenigen, die nur Chemotherapie bekamen, war die durchschnittliche Überlebenszeit 14 Monate.
- Bei denjenigen, die ausschließlich psychologische Beratung bekamen, war die durchschnittliche Überlebenszeit 15 Monate.
- Diejenigen Frauen, die sowohl Chemotherapie als auch

Beratung bekamen, hatten eine mittlere Überlebenszeit von 22 Monaten.

Vergessen Sie nicht, daß diese Frauen sehr weit fortgeschrittenen Brustkrebs hatten und daß die angeführten Zahlen Durchschnittswerte sind, was bedeutet, daß einige Frauen früher starben, während andere viel länger lebten.

Grossarth-Maticeks Ergebnisse bestätigen wissenschaftlich einwandfrei, was viele von uns, die auf diesem Gebiet tätig sind, seit Jahren geglaubt und sich danach gerichtet haben: Die beste Krebstherapie ist eine Kombination der modernsten medizinischen Methoden (in einer menschlichen und unterstützenden Weise angeboten) mit der bestmöglichen psychologischen Betreuung. Das Ergebnis wird besser ausfallen als für Chemotherapie oder andere ärztliche Behandlungen allein oder als für psychologische Betreuung allein.

Eine weitere, jüngst erschienene Bestätigung dieses Denkansatzes stammt von Dean Ornish, der eine Untersuchung anhand von Menschen durchführte, die wegen ernsthafter Erkrankung der Herzkranzgefäße behandelt wurden. Er berichtete darüber zuerst in der angesehenen medizinischen Zeitschrift *Lancet* (Juli 1990), dann auch in seinem Buch *Reversing Heart Disease*. Eine Gruppe von Patienten wurde dahingehend beraten, Umstellungen ihres Lebensstils vorzunehmen, wie zum Beispiel Bewegung, Diät, Entspannung und Arbeit mit Unterstützungsgruppen. Eine zweite Gruppe bekam nur die übliche ärztliche Behandlung. Dr. Ornish berichtet, 82 Prozent der psychologisch betreuten Gruppe weisen eine Verringerung der Gefäßblockierungstendenz auf, während diese bei 53 Prozent der Angehörigen der Kontrollgruppe schlechter wurde.

Eine andere wichtige Frage zur psychologischen Beratung ist natürlich die nach der Wahl des richtigen Zeitpunkts: Ab wann sollte eine psychologische Behandlung in ein Behandlungsprogramm eingebaut werden? Klinische Psychologen wissen schon lange, daß es geeignete Zeiten gibt, um Patienten zur Auseinandersetzung mit der emotionalen Seite ihrer Erkrankung anzuregen. Eine führende Forscherin auf diesem Gebiet ist die Deutsche Kristina Brode.

Sie hat festgestellt, daß Patienten, die frisch unter dem Schock einer Krebsdiagnose oder eines Rezidivs stehen, oft mit abwehrenden Bewältigungsstrategien reagieren, bis hin zur Verleugnung des Krankseins überhaupt. Sie können erstaunlich gelassen wirken und sich daranmachen, ihr Leben einfach so fortzusetzen, als ob nichts geschehen wäre. Diese abwehrenden Bewältigungsstrategien sollten zunächst respektiert werden. Mit anderen Worten, der Patient mag, unmittelbar nach der Erstdiagnose oder der Diagnose eines Rückfalls, nicht für eine Beratung bereit sein. Dagegen könnte der Patient, zusätzlich zu Beruhigung und Zuwendung, auf einfache Entspannungstechniken und sanfte Massage gut ansprechen. Dies mag aber genau die richtige Phase für Angehörige und andere Bezugspersonen sein, sich intensiv psychologisch beraten zu lassen.

Kristina Brodes Arbeit zeigt, daß der Schock nach der Erstdiagnose häufig drei bis sechs Monate dauert. Ähnliche Reaktionen auf die Diagnose eines Rezidivs dauern im allgemeinen zwei bis vier Wochen. Eine der Fragen, welche die Patienten häufig stellen, wenn die Schockwirkung nachläßt und die Bereitschaft zunimmt, sich aktiver für ihren Heilungsprozeß einzusetzen, lautet: «Was kann ich sonst noch tun, um gesund zu werden?» Wenn Beratung einem Krebspatienten aufgenötigt wird, bevor er dazu bereit ist, besteht die Gefahr, ihn noch mehr der Hoffnungslosigkeit auszuliefern.

Kristina Brodes Arbeit zeigt, wie wichtig es ist, das Gefühl des Patienten für die Wahl des richtigen Zeitpunktes zu respektieren. Für den Fall, daß Sie dieses Buch durchlesen, um es nachher einem erkrankten Familienmitglied oder Freund weiterzugeben, seien Sie sich bewußt, daß der oder die Betreffende dafür noch nicht bereit sein mag. Sie sollten vielleicht nur erwähnen, daß Sie das Buch für nützlich halten, stellen es aber dem Patienten frei, selbst danach zu verlangen und den Zeitpunkt der Lektüre zu wählen.

Bevor wir das Thema der naturwissenschaftlichen Beweisführung abschließen, möchte ich kurz ein wichtiges neues Forschungsgebiet ansprechen, das unter dem Namen Psycho-Neuro-Immunologie bekannt ist. Klar erwiesen ist schon seit längerem, daß es eine ursächliche Wechselbeziehung zwischen dem Körperlichen und dem Seelischen gibt, doch blieb ungeklärt, wie diese funktioniert. Die Psychoneuroimmunologie liefert nun einige Erklärungsansätze, indem sie uns verstehen hilft, wie Gefühlsregungen in chemische Substanzen (Informationsmoleküle) übersetzt werden, die das Immunsystem des Körpers und andere Heilungsmechanismen nachhaltig beeinflussen. Einige der wichtigsten Arbeiten auf diesem Gebiet sind von Candace Pert geleistet worden, der ehemaligen Leiterin der Hirnbiochemie-Abteilung des National Institute of Mental Health. Sie ist Mitentdeckerin des ersten Neuropeptid-Rezeptors, der chemische Botschaften empfängt, welche Emotionen übermitteln. Ihre Entdeckung stammt aus dem Jahr 1973, und seither sind über fünfzig Neuropeptide identifiziert worden.

Wir wissen heute, daß es in unserem Körper mindestens drei Systeme gibt, die Gefühle physisch übertragen können. Eines ist das Endokrinsystem, das durch Hormone («Botenstoffe») kommuniziert. Das zweite ist das Nervensystem, das direkt Verbindung aufnimmt mit den weißen Blutkörperchen. Und das dritte ist die Familie von Übermittlungsmolekülen, welche Neuropeptide, Neurotransmitter, Wachstumsfaktoren und Zytokine umfaßt und die Zelltätigkeit sowie die Zellteilungsmechanismen und genetischen Funktionen beeinflußt.

Mit modernsten Techniken können Wissenschaftler im Labor feststellen, daß bestimmte Nervenfasern tatsächlich auf der Oberfläche von weißen Blutkörperchen enden, was den physischen Beweis erbringt, daß die weißen Blutkörperchen direkte Botschaften vom Nervensystem bekommen, also Botschaften, die vom Hirn ausgehen. Die weißen Blutkörperchen sind ein wichtiger Bestandteil des Immunsystems unseres Körpers; sie funktionieren, indem sie Fremdmaterial wie Bakterien und

Krebszellen identifizieren und ausschalten. Wir können also heute den physischen Vorgang, wie eine Botschaft vom Hirn das Immunsystem beeinflußt, im Labor beobachten.

Neue Erkenntnisse, neue Lehren

Ich denke, dieser Überblick hat gezeigt, daß es heute viele Forschungsresultate gibt, die die Beobachtungen bestätigen, welchen Einfluß der Gemütszustand auf die Entwicklung und den Verlauf von Krebs und anderen schweren Krankheiten hat. Meiner Meinung nach ist der naturwissenschaftliche Beweis erbracht, daß der Geist den Körper beeinflußt. Und nun halte ich es für das Wichtigste, wie der Geist dazu gebracht werden kann, den Körper richtig und wirkungsvoll zu beeinflussen. Seit zehn Jahren steht diese Frage im Mittelpunkt meiner Arbeit.

Ich glaube, daß die Macht des Geistes weit über das hinausgeht, was ich mir zuerst vorgestellt hatte. Außerdem glaube ich, daß es über Körper und Denken hinaus eine weitere Dimension der Heilung gibt: den *spirituellen* oder seelischen Aspekt.

Das Wörterbuch definiert das Wort «Seele» als den Urgrund des Lebens, besonders des Menschenlebens, und als das Gefühl und den motivierenden Teil unseres Lebens. Mit der Seele zu arbeiten bedeutet deshalb die Stärkung unserer Verbindung mit diesem Urgrund des Lebens. Es bedeutet, sich der Frage zu stellen, wozu wir hier auf diesem Planeten sind und was für einen Sinn unser ganz persönliches Einzelleben hat.

Die Arbeit mit unseren Patienten zeigt eindeutig, daß Gesundheit körperliche, geistige und spirituelle Quellen hat (Leib, Verstand, Seele). Und wenn auch allein das Denken genutzt werden kann, um den körperlichen Zustand zu beeinflussen, so gewinnt es doch an Wirkung, wenn die Seele (das Spirituelle) mit einbezogen wird.

Die Seele erschließt uns Kraftquellen, die durch herkömmliche psychologische Methoden nicht erreicht werden können.

Sie öffnet uns für Heilkräfte, die weit über das bisher übliche Verständnis unserer eigenen Grenzen hinausgehen. Und obendrein können wir lernen, diese Kräfte bewußt in unser Leben einzubeziehen.

Diese Schlußfolgerung ist experimentell wahrscheinlich ebenso schwer zu beweisen, wie es meine ersten Forschungsergebnisse waren. Dennoch haben wir über Jahre durch unsere tägliche Erfahrung neue Methoden entwickelt, mit der Seele zu kommunizieren und mit ihr zu arbeiten. Ich bin fest überzeugt, daß das, was ich von meinen Patienten gelernt habe, absolute Gültigkeit hat. Auch wenn es zehn oder zwanzig oder hundert Jahre brauchen sollte, um die Beweise zu erbringen, bin ich meiner Aussage sicher. Während die Forschungsarbeiten voranschreiten, will ich Ihnen schon einmal weitergeben, was ich heute mit Sicherheit weiß.

Lassen Sie mich zusammenfassen, was ich gelernt habe:

- Die Gefühle beeinflussen die Gesundheit und die Genesung von einer Krankheit (insbesondere Krebs) auf maßgebliche Weise. Die Gefühle sind eine starke und bestimmende Kraft im Immunsystem und in unseren anderen physiologischen Heilungssystemen.
- Überzeugungen beeinflussen die Gefühle, darum beeinflussen sie auch die Gesundheit.
- Sie können Ihre Überzeugungen, Ihre Einstellung und Ihre Gefühle maßgeblich beeinflussen, folglich beeinflussen Sie auch Ihre Gesundheit entscheidend.
- Wie man seine Überzeugungen, seine Einstellung und seine Gefühle beeinflußt, ist erlernbar; es gibt dafür eine Vielzahl von zugänglichen und etablierten Methoden.
- Wir Menschen funktionieren alle als Ganzheit von Körper, Geist und Seele. Alle drei Aspekte müssen im umfassenden Zusammenhang der Heilung angesprochen werden, unter besonderer Beachtung der Bedürfnisse und Neigungen der kranken Person und ihrer familiären, gesellschaftlichen und kulturellen Umgebung.

- Die Harmonie, d. h. die Ausgewogenheit zwischen den körperlichen, geistigen und seelischen Aspekten des Seins, ist für die Gesundheit von zentraler Bedeutung. Dies trifft nicht nur auf die Gesundheit von Geist und Körper des einzelnen zu, sondern auch auf seine Beziehungen – zu sich selbst, der Familie, den Freunden, der Gemeinschaft, dem Planeten und dem Universum.
- Wir besitzen angeborene (genetische, instinktmäßige) Neigungen und Fähigkeiten, die uns helfen, uns auf Gesundheit und Harmonie zuzubewegen.
- Diese Fähigkeiten können durch existierende Techniken und Methoden maßgeblich weiterentwickelt und gezielt eingesetzt werden.
- Wenn diese Fähigkeiten entwickelt werden, ergibt sich eine gewisse Fertigkeit, wie bei allem Lernen. Das Ergebnis ist eine größere Harmonie und eine bessere Lebensqualität, mit maßgeblichem Einfluß auf unseren Gesundheitszustand.
- Dieses Lernen ändert ferner unser Verhältnis zum Tod, wann immer er kommen mag, indem es Furcht und Schmerz verringert und dadurch mehr Energie für die Gesundung und das Leben freistellt.

Bevor Sie sich diese Beobachtungen entweder zu eigen machen oder sie ablehnen, bitte ich Sie, dieses Buch zu nutzen, um zu erkunden, ob das, was ich gelernt habe, für Sie richtig ist oder nicht. Ziehen Sie aufgrund Ihrer eigenen Erfahrung Ihre eigenen Schlüsse.

Auch wenn Ihre momentane Überzeugung, was seelische Prozesse betrifft, zu meinen Ausführungen im Widerspruch stehen sollte, wagen Sie den Schritt, sich auf etwas Neues einzulassen. Wir behandeln eine beträchtliche Zahl von Menschen, die Atheisten sind, und auch diese können immer eine Form für ihre seelischen Erfahrungen finden, die für sie stimmt und relevant ist.

Bedenken Sie ferner, daß ich von Ihnen nicht verlange, daß Sie auf das verzichten, was Ihre Ärzte für Sie tun können. In der Tat hilft unsere Arbeit den meisten Menschen, aktiver mit ihrer Behandlung und mit ihrem Betreuungsteam zusammenzuarbeiten. Und ich möchte, daß Sie noch weiter gehen: Sie können Ihre eigene Gesundheit selbst beeinflussen.

Weil manche Erkenntnisse der Körper-Geist-Seele-Beziehung vorerst schwierig zu fassen sind, werden wir Ihnen zeigen, wie sie sich im Alltag von Reid Henson darstellen, der dem Krebs manches Lebensjahr abgetrotzt hat. Reid ist ein Mann, dem im Jahre 1979 die Diagnose einer im Endstadium befindlichen Erkrankung gegeben und dem gesagt wurde, daß es keine wirksame Behandlung für seinen Krebs gebe. Und trotzdem ist er heute am Leben und wohlauf.

Reids Erfahrung kann uns viel über die Dynamik der Krankheit Krebs lehren. Wir können sehen, warum er krank wurde – und warum jedermann für Krebs anfällig sein kann – und ferner, warum er dank Fähigkeiten, die eigentlich jedermann hat, wieder gesund wurde. Dies gibt uns die beste Gelegenheit, alles irgendwie Denkbare zu erforschen und alles herauszufinden, was die Vorgänge bei der Krebserkrankung und bei der Genesung erhellt. Wir wollen deswegen aber nicht alles über Bord werfen, was bisher von Generationen von Medizinern und anderen Wissenschaftlern über Krebs gelernt und gelehrt worden ist, sondern wir wollen es ergänzen.

Reid ist ein sehr interessanter Krebspatient, weil er mehr als zehn Jahre mit dem Nachdenken über seine Krankheit und über das Leben verbracht hat. In den letzten Jahren hat er das, was er gelernt hat, in Form von Briefen an andere Krebspatienten weitergegeben. In diesem Buch werden Sie diese Briefe lesen; sie sind voller Ideen, Einblicke und praktischer Anregungen. Im Anschluß an jede Gruppe von Briefen werde ich Ihnen zusätzliche Einblicke in Reids Genesungsprozeß geben, ebenso weitere Ideen und praktische Ratschläge für den Umgang mit Krebs und mit der Herausforderung, die die Krankheit mit sich bringt.

Anders als bei statistischen Untersuchungen, die regelmäßig durch verschiedene Fachleute verschieden ausgelegt werden können, hoffen wir, Ihnen die Möglichkeit zu geben, Krankheit und Heilung in einer Weise zu studieren, die in Ihrer Lage bedeutungsvoll und nützlich ist. Ich habe herausgefunden, daß Patienten häufig das am besten verstehen, was sie selbst entdeckt haben.

Wenn Sie sich fragen, ob die in diesem Buch geschilderte Arbeit Ihnen helfen wird, dann bewegen Sie sich bereits in Richtung Gesundheit. Ich hoffe, Sie bleiben so lange neugierig, bis Sie das entdecken, was Sie wissen müssen, um den Verlauf der Krankheit zu beeinflussen und um Ihre allgemeine Lebensqualität zu verbessern.

Kapitel 2

Zeugnis eines Patienten

Die wundersame Heilung von Reid Henson

Zum erstenmal traf ich Reid Henson und seine Frau Jana im Jahre 1979 in einem meiner Patientenseminare. Reid blieb mit mir in Briefkontakt, nachdem er das Seminar besucht hatte; er teilte mir seine Fortschritte und seine Probleme mit. Ebenso bekundete er ein Interesse daran, seine Erfahrungen anderen Krebspatienten in Form von Briefen zukommen zu lassen. Weil ich mit ihm während mehr als zehn Jahren gearbeitet und seinen Heilungsprozeß beobachtet habe, kenne ich seine Geschichte gut. Obwohl ich Ihnen von Reid auch aus meiner Perspektive als Krebsspezialist erzählen werde, dachte ich, Reid sollte Ihnen zunächst mit seinen eigenen Worten über seine Erfahrungen mit dem Krebs berichten.

Reids Geschichte

1979 wurde bei mir eine ungewöhnliche Form von Krebs diagnostiziert, nämlich Haarzellen-Leukämie (leukämische Retikuloendotheliose), und es wurde mir gesagt, daß ich höchstens noch etwa zwei Jahre zu leben hätte. Die Schulmedizin hatte mir zu jener Zeit keine wirksame Behandlung anzubieten. Bevor ich Ihnen aber über meine Erfahrungen mit dem Krebs erzähle, möchte ich gerne etwas über mein Leben vor der Diagnose berichten.

Ich wurde im Jahre 1939 in Gainesville in Florida geboren als dritter Sohn meiner Eltern. Unsere Familie lebte in sehr bescheidenen Verhältnissen, und ich wohnte bis zu meiner Heirat im elterlichen Haus. Ich besuchte die Schulen in Gainesville und schloß im Jahre 1962 an der Universität von Florida als Diplomkaufmann ab. Ich hatte an der Universität am Programm für Reserveoffiziere teilgenommen und ging bald nach Abschlußprüfung zur U. S. Air Force. Nach Ableistung meiner Dienstverpflichtung trat ich in die Finanzabteilung eines großen Autowerks in Detroit ein, wo ich eine umfassende Ausbildung und Erfahrung beim Einsatz der EDV zur Lösung von betrieblichen Problemen erwarb. Später wurde ich Unternehmensberater, spezialisiert auf die Anwendung von Computersystemen in den Bereichen Marketing, Verkauf und Vertrieb.

Im Jahre 1975 zog ich nach Chattanooga in Tennessee, um bei einer großen Getränkefirma zu arbeiten. Meine Aufgabe bestand darin, eine Organisation aufzubauen, welche das Abfüllen der Erfrischungsgetränke in mehreren Bundesstaaten koordinierte. Im ersten Jahr verbrachte ich nur dreizehn Nächte in meiner Eigentumswohnung am Lookout Mountain (in der Nähe von Chattanooga). Ich war seit mehreren Jahren geschieden, und in der damaligen Lebensphase klammerte ich mich an meine Arbeit wie an ein Rettungsboot. Wenn ich mal nicht arbeitete, verbrachte ich meine Zeit mit Sport. Ich war in ausgezeichneter körperlicher Verfassung für einen Mann von vierzig. Freundinnen hatte ich jede Menge.

Wie Sie sich vorstellen können, nahmen meine Arbeit, mein Training und meine Frauengeschichten meine Zeit und Kraft voll in Anspruch, so daß ich nicht allzu viel über mein Leben nachdenken mußte. Dieses Leben war in den Jahren vor dem Umzug nach Chattanooga kompliziert und stressig geworden. Ich hatte es damals nicht zugegeben, daß ich noch immer darunter litt, daß mehr als zehn Jahre zuvor mein zweites Kind gleich nach der Geburt gestorben war. Auch hatte ich mich noch immer nicht mit meiner gescheiterten Ehe abgefunden. Ich hatte nicht einmal begonnen, mich ernstlich mit diesen Problemen auseinanderzusetzen. Außerdem war mein erster

Sohn aus jener Ehe ein Problem für meine Exfrau und schließlich auch für mich geworden.

Bevor ich nach Chattanooga umzog und Rob vierzehn war, hatte er einen Sommer bei mir in Denver (Colorado) verbracht. Seine Mutter hatte ihn sehr schwierig gefunden, aber im Zusammenleben mit mir schien er einem Engel zu gleichen – bis im Herbst die Zeit für ihn kam, zu seiner Mama zurückzufahren. Da fragte er mich, ob er nicht bei mir in Denver bleiben dürfe. Er flehte mich richtiggehend an, bei mir bleiben zu dürfen, ich bestand aber darauf, daß er zurückging. Ich dachte, es sei unmöglich, ihn ständig bei mir zu haben, da ich ortsunabhängig bleiben mußte und auch viel reiste. Ein paar Tage bevor er wegfahren sollte, erhielt ich im Büro einen Anruf von der Polizei. Mein Sohn war verhaftet worden, weil er einen anderen Teenager zusammengeschlagen hatte. Ich war völlig schockiert von seinem Verhalten. Ich versprach, die Arztkosten für den verletzten Jungen zu übernehmen, holte meinen Sohn aus dem Gefängnis und brachte ihn aufs Flugzeug zurück nach Atlanta. Ich hatte den Behörden versprechen müssen, ihn für die Gerichtsverhandlung nach Colorado zurückzubringen.

Sobald er wieder bei seiner Mutter in Atlanta lebte, wurde Robs Benehmen immer schlimmer. Schließlich, nachdem ich nach Chattanooga umgezogen war, bestand meine Exfrau darauf, daß ich ihn wieder übernahm. Ich war immer noch viel auf Reisen, deshalb mußte ich irgendeinen Weg finden, um ihn unter ständiger Aufsicht zu haben. Ich meldete ihn bei einer Privatschule in Chattanooga an, wo es ein angeschlossenes Internat für Jungen gab. Nach ein paar Monaten mußte er diese Schule verlassen. Er wurde verdächtigt, mit Drogen angefangen zu haben, aber ich konnte das einfach nicht glauben. Er jedenfalls beteuerte seine Unschuld.

Ich schulte ihn anderswo ein, aber auch dort wurde er wieder rausgeschmissen. Ich konnte nicht begreifen, was mit ihm nicht in Ordnung war, und er konnte es anscheinend auch nicht. Er sagte immer: «Papa, es tut mir wirklich leid, daß ich andauernd Dinge tue, die dir weh tun oder peinlich sind. Ich tue es nicht absichtlich, und ich weiß nicht, warum ich es tue.»

Ich möchte Ihnen ein Erlebnis schildern, um Ihnen ein Gefühl dafür zu geben, was für Schwierigkeiten wir miteinander hatten. Ich war eine Woche lang auf einer anstrengenden Geschäftsreise gewesen. Als ich nach Hause kam, fand ich meine neue Eigentumswohnung, in der alles Geld steckte, das ich mir zusammengespart hatte, vollkommen verwüstet vor. Es war klar: mein Sohn hatte in meiner Abwesenheit mit Freunden eine wüste Party gefeiert, aber er hatte weder genügend Achtung vor mir, um das Durcheinander aufzuräumen, noch genügend Mut, um sich mir zu zeigen. Ich war wie vor den Kopf geschlagen. Es schaute aus, als ob jemand den Abfallcontainer einer Kneipe gestohlen und ihn in mein Wohnzimmer gekippt hätte. Außerdem hatte jemand an verschiedenen Stellen Löcher in die Wand geschlagen. Ich brauchte mehrere Tage, um meinen Sohn zu finden und ihn zur Rede zu stellen. Er pflegte damals tagelang zu verschwinden; er sagte dann immer, er habe bei diesem oder jenem Freund übernachtet.

Er war außerstande zu erklären, wie die Dinge dermaßen hatten außer Kontrolle geraten können. Wie er es früher auch immer wieder getan hatte, entschuldigte er sich und schien ehrlich erschüttert über das, was er getan hatte. Mehrmals sagte er zu mir: «Papa, ich weiß auch nicht, warum ich so was tue.» Und mehr als einmal habe ich ihm darauf geantwortet: «Erzähl mir nicht solchen Mist. Ich habe niemals so etwas getan, als ich jung war.»

Bei einer anderen Gelegenheit rief er an und fragte, ob ich ihn nach dem Büro auf eine Pizza treffen könnte, und ich sagte: «Aber ja doch, ich freue mich darauf.» Aber dann kam er einfach nicht. Ähnliche Vorfälle ereigneten sich regelmäßig.

Später verschwand er monatelang. Während dieser Zeit spielten meine Emotionen verrückt. Sie schwankten zwischen einer so entsetzlichen Wut, daß ich ihn hätte umbringen können, und der Angst, daß er vielleicht irgendwo verletzt herumlag und sich nicht getraute, mich anzurufen, oder daß er sogar tot war. Aber dann schließlich kam er doch wieder zurück, nur um bald schon wieder für längere Zeit zu verschwinden.

Einer der Psychologen in unserer Firma, der sich mit den Anzeichen von Alkohol- und Drogenmißbrauch auskannte, erklärte mir, dies sei das klassische Verhalten eines drogenabhängigen Jugendlichen. Ich glaubte ihm nicht. Robs Benehmen wurde immer schlimmer, aber ich dachte, er sei nur ein siebzehnjähriger Heißsporn. Ich konnte nicht glauben, daß er drogensüchtig war. Doch als dieser Psychologe länger mit mir redete, konnte ich schon sehen, daß mein Sohn in der Tat alle Symptome aufwies und daß ich blind gewesen war gegenüber der Möglichkeit, hier könnten Drogen im Spiel sein. Ich war damals in solchen Dingen völlig ahnungslos. Nachdem ich ihn schon in eine psychologische Beratung geschickt und versucht hatte, ihn so gut ich es verstand zu disziplinieren, veranlaßte ich endlich eine Gegenüberstellung mit unserem Betriebspsychologen. Ich bot meinem Sohn mehrere Alternativen an – eine Einfachfahrkarte irgendwohin, Eintritt ins Militär, eine Anhörung vor einem Richter zwecks Einweisung in ein Heim für Schwererziehbare oder ein Drogenentziehungsprogramm. Nachdem er sich die Möglichkeiten ein paar Minuten lang überlegt und mir erklärt hatte, warum er keine von ihnen akzeptieren könne, bestand ich darauf, daß er sich entscheide. Er wählte den Drogenentzug.

Es war für mich ganz, ganz schlimm, mich mit der Tatsache auseinanderzusetzen, daß mein Sohn drogenabhängig geworden war. Es war mir zumute, als hätte ich sein Leben ruiniert, und ich fühlte mich deswegen schuldig. Ich erkannte schließlich, daß er in jenem Sommer in Denver nach Hilfe geschrien hatte und daß ich ihn zurückgewiesen hatte. Ich dachte, es sei alles mein Fehler. Ich erinnere mich an eine Situation, als ich in meiner Wohnung am Lookout Mountain saß und in einer Zeitschrift einen Artikel über Leukämie las. Ich dachte mir damals: Eigentlich würde ich so etwas verdienen, weil ich das Leben meines Sohnes ruiniert habe. Aber, wie es damals meine Art war, ich beschäftigte mich sofort wieder mit Arbeit und anderen Dingen und verdrängte derartige Gedanken.

Ich legte damals großen Wert auf meine körperliche Fitneß, aber ich schenkte den Dingen, die sich in mir selbst abspielten, wenig Beachtung und lehnte jeglichen Glauben an spirituelle Dinge ab. Damit habe ich wohl ziemlich genau geschildert, in welchem Zustand ich mich befand, als ich zum erstenmal mit Krebs zu tun bekam. Es steht für mich heute ohne Zweifel fest, daß meine damalige Unfähigkeit, mich wirkungsvoll mit dem Streß meines Lebens auseinanderzusetzen, meinen Lebenswillen dämpfte und meine Gesundheit negativ beeinflußte. Die nächsten Jahre sollten die schwierigsten werden, die ich je erlebt habe. Anderseits waren diese Jahre auch schöpferisch und faszinierend und veränderten mein Leben nachhaltig.

Im Oktober 1978 ging ich zur Untersuchung in eine bekannte Klinik in Texas. Ich tat dies seit einiger Zeit regelmäßig, und ich war es gewohnt, die Konditionstests jedes Jahr mit Glanz zu bestehen. Auch diesmal waren meine Leistungen in den diversen Kraft- und Ausdauerprüfungen ziemlich gut, aber es gab ein paar zweifelhafte Werte in meinen Blutuntersuchungen. Ich fühlte mich aber fit, darum war ich nicht beunruhigt und die Ärzte auch nicht. Doch bemerkte ich wenige Wochen später ein starkes Nachlassen meiner körperlichen Ausdauer.

Ich führte damals ein Trainingstagebuch, darum wußte ich genau, über einen längeren Zeitraum, welche Leistungen ich von Tag zu Tag erbracht hatte. Ich schrieb die Veränderungen einer gewissen Müdigkeit oder einer Erkältung zu. Natürlich wußte ich nicht wirklich, was die Veränderung verursacht hatte; ich wußte nur, daß meine Ausdauer stark beeinträchtigt war. Es mögen die ersten augenfälligen Anzeichen von Krebs gewesen sein.

Im nachhinein ist es aber für mich interessant festzustellen, daß die dramatische Veränderung in der körperlichen Ausdauer wenige Tage nach einem sehr ärgerlichen Vorkommnis im Geschäft auftrat: Ich fühlte mich äußerst unfair behandelt, nachdem ich mit den besten Absichten eine ausgezeichnete Arbeit geleistet hatte. Ich hatte schon immer große Probleme mit unfairer Behandlung gehabt, nicht nur mir selbst, sondern auch anderen gegenüber. Ich erinnere mich genau, daß ich in dieser Situation meinte, das Leben würde für mich immer schwieriger.

Den ganzen Frühling 1979 hindurch hatte ich eine Erkältung nach der anderen und dann eine richtige Grippe, und ich fühlte mich erschöpft und außerstande, meine Unpäßlichkeiten loszuwerden. Ich ging schließlich zu unserem Firmenarzt, einem sehr anerkannten Allgemeinpraktiker. Ich dachte, er könnte mich wieder «auf Vordermann» bringen.

Nach zahlreichen Untersuchungen führte dieser Arzt ein ernstes Gespräch mit mir. Er konnte keine genaue Diagnose stellen, sagte aber, daß es Krebs sein könnte, und wollte mich zur genauen Abklärung zum Spezialisten schicken.

Es war für mich bezeichnend, daß es für mich nicht in Frage kam, irgend jemandem mitzuteilen, daß ich ernsthafte Gesundheitsprobleme haben könnte. Aber eine Person gab es doch, vor der ich es nicht verbergen wollte. Seit einiger Zeit war ich mit Jana befreundet, die später meine Frau werden sollte. Es schien mir nicht richtig, sie so häufig zu sehen und ihr nicht zu sagen, was los war. Jana bestand darauf, mich ins Krankenhaus zu begleiten, als ich zu meinen Untersuchungen ging.

Mein Arzt hatte mich an ein großes Universitätskrankenhaus überwiesen, und dort traf ich die fürchterlichste Ansammlung von Menschen, die ich je gesehen hatte. Das Personal war desorganisiert, nervös und unfreundlich. In jedem Wartezimmer saßen Gruppen von Patienten mit unterschiedlich fortgeschrittener Krankheit, zusammen mit ihren erschöpften Angehörigen. Da ich zuvor selten krank gewesen war, empfand ich die Atmosphäre als äußerst unbehaglich. Ich hatte auch Schwierigkeiten, mich in der Klinik zu orientieren – ich mußte einen langen Flur hinunterlaufen für die eine Untersuchung und dann einen anderen Flur für den nächsten unangenehmen Test. Es war alles sehr verwirrend, sehr belastend und sehr unangenehm.

Eines Morgens wurden Jana und ich in ein winziges Büro bestellt, wo ein Arzt auf uns wartete. Dies war der Spezialist, den mein Arzt zuerst kontaktiert hatte, aber gesehen hatte ich ihn noch nie. Vor sich hatte er einen winzigen Tisch und einen großen Ordner mit Testergebnissen. Er blätterte in den Papieren und machte dazu ein sehr geschäftsmäßiges und verschlossenes Gesicht. Auf einmal sprang er auf, rannte hinaus auf den Flur und rief einem anderen Arzt zu: «Hey, Rick, hier haben wir wieder einen Fall von Haarzellen-Leukämie, und ich habe sie übers Telefon diagnostiziert – was hältst du davon?»

So habe ich erfahren, daß ich Krebs hatte. Es war ein absoluter Schock für Jana und mich, daß ein Mensch derart gefühllos sein könnte, daß es in einem solchen Moment sein Hauptanliegen war, bei seinem Kollegen Rick mit seiner Telefondiagnose zu prahlen. Und da saß ich nun – zwischen Baum und Borke. Dies war angeblich einer der besten Ärzte auf diesem Gebiet, und ich brauchte seine Hilfe für meine Gesundheit, aber gleichzeitig haßte ich ihn wegen seiner Art, mit mir umzugehen.

Als er wieder hereinkam, setzte er sich hin und teilte mir mit, daß ich Krebs hätte, und zwar leider Haarzellen-Leukämie, eine absolut tödliche Krankheit. Er sagte, er sei überrascht, daß jemand in meinem Alter (vierzig) diese Krankheit habe, und bemerkte, daß – weil nur sehr wenige Menschen diese Form von Krebs hätten – kein Geld zur Verfügung stünde, um sie zu erforschen. Er sagte mir, es gebe keinen Grund, mir irgendwelche Hoffnungen zu machen, und daß ich bestenfalls noch etwa zwei Jahre zu leben hätte. Er sagte ferner, daß es wahrscheinlich nicht die Leukämie sein würde, die mich umbrächte, sondern irgendeine Komplikation, eine Lungenentzündung oder eine andere Infektion. Dann faßte er zusammen:

«Wissen Sie, ich würde auch gerne Mädchen nachrennen, dabei Spaß haben und dann im Alter von fünfundneunzig Jahren plötzlich auf dem Tennisplatz tot umfallen, aber so geht es einfach nicht allen. Manchmal ergeben sich Probleme, und leider sind Sie einer, der solche Probleme hat, und Ihre Aussichten sind sehr schlecht. Nehmen Sie jetzt Ihren Ordner, gehen Sie hinaus in die Empfangshalle, und...»

Und das war so ziemlich alles, was er mir mitzuteilen hatte!

Meine anfängliche Reaktion waren ein Schock und ein brennender Zorn, aber schon bald nachdem ich die Nachricht gehört hatte, kehrten meine Gedanken zu etwas zurück, worüber ich im Jahr zuvor nachgedacht hatte.

Ich erinnerte mich, wie ich damals in meiner Eigentumswohnung am Lookout Mountain saß, alle meine damaligen Probleme durchkaute und dabei dachte, daß ich es verdienen würde, Leukämie zu bekommen, weil ich das Leben meines Sohnes ruiniert hatte. War es nur ein schrecklicher Zufall, oder gab es eine konkrete Verbindung zwischen dieser Selbstbeschuldigung und meiner Krankheit? Obwohl ich immer an die Macht des Verstandes geglaubt hatte, war es überwältigend und beängstigend zu sehen, was ich unabsichtlich getan zu haben schien. (Viel später hat mir allerdings ein Psychologe bestätigt, daß mein damaliger Lebenswandel in der Tat gefährlich gewesen sei.)

Dies mag wie eine ziemlich kalte, analytische Reaktion auf die schlechte Nachricht aussehen, aber ich war es eben damals gewohnt, auf diese Weise mit Lebensproblemen umzugehen. Nicht, daß ich vom Gedanken ans Sterben nicht erschreckt worden wäre – im Gegenteil –, sondern es war einfach meine angeborene Neigung, analytisch zu reagieren.

Inzwischen war es Sommer 1979 geworden, und Rob wohnte wieder bei mir, nachdem er das Drogenbehandlungsprogramm absolviert und eine Weile lang in einer Drogenentzugsstation in Houston gelebt hatte. Leider wurde sein Verhalten mit der Zeit immer unerträglicher. Als die Krebsdiagnose feststand, zog ich ihn ins Vertrauen, in der Hoffnung, dies würde ihn dazu veranlassen, rücksichtsvoller und auch sich selbst gegenüber verantwortungsbewußter zu werden. Ich hoffte, er würde einsehen, daß ich zu viele eigene Probleme hatte, um mich auch noch um die seinen kümmern zu können.

Die Leute, die die Drogenhilfsstelle in Houston betrieben, wo er gewohnt hatte, wollten eine neue Drogenentzugsstation in Chattanooga eröffnen, und ich half ihnen dabei. Damals konzentrierte ich meine Anstrengungen noch immer auf Dinge außerhalb meiner selbst. Ich wußte nicht, was ich für mich selbst tun könnte, darum dachte ich, Gott werde bestimmt bemerken, daß ich anderen Leuten bei diesem sinnvollen Vorhaben helfe, und daß er mir dafür eine Sonderbehandlung zukommen lassen würde.

Ich setzte auch meine Arbeit fort; ich dachte, es sei das beste, wenn ich möglichst beschäftigt bliebe. Ich teilte meinem Arbeitgeber mit, daß ich Krebs hatte, wie auch ein paar anderen Leuten, die bei mir arbeiteten. Ich hatte einen verrückten Gedanken, der mich verfolgte: Wenn die Leute mich arbeiten sahen, obwohl ich sehr schwer krebskrank war, dann würde ich zumindest als gutes Beispiel in die Firmengeschichte eingehen! Es dauerte aber nicht lange, bis ich verstand, daß ich mich selbst umbringen würde, wenn ich nicht aufhörte, mit Hochdruck zu arbeiten, und statt dessen nicht etwas unternähme, um die Probleme in meinem Leben zu lösen. Ich hatte in diesen ersten zwei Jahren das große Glück, daß mein Chef und meine Mitarbeiter nett und rücksichtsvoll waren.

Einen Monat nach der Diagnose sagte mir Jana, sie wolle mich heiraten. Sie sagte, sie wolle bei mir sein und die Zeit, die ich in meinem Leben noch hätte, zusammen mit mir verbringen. Sie sagte, sie liebe mich und sei willens, die Herausforderung anzunehmen, mir durch diese Krankheit zu helfen. Sie wollte nicht nur als Freundin bei mir sein, sondern als meine Frau. Sie denke, ihr Leben würde durch diese Erfahrung reicher, gleichgültig, was geschehe.

Ich dachte, nichts könnte verrückter sein als heiraten, wo ich doch zum Sterben verurteilt war. Obwohl ich in Jana verliebt war, oder vielleicht sogar, *weil* ich sie liebte, dachte ich, es sei nicht fair, sie in diesen Schlamassel, den ich selbst angerichtet hatte, hineinzubringen. Anderseits wußte ich, daß ich Hilfe brauchte, meinen Eltern wollte ich nichts über meinen Zustand sagen. Sie waren bereits älter, und ich sah keinen Sinn darin, sie einzuweihen. Ich fürchtete, daß ich die Situation nicht allein bewältigen könnte, und Jana schien echt daran interessiert, die Herausforderung anzunehmen. Wir gingen die Ehe ein, ohne eine Ahnung zu haben, wie groß diese Herausforderung wirklich herauskommen würde. Wir heirateten am 1. September 1979. Über die Jahre habe ich gelernt, meine Frau aus dem Tiefsten meines Wesens zu lieben und zu achten.

Ich lud Rob ein, an unserer Hochzeit teilzunehmen, und er zog anschließend bei Jana und mir ein. Es dauerte aber nicht lange, bis ich in seinem Zimmer Drogen fand, und die Berater in der Drogenentzugsstation rieten mir dringend, ihn wegzuschicken. Er ging schließlich, aber es gab viel Ärger auf beiden Seiten.

Ich beschloß in einem frühen Stadium, daß ich den Krebs überleben wollte, was sich im nachhinein als die wichtigste Entscheidung entpuppt hat, die ich im Laufe meiner Krebserfahrung getroffen habe, und eine, die ich als Wendepunkt betrachte. Ich fühlte, wenn ich mich schon in diese Lage hineinmanövriert hatte, müsse es auch irgendeinen Weg geben, da wieder herauszukommen. Ganz so sehe ich es heute nicht mehr, aber damals interpretierte ich die Situation so.

Obwohl ich eine gewaltige Angst vor dem Sterben hatte, war die Furcht für mich nicht lähmend, sondern sie stachelte mich an – ich sah mich schnell auf den Tod zutreiben, außer ich würde mich dagegen kräftig zur Wehr setzen. Ich hatte jahrelang als Unternehmensberater gearbeitet. Ich war es gewohnt, in Problemsituationen hineinzugehen, eine Menge Informationen zu sammeln, diese durchzuackern und eine Lösung zu finden und diese dann in die notwendigen Schritte umzusetzen, die es brauchte, um die gefundene Lösung zum Funktionieren zu bringen. Da mir meine Methoden im Geschäftsleben gute Dienste geleistet hatten, war ich entschlossen, sie auch beim Krebs einzusetzen. Im Sammeln von Information und im Identifizieren von Lösungsmöglichkeiten war ich zu effizient, als daß ich hätte herumsitzen und auf das Sterben warten können.

Obwohl ich mich nicht an alles, was ich tat, genau erinnern kann oder zumindest nicht an die genaue Reihenfolge, so kann ich Ihnen doch über einige Gebiete berichten, die ich erforscht habe und was ich heute von ihnen halte.

Im Spätherbst 1979 schenkte mir jemand Dr. Simontons Buch *Wieder gesund werden*. Ich las es mit großem Interesse, weil es Meinungen vertrat, die meinen eigenen sehr ähnlich waren. Ich rief das Simonton Cancer Center an, und Jana und ich wurden in das nächste verfügbare Patientenseminar aufgenommen. Die Arbeit, die wir dort leisteten, war der Beginn einer intensiven Bemühung, eine Antwort auf den Krebs zu finden, die für mich funktionieren würde.

Das Beste an Dr. Simontons Programm war, daß es mir Hoffnung gab. Hier war ein Arzt, der mindestens so viel wußte wie die Spezialisten, bei denen ich gewesen war, wahrscheinlich sogar mehr. Er hatte viele Krebspatienten behandelt, die sehr schlechte Prognosen hatten, und dieser Mann dachte, ich könne überleben. Wer sollte entscheiden, ob nicht *er* recht hatte und meine Ärzte unrecht? Er sagte, was ich hören wollte, nämlich daß ich doch noch eine Chance hatte. Zudem gab er mir einige handfeste Werkzeuge für die Auseinandersetzung mit dem Krebs. Einige der wichtigen Dinge, die ich mit nach Hause nahm, waren ein Zweijahresplan für die Wiedererlangung meiner Gesundheit und der Mut, bei Menschen um Hilfe zu bitten, an die ich zuvor nicht einmal im Traum gedacht hätte. Und als Allerwichtigstes brachte ich einen gestärkten Lebenswillen nach Hause mit.

Ich kam nach Chattanooga zurück und begann, regelmäßig mit einem Psychologen zu arbeiten, um mich sowohl mit den Themen, die im Zusammenhang mit meiner Erkrankung entstanden waren, auseinanderzusetzen als auch mit anderen persönlichen Problemen, die ich lange vernachlässigt hatte. Ich war vorher nie bei einem Psychologen oder Psychiater gewesen, und ich hatte von ihrer Arbeit keine rechte Vorstellung. In der Tat war meine anfängliche Reaktion: «Ich bin doch nicht verrückt, sondern krank. Ich brauche einen Arzt, keinen Psychologen.» Dennoch machte ich die Erfahrung, daß mehrere Psychologen mir eine große Hilfe waren, und ich erlebte, daß meine Frau bereit war, mitzumachen und mit mir gemeinsam an einem Strang zu ziehen.

Neben den Psychologen lernte ich auch einen Mann kennen, der einer der ersten von vielen hilfreichen Menschen war, denen ich während meiner Krankheit begegnen sollte. Er war einmal Arzt gewesen, jetzt aber war er so etwas wie ein Geistheiler. Ich hatte seine Adresse von den Leuten, denen ich geholfen hatte, die Drogenhilfsstelle in Chattanooga aufzubauen. Sie empfahlen mir, diesen Mann anzurufen, machten aber nur sehr vage Andeutungen über seine Tätigkeit. Ich ließ mir Zeit, ihn zu kontaktieren, aber schließlich, weil meine Freunde hartnäckig blieben, rief ich ihn an.

Als ich anrief und ihm erzählte, wer ich war, sagte er: «O ja, ich weiß von Ihnen.» Und dann erzählte ich ihm ein wenig über meine Krankheit. Ich war schockiert, als er mich geradeheraus fragte: «Wie ist das bei Ihnen genau; *wollen* Sie eigentlich leben?» Ich sagte: «Ja, und wie!» Wenn das der Fall sei, sagte er, dann würde er daran arbeiten. Er forderte mich auf, einfach zu versuchen, ruhig und zuversichtlich zu sein statt ängstlich oder besorgt. Ich dachte: Der Kerl ist verrückt.

Es war bald wieder Zeit für mich, zur Untersuchung ins Krankenhaus zu gehen, um festzustellen, wie sich das Krankheitsbild in der Zwischenzeit weiterentwickelt hatte. Ich wußte, daß meine Ärzte wegen meiner Blutwerte sehr besorgt waren. Ich fand, als der Termin für den Checkup näher kam, ich sollte den Heiler nochmals anrufen, um zu fragen, ob er mehr Informationen oder meine medizinischen Akten oder irgend etwas anderes benötige. Ich war weit davon entfernt zu begreifen, wie er mir helfen könnte, ohne mich überhaupt je gesehen zu haben, und meine Freunde von der Drogenhilfsstelle versuchten nicht einmal, es mir zu erklären. Darum rief ich ihn nochmals an und erzählte ihm von meinen Sorgen. Er sagte, er hätte für mich gearbeitet; wenn ich wieder ins Krankenhaus ginge, würde sich eine gewaltige Veränderung, eine deutliche Verbesserung ergeben. Ich glaubte zwar nicht daran, aber ich erzählte Jana, was er gesagt hatte.

Also gingen wir in die Klinik, wo ich die üblichen Untersuchungen absolvierte, und der Arzt rief uns wieder in sein Büro. Er sagte: «Herr Henson, nehmen Sie irgendwelche Medikamente oder Vitamine, von denen ich nichts weiß?» Ich sagte: «Nein.» Er sagte: «Machen Sie irgendwelche besonderen Übungen?» Ich sagte: «Nein.» Er: «Tun Sie irgend etwas Außergewöhnliches, wovon Sie mir nichts erzählt haben?» Ich: «Nicht daß ich wüßte.» Er: «Nun, es hat sich eine wunderbare Veränderung in Ihrem Blut ergeben, die ich nicht recht verstehe. Wenn sie von Dauer ist, dann werden Sie uns nicht mehr brauchen.»

Jana und ich schauten einander an; dann verließen wir das Büro und gingen hinaus und setzten uns in unser Auto vor dem Krankenhaus und weinten lange. Wir weinten Freudentränen. Wir hatten das überwältigende Gefühl, daß dieser Heiler ein besonderer Mensch sei. Es ergab für mich keinen Sinn. Ich wußte nicht, was er getan haben könnte. Aber ich wußte, daß mir bei meinen früheren Besuchen die Ärzte erzählt hatten, für mich könne nur sehr wenig bis gar nichts getan werden, und dann hatte ich mit irgendeinem Menschen, den ich nicht einmal kannte, quer über den Kontinent am Telefon gesprochen, und der hatte mir gesagt, daß es mir besser gehen würde, und hatte recht damit!

Der Heiler schickte mir später eine Reihe von Lektionen, die mich zum Studium meiner eigenen Gedankengänge anregten. Diese Selbsterforschung war mit Bibellektüre und Gebet verbunden. Die meiste Zeit meines Lebens hatte ich nichts mit Religion zu tun haben wollen, nun aber wurden mir diese Dinge mit der Zeit immer wichtiger.

Nach dieser Erfahrung begann ich die Arbeit von vielen anderen Heilern zu studieren. Einer der in Chattanooga ansässigen Psychologen veranstaltete ab und zu Abende mit einer Frau, die von Atlanta heraufkam, um spirituelle Sitzungen abzuhalten. Ich ging zu einer solchen Veranstaltung und war erstaunt über ihre seherischen Fähigkeiten.

Nicht viel später traf ich eine andere Frau, die in Atlanta über Geistheilung sprach. Ich war überrascht zu erfahren, daß sie alternative Heilungsmethoden an einer berühmten medizinischen Fakultät gelehrt hatte. Ich konnte nicht selber bestätigen, daß sie tatsächlich Menschen geheilt hat, aber es wurde ihr nachgesagt, sie habe vielen Krebskranken geholfen. Wegen ihrer Erfahrungen und Einsichten bat ich sie, mit mir zu arbeiten. Wir trafen uns sechs Monate lang etwa einmal pro Woche. Die Sitzungen brachten es oft mit sich, daß sie einfach ihre Hände über mich hielt oder daß sie etwas vorschlug, was ich in meiner Diät benötigte, oder daß wir irgendeine besondere Übung machten.

Einmal erwähnte sie, daß ihre Heilkräfte in der Umgebung der ägyptischen Pyramiden viel stärker wirkten. Als ich erfuhr, daß sie vorhatte, nach Ägypten zu reisen, während Jana und ich in Italien waren, organisierte ich einen Flug nach Ägypten für eine Heilungssitzung in einer der Pyramiden. Zu diesem Zeitpunkt, im Sommer 1984, waren Jana und ich mit meinem Arzt und seiner Frau befreundet, und wir waren zusammen auf dieser Reise. Ich lud meinen Arzt als Zeugen für die Behandlung ein.

Die Heilerin berührte mich physisch nie, obwohl ich während der ganzen Heilungssitzung das Gefühl hatte, sie lege mir auf ziemlich energische Weise die Hände auf. An jenen Stellen, wo ich gedacht hatte, ich fühlte ihre Hände, bildeten sich nachher rote Flecken von etwa drei Zentimetern Durchmesser. Mein Arzt beobachtete jede ihrer Bewegungen und sagte mir nachher, daß sie ihre Hände nicht auf mich gelegt habe. Sie erklärte, daß sie mit der sogenannten menschlichen Aura oder dem menschlichen Energiefeld arbeite. Auf jeden

Fall, sagte sie, würde die Behandlung meine natürlichen Heilungskräfte anregen, welche dann die Giftstoffe, die sich in meinem Körper angesammelt hätten, ausstoßen würden. Ich weiß nicht, ob es eine Auswirkung der Reinigung war, aber nach der Behandlung wurde mir übel wie noch nie. Ich erbrach mich von einem Ende Italiens bis zum anderen. Darum weiß ich bis heute nicht, ob die Heilerin mir geholfen hat oder im Gegenteil meine Heilung behindert hat, aber genau wie zu Hause, als sie mit mir arbeitete, hatte ich eine ziemlich dramatische körperliche Reaktion, die offenbar von ihrer Arbeit herrührte.

Neben dieser Beschäftigung mit Heilern las ich auch viel über Edgar Cayce, der wohl das bekannteste Medium Amerikas war. Seine Aufzeichnungen und Studien befinden sich in einer Bibliothek in Virginia Beach, wo es eine Organisation gibt, die auf seiner Arbeit basiert, die Association for Research and Enlightenment (A. R. E.). Im wesentlichen pflegte Cayces Frau ihn in Trance zu bringen, woraufhin er imstande war, die Krankheiten von Menschen, die ihn kontaktiert hatten, zu diagnostizieren. (Die meisten von ihnen hatte er niemals persönlich gesehen.) Dann pflegte er irgendeine Art von Behandlung zu empfehlen, die normalerweise einen natürlichen Vorgang betraf, wie zum Beispiel eine Veränderung der Ernährung oder körperliche Übungen. Wenn die Menschen seine Ratschläge befolgten, wurden viele von ihnen wieder gesund. Tausende von solchen Fällen sind dokumentiert.

Jana und ich beschlossen, an einem einwöchigen Seminar bei der A. R. E. teilzunehmen. Nach diesem Kurs waren wir noch mehr beeindruckt von der Wirklichkeit der spirituellen Heilung. Ich habe nicht alles ganz begriffen, aber ich konnte mich davon überzeugen, daß es viele Aspekte der Heilung gibt, die weit über die Erkenntnisse der herkömmlichen Heilkunde hinausgehen.

Die nächsten drei oder vier Jahre verbrachte ich viele Stunden mit dem Studium der Wirkung des Geistes auf den Körper. Ich meldete mich sogar in einem örtlichen College an und studierte dort Psychologie.

Ich las über Leute, die unter Hypnose außerordentliche Dinge tun, obwohl ich kein Vertrauen in den typischen Hypnotiseur habe. Diejenigen, die ich kannte, waren vorwiegend damit beschäftigt, Leuten dabei zu helfen, schlechte Gewohnheiten abzulegen, wie das Rauchen oder die Freßsucht. Ich dachte, meine Probleme seien grundverschieden, und ich war sicher, daß der ortsansässige Hypnotiseur wahrscheinlich nicht mehr über den Einsatz von Hypnose zur Krebstherapie wußte als ich selbst. Darum stellte ich mein eigenes Programm zusammen. Ich las einige allgemeine Bücher über Hypnose und Autosuggestion, und ein Psychologe gab mir einige Tips, wie ich diese Informationen für meine Zwecke nutzen könne.

Dann bespielte ich mir ein paar Tonbandkassetten. Am Anfang jeder Kassette las ich mir aus einem Buch über Hypnose die einzelnen Schritte vor, die zur progressiven Entspannung führen. Am Ende las ich die Schritte vor, die mich wieder aus der tiefen Entspannung herausführen würden. Dazwischen gab ich mir jeweils selbst die Information, die ich brauchte, um mich mit einem gegebenen Problem auseinanderzusetzen. Zum Beispiel litt ich unter Schuldgefühlen wegen der Drogenabhängigkeit meines Sohnes. Darum schrieb ich alle meine Gefühle über diese Schuld nieder und sprach sie auf die Kassette. Dann dankte ich meinem Geist für alle die wunderbaren Dinge, die er für mich mein ganzes Leben lang getan hatte. Dann sagte ich ungefähr folgendes: «Ich weiß, daß ich einem schwierigen Problem gegenüberstehe. Da du [mein Verstand] mein ganzes Leben lang mein Verbündeter gewesen bist, der mir bei all meinen Problemen geholfen hat, werde ich jetzt schweigen und zuhören, was du mir auf den Weg geben kannst.» Dann ließ ich auf dem Tonband fünf Minuten Pause, um die Antwort meiner inneren Weisheit hören zu können.

Ich erkannte darin eine wirkungsvolle Methode, um in mein Unterbewußtsein hinabzutauchen. Ich lernte eine Menge über meine mentalen Prozesse, indem ich solche Übungen während einer längeren Zeitspanne machte.

Zusätzlich zur Selbsthypnose und zu den Entspannungsübungen beschäftigte ich mich mit einer Reihe von verwandten Themen. Zum Beispiel wurde ich auf Voodoo aufmerksam. Aus der Literatur erfuhr ich, daß Voodoo in gewissen Gegenden der Welt Macht zu haben scheint über Leben und Tod der Menschen, die daran glauben.

Ich las auch von den Feuerläufern in Ceylon, die fähig sind, barfuß über glühende Kohlen zu laufen, ohne sich dabei zu verletzen. Ich dachte darüber nach, wieso eigentlich die Leute in Chattanooga, wo ich lebte, dazu nicht fähig waren. Es schien mir plausibel, daß der entscheidende Unterschied zwischen den Menschen in Ceylon und denen in Chattanooga in ihren verschiedenen Glaubenssystemen zu suchen ist, welche ihrerseits weitgehend das Produkt unserer verschiedenen Kulturen sind. Als ich später mit Dr. Simonton sprach, hörte ich heraus, daß er selbst in weniger als einer Stunde gelernt hatte, über glühende Kohlen zu laufen.

Ich las von australischen Aborigines und ihrer stark entwikkelten Fähigkeit, Spuren zu erkennen. Durch einen Prozeß, der etwas mit spirituellem Kontakt zu tun hat, können sie den Fußspuren einer Person folgen, und zwar Jahre nachdem diese vom Regen und vom Sand verwischt worden sind.

Ich las Bücher über verschiedene asiatische Meister und arbeitete mich ein wenig in die Religionen Asiens ein. Ich belegte einen Fernkursus in Yoga und war eine Zeitlang an dieser Disziplin sehr interessiert.

Zumindest eines bewies mir meine Lektüre: immer wenn ein Buch von sich behauptete, die Wahrheit über irgendein Gebiet zu enthalten, gab es fast sicher ein anderes, welches das Gegenteil zu beweisen versuchte. Ich wurde immer überzeugter, daß die Menschen an fast alles glauben können und daß das, was sie glauben, viel mit dem Verlauf ihres Lebens und mit ihrer Gesundheit zu tun hat. Und ich stellte fest, daß es viele Dinge im Bereich von Geist und Seele gibt, die wir noch nicht verstehen.

Zusätzlich zu alternativen Heilungsmethoden experimentierte ich auch mit herkömmlichen Therapien.

So rieten mir 1980 meine Ärzte, meine Milz entfernen zu lassen, um zu verhüten, daß sie platze, was für einen Patienten mit Haarzellen-Leukämie ein ernstes Risiko war. Sie versicherten mir, daß es eine einfache Operation sein würde, und sie empfahlen mir, sie zu einer Zeit durchzuführen, in der meine Blutwerte gut waren, statt zu warten, bis die Operation notwendig und vielleicht riskant werden könnte. Ich fand, es sei in meinem besten Interesse mitzumachen. Die Operation entpuppte sich als eine ziemliche Qual, aber auf jeden Fall verhinderte sie, daß ich je einen Milzriß bekam.

Schon zu Beginn meiner Erkrankung hatte ich außerdem begonnen, Vitamine einzunehmen. Ein Verwandter, ein ehemaliger Chirurg, der wegen einer Beinverletzung nicht mehr praktizieren konnte, hatte sich intensiv mit Vitaminen und Ernährungsfragen beschäftigt. Ich hatte immer sehr viel von Vitaminen gehalten, also bat ich ihn, ein Programm für mich zusammenzustellen. Es schien mir, daß mein Körper bei seiner natürlichen Arbeit, den Krebs zu bekämpfen, übermäßige Mengen von dem einen oder anderen Nährstoff verbrauchen könnte, was ein chemisches Ungleichgewicht zur Folge haben würde. Wenn mein Körper eine zusätzliche Versorgung mit bestimmten Nährstoffen oder Vitaminen benötigte, dann könnte ich mir durch Ergänzung meiner Diät helfen. Dies ist keine medizinische Erklärung, es ist einfach das, was ich mir zusammengereimt hatte und was ich glaubte. Meiner Meinung nach waren Vitamine eine große Hilfe für mich.

Natürlich schlossen die Ärzte in der Klinik jede positive Wirkung von Vitaminen aus und meinten, davon würde bestenfalls mein Urin teurer. Wie dem auch sei, ich hätte eigentlich wegen meiner geschwächten Immunität erwartet, mir eine Menge Erkältungen und andere Ansteckungen einzufangen, aber das war nicht der Fall. Jana bemerkte sogar mehrfach voll Erstaunen, daß sie öfter erkältet war als ich. Genauso wie ich es mit anderen Behandlungen tat, lernte ich später, meine innere

Weisheit zu fragen, was ich brauchte, und nahm die Vitamine so ein, wie mir geheißen wurde.

Trotz all dieser harten Arbeit und all dem Lernen ging es mir im Sommer 1981, zwei Jahre nach der Diagnose, nicht mehr gut. Untersuchungen zeigten, daß der Krebs siegreich und ich am Verlieren war. Es schien, daß die Ärzte recht hatten, als sie mir vorhersagten, ich hätte nur noch etwa zwei Jahre zu leben. Ich begann noch härter zu arbeiten, bis ich wörtlich alle meine wachen Stunden mit dem Kampf gegen die Krankheit verbrachte und darüber nachdachte, was ich sonst noch tun könnte.

Meine Frau stand mir bei und unterstützte meine Bemühungen mit Verständnis und Begeisterung. Gelegentlich versuchte sie, mich von etwas wegzusteuern, was sie nicht für lohnend hielt. Eines Tages kam sie zu mir und sagte, ich verbrächte so viel Zeit mit Meditation, daß sie besorgt sei, sie würde mich eines Tages nur mit einer Windel bekleidet und mit einem Turban auf dem Kopf zu Hause vorfinden. Nachdem wir darüber gesprochen hatten, fand sie es auch richtig, daß ich weiter das tat, was ich für mich als das Beste ansah, ganz gleich, wie lächerlich es ihr oder jemand anders vorkommen könnte. Ich kann nicht genügend betonen, wieviel es für mich bedeutete, Jana im Kampf gegen den Krebs zur Verbündeten zu haben.

Um den August herum war ich sehr krank, und mein Sohn geriet ernsthaft in Schwierigkeiten. Eines Tages rief meine Exfrau an und sagte, er sei eingesperrt worden, diesmal von den Bundesbehörden. Sie wollte, daß ich nach Atlanta komme, ihn aus dem Gefängnis hole und ihm einen Anwalt besorge. Ich war wütend und hatte wirklich die Nase voll von Rob und seinen ewigen Problemen. Ich dachte, er sei nun dran und müsse dafür bezahlen, daß er laufend gegen die Gesetze verstieß, wie ich es eben auch müßte, wenn ich in seinen Schuhen steckte. Ich sah nicht, wie er die dringend notwendigen Lektionen anders lernen sollte.

Durch die Arbeit mit meinem ersten Heiler hatte ich die Gewohnheit entwickelt, meine Probleme ins Gebet einzuschließen. Jetzt, beim Beten für meinen Sohn, verspürte ich das dringende Bedürfnis, etwas niederzuschreiben. Ich nahm Papier und Bleistift und schrieb eine Zeitlang. Dabei spürte ich, daß ich in einem anderen Bewußtseinszustand war, nicht bei normalem, wachem Zustand, und als ich nachher anschaute, was ich aufgeschrieben hatte, schien mir die Botschaft fremd. Zum Beispiel hatte ich geschrieben:

Ich bin der Schöpfer des Himmels und der Erde und von allen Geschöpfen, die darauf leben. Ja, ich bin es, der das Zeugen und Wachsen in allem, was lebendig ist, ersonnen hat. Du mußt wissen, daß ich vorausbestimmt habe, daß deine Rolle genauso ist, wie sie ist.

Du mußt verstehen, daß du ein Zahnrädchen im Fortbestand der Menschheit auf Erden bist. Du tust gut daran, wenn du begreifst, daß du nur ein Teilchen bist in meinem Großen Plan. Aber folgt daraus nun, daß du Eigentum an den Früchten meiner Arbeit beanspruchst? Nein, denn die Kinder der Welt gehören mir.

Ja, ich habe dich berufen, eine besondere Rolle im Leben von einigen wenigen Menschen zu spielen. Aber, ich wiederhole es, alle Kinder gehören mir. Ich habe einem jeden ein Leben gegeben und die Freiheit, damit zu tun, was es will ... Ja, du bist frei, meinen Kindern deine beste Führung und Wegweisung zu bieten, aber nur unter der klar verstandenen Voraussetzung, daß jedes meiner Kinder frei ist, seinen eigenen Weg auszuwählen ... Bald werden sie die Verantwortung für ihr eigenes Leben übernehmen, genau wie jene, die ihnen vorausgegangen sind.

Der Drang nach Freiheit wird über ein kleines in jedes Leben kommen, das ich gegeben habe. Du sollst dies im voraus wissen und wirst nicht überrascht sein ... Keiner von euch wird je die Macht aufbringen, den gewaltigen Drang nach Freiheit zu besiegen, der bald in der Brust jedes jungen Menschen schwellen wird. *Versuche es nicht!* Denn ich bin es selbst, der über meine Kinder wacht, die sich immer weiter entwickeln. Du hast jetzt deine Rolle gefunden, und ich bin mit dir zufrieden... Du tust gut daran, dich nicht durch deine eigene Eitelkeit beirren zu lassen. Jetzt ist für dich die Zeit gekommen, in der du loslassen sollst. Laß mich nun wirken; denn ich bin ein Meister in dieser auserwählten Rolle. Du hingegen hast viele andere schwierige Aufgaben vor dir, die du ganz allein lösen mußt. Dasselbe gilt für deine Kinder. Sie müssen es allein leisten.

Ich wußte nicht genau, was geschehen war, als ich diese Botschaft bekam. Ich hatte schon von «Channeling» und «automatischem Schreiben» gehört, aber ich wußte nicht, ob es das war. Hingegen begriff ich, daß ich jetzt irgendwie die Erlaubnis hatte, meinen Sohn loszulassen. Ich fühlte mich nicht mehr schuldig an seinen Problemen. Ich sagte meiner Exfrau, daß ich die Kaution für seine Freilassung nicht hinterlegen und keine Anwälte schicken würde. Ich hätte, sagte ich ihr, Rob eine lange Zeit immer wieder aus der Patsche geholfen, aber nun sei ich es satt. Von mir aus könne er im Gefängnis bleiben. Ich sagte ihr auch, daß ich nichts von ihm hören wolle, wenn er wieder herauskäme – keine Karten, keine Briefe, keine Anrufe. Er würde einfach anfangen müssen, die Verantwortung für sich selbst zu übernehmen. Ich glaube, dies war das Wichtigste, was ich je für Rob getan habe. Ich glaube, er wurde in den wenigen Monaten nach jenem Vorfall erwachsener als in den zehn Jahren davor.

Aber meine Gesundheit war weiter auf Talfahrt. Ich fing an, mich noch mehr auf Gebet und Bibelstudium zu konzentrieren. Aber dann, es war der 23. September 1981, geschah etwas Besonderes, das mein Leben für immer änderte. Ich erlebte auf wunderbare Weise, wie Gott mir die Gewißheit gab, daß ich wieder gesund würde. Ich werde Ihnen in meinen Briefen über jene Erfahrung im Detail berichten; aber vorerst will ich nur soviel sagen, daß ich im Januar 1982 ein gesunder Mann war. Ich wurde nach weiteren zwei Jahren sogar gesünder als je zuvor. Meine Ausdauer war wieder weit besser, als ich es je erträumt hätte. Ich konnte so lange laufen, bis es mir langweilig wurde. Die Leute konnten nicht glauben, wieviel Energie ich hatte. Den meisten fiel es schwer zu begreifen, daß ich überhaupt noch am Leben war.

1982 und 1983 waren gute Jahre. Meine Krankheit war zum Stillstand gekommen. Ich arbeitete wieder voll. Ich fühlte mich wie ein neuer Mensch. Etwa so, wie ich mich inspiriert gefühlt hatte, die Botschaft über meinen Sohn niederzuschreiben, überkam es mich, eine Reihe von Briefen an andere Krebspatienten zu schreiben, in welchen ich über alles, was ich gelernt hatte, berichten konnte.

Hingegen war meine wunderbare Heilung nur der Anfang meiner immer tieferen Einsicht in das Wesen Gottes und des Lebens. Ich hatte noch viel zu lernen, und 1984 begann ich zu erkennen, daß mir die notwendigen Einsichten erst mit einem neuerlichen Krankheitsschub kommen würden. Ich spürte, daß es bei mir zu einem Rückfall kommen würde, und ich wußte, warum: Ich hatte jene wunderbare Offenbarung mißverstanden. Ich dachte, ich hätte eine Methode entdeckt, mit der man Krebs durch Kontakt mit Gott kurieren konnte. Ich hatte nicht erkannt, daß dieses Wunder ein Geschenk war. Ich hatte mir mehr Verdienste zuerkannt als Gott. Und prompt traten bei mir im Laufe des Jahres 1984 wieder Symptome der Krankheit auf, und mein Arzt bestätigte mir, daß ich wieder Haarzellen-Leukämie hatte.

Kurz vor dem Thanksgiving Day 1984 wurde ich so krank, daß ich sofort als Notfall ins Krankenhaus eingeliefert werden mußte. Mein Arzt sagte mir, daß ein anderer mit so niedrigen Blutwerten längst gestorben wäre, aber aus irgendeinem Grunde hätte sich mein Körper an diesen Zustand gewöhnt. Es wurde mir eine große Menge Blut gegeben, um mein Leben zu retten, aber als Folge der Transfusionen wurde ich blind. Man sagte mir, die Blindheit käme davon, daß meine Blutwerte so niedrig geworden waren, daß gewisse Haargefäße in meinem Körper sich verschlossen hätten; als das Infusionsblut in das Gewebe des Augenhintergrunds eingedrungen sei, hätten sich Blutgerinnsel gebildet und die Blindheit verursacht.

Allmählich wurde die Sehkraft in einem Auge wieder ein bißchen besser, aber ich konnte nicht genug sehen, um mich in meinem eigenen Haus zurechtzufinden. Im Laufe der nächsten sechs Monate gewann ich allmählich mein Augenlicht zurück, aber ich hatte erfahren, was es heißt, blind zu sein, und ich bin seither von den Fähigkeiten und dem Mut blinder Menschen sehr beeindruckt. Diese Erfahrung festigte meine Überzeugung noch mehr, daß unsere Reaktion auf die Probleme des

Lebens viel wichtiger ist als das Problem selbst, mag es nun um Krebs oder irgend etwas anderes gehen.

In jenem Herbst 1984 las meine Schwiegermutter, die Krankenschwester ist und zu jener Zeit in Dallas wohnte, einen Artikel über eine Forschungsklinik in Dallas, wo mit einem Medikament namens Interferon gearbeitet wurde. Ich zeigte den Artikel meinem Hausarzt; der schaute sich das Programm an und riet mir, mich als Versuchspatient anzumelden. Ich war anfänglich dagegen, aber schließlich überzeugte er mich, daß dieses Medikament für mich nützlich sein könnte. Ich wußte es damals nicht, aber als ich mit Jana im Dezember 1984 ins Flugzeug nach Dallas stieg, dachten die meisten meiner Freunde in Chattanooga, daß sie mich lebendig nicht wiedersehen würden.

Ich wurde in das Interferon-Programm aufgenommen. Ich lag abwechselnd ein paar Wochen in der Klinik, dann wurde ich wieder ambulant behandelt, während Jana und ich bei ihren Eltern wohnten. An einem Wochenende sah ich im Fernsehen einen Werbespot für einen Bibelstudienkurs, der den Aufbau eines festen Glaubens zum Ziel hatte. Ich fand, daß ein fester Glaube genau das war, was mir helfen konnte, darum bestellte ich den Kurs. Als ich wieder ins Krankenhaus ging, verbrachte ich einen großen Teil meiner Zeit mit Bibellektüre und den Übungen im Arbeitsheft.

Obwohl ich mit Interferon behandelt wurde, hatte ich ein Problem mit Infektionen. Die Ärzte gaben mir intravenös starke Antibiotikadosen, und die Infektion klang wieder ab; dann setzten sie die Antibiotika ab, und die Infektion trat erneut in einem anderen Teil meines Körpers auf. Die Ärzte befürchteten, daß mit all den Medikamenten, die ich nahm, die Funktion von verschiedenen Organen beeinträchtigt werden könnte. Sie wußten nicht mehr, wie sie die Infektionen unter Kontrolle halten sollten, wenn ich einmal die Antibiotika nicht mehr vertragen würde. Ich war in einem sehr schlechten Zustand.

Eines Tages Anfang November 1985, nachdem ich eine Weile in meinem «Glaubens-Übungsbuch» gearbeitet hatte, schlief ich ein, während Jana in meinem Zimmer fernsah. Auf einmal wurde ich hellwach. Ich hatte eine neue wunderbare Erfahrung gemacht. Es wurde mir abermals eingegeben, daß ich wieder gesund würde, aber diesmal erfuhr ich auch, wann. Es hieß, daß mein Körper die Produktion von normalen Blutkörperchen am 1. Dezember 1985 wiederaufnehmen würde. Da Blutkörperchen etwa 120 Tage leben, wußte ich, daß ich bis zum 1. April gesund sein müßte. Das geschah, wie gesagt, im November, da schien der April ziemlich weit entfernt. Dennoch wußte ich mit Sicherheit, daß ich wieder gesund würde, denn ich hatte bereits mehrere spirituelle Botschaften dieser Art erlebt. Ich war bereit, das Krankenhaus zu verlassen.

Wir fragten Janas Bruder, ob er uns nach Chattanooga zurückfahren würde, und er willigte ein. Leider, und obwohl mir die Rückkehr nach Hause als das einzig Wahre erschien, war die zweitägige Reise in dem Kleinbus meines Schwagers nicht gut für meinen Rücken. Ich hatte fast drei Monate im Bett gelegen, und danach war eine lange Autofahrt nicht das richtige für mich. Ich bekam Rückenprobleme, die sich als sehr langwierig herausstellen sollten.

Im April 1986 waren meine Blutwerte in der Tat wieder normal. Nun schien es wirklich, daß ich überleben würde, und Jana fand es jetzt an der Zeit, einen eigenen Wunsch zu verwirklichen: Sie wollte ein Baby. Die Ärzte hatten mir gesagt, ich sei durch die Behandlungen zeugungsunfähig geworden, aber wir beschlossen, es trotzdem zu versuchen. Im Jahre 1987 wurde Jana schwanger; leider hatte sie eine Fehlgeburt wegen eines körperlichen Mangels, von dem wir vorher nichts gewußt hatten. Im nächsten Jahr aber wurde sie nochmals schwanger. Am 28. Januar 1988 wurde unser gesunder Sohn Clayton geboren.

Wenn man heute meinen körperlichen, geistigen und seelischen Zustand mit dem vom Jahre 1979 vergleicht, dann ist der wesentlichste Unterschied der, daß ich über zehn Jahre älter geworden bin als damals, als man mir sagte, ich hätte eine im Endstadium befindliche Krankheit. Körperlich bin ich in guter Verfassung, nur mein Rücken macht mir weiterhin zu schaffen. Ich nehme keinerlei Medikamente mehr gegen den Krebs. Meine Blutwerte werden nur gelegentlich untersucht. Sie halten sich innerhalb des üblichen Rahmens, obschon der eine oder andere Wert manchmal oberhalb oder unterhalb der allgemein akzeptierten Richtwerte liegt.

Obwohl sich beruflich einiges für mich geändert hat, arbeite ich immer noch in leitender Stellung in der Getränkeindustrie. Aber ich betrachte meine Arbeit als weit weniger wichtig, als ich dies früher getan habe. Es ist eine ordentliche Arbeit; sie bietet mir und meiner Familie alle weltlichen Güter, die wir brauchen. Aber das Arbeiten ist für mich nicht mehr eine Flucht vor dem Leben.

Jana und ich wohnen immer noch in Chattanooga. Die größte Veränderung für uns ist unser Sohn Clayton. Da sowohl Jana als auch ich körperliche Voraussetzungen hatten, die das Kinderkriegen in Frage stellten, glauben wir beide, Clayton ist die Antwort auf unsere Gebete. Er hat unserem Leben unermeßliche Qualität gegeben.

Ich bin auch froh, daß mein älterer Sohn Rob seine Drogenprobleme überstanden hat und eine Karriere als Musiker aufbaut. Unsere Beziehung hat sich wesentlich gebessert, und er scheint mit seinem Leben zufrieden.

Ich möchte sicherstellen, daß Sie verstehen, daß nicht etwa seine Drogenprobleme meine Krankheit verursacht haben. Vielmehr betrachte ich heute meine damalige Reaktion darauf als das eigentliche Problem – und ich glaube, daß unsere Schwierigkeiten ein mächtiger Anreiz für Veränderungen in unserem Leben waren. Ich brauchte lange, bis ich reif genug war, um mit solchen Dingen fertig zu werden, aber ich sehe diesen Mangel an Reife als meine eigene Unzulänglichkeit, nicht als seine. Heute verstehe ich es so, daß wir beide bei der Auseinandersetzung mit unserer Lebensform Hilfe brauchten. Obschon wir einander zu jener Zeit nicht viel helfen konnten, ist doch hoffentlich jeder von uns am Verständnis der Probleme gewachsen. Wir sind nun soweit, daß wir anderen behilflich sein könnten, die in ähnlichen Schwierigkeiten stecken.

Fachleute mögen unterschiedliche Meinungen darüber haben, welche der von mir angewandten Heilmethoden denn nun gewirkt haben und welche nicht – welche zu meiner Genesung beitrugen und welche nichts damit zu tun hatten. Was immer sie denken mögen, ich bin derjenige, der all dies erlebt hat, und ich habe sehr bestimmte Ansichten über die Gründe für mein Überleben.

Ich glaube, daß jede meiner Erfahrungen mit alternativen Heilmethoden, wie auch einige mit herkömmlicheren Behandlungsmethoden, für mich wertvoll waren. Ich weiß nicht, warum, aber seit dem Moment, als man mir sagte, daß es für mich in der Schulmedizin keine Lösung gebe, fühlte ich, daß ich meine Lösung außerhalb dieser Medizin finden mußte. Ich weiß nicht, ob diese Art von Lebenserfahrung für andere Menschen wichtig oder sogar wertvoll ist, aber ich mußte diese Dinge erforschen, um meine eigene Neugier zu befriedigen. Die Methoden, die ich erwähnt habe, sind nur einige von vielen, die ich untersucht habe.

Der größte Gewinn meiner weitgehenden Studien und Versuche war der, daß ich schließlich als Antwort auf meine Probleme eine spirituelle Einstellung zum Thema Leben fand. Als die Lösung für meinen Krebs endlich herauskam, wußte ich, daß sie für mich richtig war. Ich hatte viele Wege zur Heilung ausprobiert, und ich habe von jedem etwas gelernt, aber keiner dieser Wege hat bewiesen, daß er allein der richtige war, um die Krankheit zu besiegen.

Ich bin sicher, wenn man Mediziner fragen würde, welche der Methoden für die positiven Veränderungen in meinem Gesundheitszustand verantwortlich waren, bekäme man viele verschiedene Antworten. Ich nehme an, daß die Psychologen und Psychiater denken würden, daß ihre spezifische Behandlung für meine Genesung verantwortlich gewesen sei. Ich bin sicher, der Chirurg würde denken, die operative Entfernung der Milz hätte eine Menge damit zu tun. Andere Ärzte mögen denken, die Medikamente seien dafür verantwortlich. Ich glaube, daß es einige gibt, die zu dem Schluß kämen, die Heilungssitzungen mit den medial veranlagten Personen seien wichtig gewesen. Ich meine, die Vitamine seien ein Hilfsfaktor gewesen. Und obwohl alle diese Methoden auf irgendeine Weise geholfen haben mögen – wenn ich heute in die Lage käme, mich auf meine Erfahrungen von damals beziehen zu müssen, und wenn ich mich für eine einzige entscheiden müßte, dann gäbe es für mich keinen Zweifel: die wunderbaren spirituellen Erfahrungen, über die Sie in meinen Briefen mehr erfahren werden, waren entschieden wesentlicher als alles andere.

Obwohl ich diese Meinung vertrete, will ich nicht etwa die Bedeutung der anderen Seiten meiner Genesungserfahrung herunterspielen. Ich bin aber überzeugt, daß mein fester Glaube, meine Hoffnung und mein Lebenswille die wesentlichsten Kräfte in diesem Prozeß waren. Ferner denke ich, daß die schulmäßigen medizinischen Methoden mir die Zeit gaben, die ich brauchte, um die inneren Umstellungen zu vollziehen, die in dem Wunder resultierten, das ich erleben durfte.

Ich will auch absolut klarstellen, daß ich nicht weiß, was *Sie* brauchen, um gesund zu werden. Sie haben vielleicht zwischen meinem Leben und dem Ihren Ähnlichkeiten festgestellt, und sicher haben Sie Unterschiede bemerkt. Da jeder von uns anders ist, bin ich sicher, daß Sie Ihren eigenen Weg zur Gesundheit werden finden müssen, wie auch ich es mußte. Ich hoffe aber, daß Ihre Gesundheit und Ihr Leben von der Teilnahme an meinen Erfahrungen profitieren werden.

Dr. Simonton kommentiert

Von Anfang an bestärkten mich Reids Enthusiasmus, sein tiefes Interesse und die Intensität, mit der er seine Situation anging, in dem Glauben, er habe eine gute Chance, das wenig Wahrscheinliche möglich zu machen und gesund zu werden. Wie Sie gelesen haben, ging Reid bei seinen Anstrengungen weit über das Programm des Simonton Cancer Center hinaus und benützte das Programm als eine Startrampe für das Abenteuer der Entdeckung des Lebens.

Viele meiner Patienten probieren eine Reihe von alternativen Heilbehandlungen aus. Im Laufe der Zeit ist es meine Philosophie geworden, daß ich nicht weiß, was jemand braucht, um gesund zu werden. Ich sehe, wie eine gewisse Form von Behandlung für die eine Person funktioniert, während die gleiche Behandlung sich für jemand anderen als Verschwendung von Zeit und Energie entpuppt. Ich ermutige oder entmutige keine Patienten, irgendeine spezielle Behandlung zu versuchen. Mein Interesse ist es, ihnen dabei zu helfen, einen Weg zu finden, auf ihre eigenen inneren Vorgänge zu hören, die ihnen sagen, welche Behandlung sie beibehalten sollen. Die Entwicklung unserer Fähigkeit, mit unserer eigenen Quelle der Weisheit Verbindung aufzunehmen, braucht Zeit und Geduld, und für viele kann das eine anstrengende Geduldsprobe werden. Aber es lohnt sich auf alle Fälle.

Genau wie Reid sehen viele Leute, was sie tun müßten, um sich in Richtung Gesundheit in Bewegung zu setzen. Aber im Gegensatz zu Reid lassen sie sich entmutigen, sobald sie beim Umsetzen von Veränderungen auf Schwierigkeiten stoßen, und geben auf. Sie haben nicht die für die Fortsetzung der Arbeit notwendige innere Kraft, oder die Unterstützung von Mitmenschen fehlt ihnen. Reid und ich hoffen, Ihnen helfen zu können, das zu erlangen, was immer Sie brauchen, um Ihr Leben heil und ganz zu machen – auf der körperlichen, geistigen und spirituellen Ebene.

Kapitel 3

Beginn der Genesungsarbeit

Eine Woche im Simonton-Center

Seitdem *Wieder gesund werden* publiziert wurde und Reid und Jana Henson das Patientenseminar im Jahre 1979 besucht haben, ist das Programm des Simonton Cancer Center wesentlich weiterentwickelt worden. Der Leitgedanke ist immer noch derselbe: Gesundheit ist ein natürlicher Vorgang. Die Techniken, die wir zur Unterstützung der Genesung einsetzen, umfassen noch immer Visualisierung, Meditation, das Arbeiten mit der inneren Weisheit und das Setzen von Zielen. Seitdem ich meine Arbeit im Jahre 1971 aufgenommen habe, habe ich aber natürlich auch wertvolle Anregungen von meinen Patienten bekommen und das Programm entsprechend angepaßt. Wir konzentrieren uns nicht nur auf die spirituellen und mentalen Vorgänge, sondern wir haben zudem die einzelnen praktischen Techniken beträchtlich verfeinert.

Die beiden wertvollsten Dinge, die ein Krebskranker aus unserem fünfeinhalbtägigen Seminar mit nach Hause nehmen kann, sind Techniken, die ihm beim Umgang mit seiner lebensbedrohenden Krankheit helfen, sowie die emotionale Unterstützung durch andere Patienten. Wenn Sie das vorliegende Buch durchgearbeitet haben, werden Sie im Detail jede einzelne Technik kennen, die wir in unseren Seminaren lehren – und mehr. Am Ende dieses Kapitels finden Sie einen typischen Seminarplan, mit Angaben, wo die Information und die Übungen für jeden Seminarteil im Buch zu finden sind.

Sie werden mit diesem Buch zwar nicht direkt die Unterstützung und das Mitgefühl anderer Patienten, die dieselbe Reise antreten, erfahren können, aber Sie können aus Reid Hensons Geschichte moralische Unterstützung ableiten. Reid war einmal da, wo Sie heute sind, und er ist heute dort, wo Sie wahrscheinlich sein möchten – er erfreut sich bester Gesundheit.

Im vorliegenden Kapitel werde ich einige allgemeine Konzepte unseres Programms erläutern und Ihnen ein paar Gedanken darlegen, wie Sie ein solides Fundament für Ihre Genesungsarbeit legen können. Diese Informationen sowie die Übungen, die ich in den nächsten beiden Kapiteln vorstelle, werden Ihnen beim Verständnis der anschließend abgedruckten Briefe nützlich sein. Nehmen Sie sich die nötige Zeit, diese Kapitel sorgfältig zu lesen und die Übungen zu machen. Wenn die Gedanken für Sie neu sind, werden Sie anfangs etwas Mühe haben, sie zu verstehen. Erwarten Sie nicht, daß Sie jede Idee beim ersten Lesen verstehen. Das Buch kommt immer wieder auf die Grundgedanken zurück.

Das Simonton Cancer Center

Die Patientenseminare des Simonton Cancer Center finden in einem Konferenzzentrum in Pacific Palisades in Kalifornien statt, am Rande von Los Angeles in der Nähe von Malibu. Es ist ein sehr besonderer Ort; er gehörte früher zu einem heiligen und heilenden Gelände in indianischer Zeit. Die Stämme, die sich hier trafen, hatten einen ausgeprägten Sinn für stolze Unabhängigkeit; trotzdem arbeiteten sie zusammen. Denselben Geist versuchen wir in unseren Seminarteilnehmern zu wekken. Wir hoffen, daß jeder Patient und seine Begleitperson ihre stolze Unabhängigkeit behalten und dennoch eng mit den anderen Patienten und mit unseren Therapeuten zusammenarbeiten.

Sobald ein Patient bei uns angekommen ist, helfen wir ihm dabei, sich sicher, wohl und beschützt zu fühlen. Es ist auch für Sie zu Hause wichtig, sich eine solche Umgebung zu schaffen, wo Sie Ihre eigene Genesungsarbeit verrichten können.

Suchen Sie sich eine besondere Stelle oder Zimmerecke aus, und sammeln Sie dort Ihre Meditationskassetten, Ihr Tagebuch, Fotos oder was immer Sie brauchen, um einen friedlichen Raum ohne Ablenkungen zu schaffen. Bestimmen Sie in Ihrem Tagesablauf eine feste Zeit für Ihre Genesungsarbeit und sorgen Sie dafür, daß Ihre Angehörigen diese respektieren. (Sie müssen vielleicht ziemlich stur darauf beharren, besonders wenn Sie kleine Kinder haben.) Dies hilft Ihnen, die Kraft des Rituals für Ihren eigenen Lernprozeß zu nutzen.

In unserer ersten Orientierungssitzung im Simonton Cancer Center sprechen wir über grundsätzliche Regeln für die ganze Woche; diese gelten auch für Ihre Arbeit mit diesem Buch.

Lassen Sie sich bei Ihrer Genesungsarbeit durch Ihre Wünsche und Interessen leiten, und achten Sie genau auf das Feedback aus Ihrem Körper und auf Ihre innersten Gefühle. Verfolgen Sie immer das Ziel, Freude zu erleben. Wenn Sie müde sind oder sich nicht gut fühlen, werten Sie diesen physischen oder emotionalen Schmerz als Stoppsignal. Respektieren Sie Ihre Leistungsgrenzen.

Die Leute, die zu uns kommen, sind in unterschiedlicher körperlicher Verfassung. Einigen sieht man ihre Krankheit überhaupt nicht an; sie haben gerade erst erfahren, daß sie Krebs haben, oder aber die Krankheit ist zum Stillstand gekommen. Andere haben Krebs in fortgeschrittenem Stadium. Viele sind, zusätzlich zu der Arbeit, die sie mit uns machen, in normaler medizinischer Behandlung. Wir sehen unser Programm nicht als Ersatz für erprobte medizinische Therapie; vielmehr soll es diese unterstützen und ihre Resultate verbessern, und die Patienten sollen ihren eigenen Weg zur Genesung entdekken.

Es kann vorkommen, daß Sie einen anderen Patienten treffen, dem es offensichtlich gut geht – vielleicht betreibt er ein regelmäßiges Fitneßtraining –, und Sie werden denken, genau so etwas sollten Sie auch tun. Dies ist nicht das Beste für Sie. Jeder soll das tun, was er selbst tun möchte. Messen Sie Ihre eigene Arbeit nicht an dem, was andere tun. Sie werden schon selbst herausfinden, was Sie tun wollen und was für Ihre Gesundheit in Ihrer eigenen Lage am besten ist.

Ich möchte, daß Sie sich jetzt einen Moment lang darauf besinnen, wie schlecht Sie sich noch vor kurzem gefühlt haben. Nun machen Sie trotz Ihrer Schwierigkeiten eine Anstrengung, Ihre Gesundheit zu verbessern – indem Sie dieses Buch lesen oder anhören. Bestimmt sind Sie mit Ihrer Krankheit auch bis jetzt nach Ihrem besten Wissen umgegangen. Sie dürfen erwarten, daß Ihnen dieses Kapitel, wie auch die Briefe, die Sie anschließend lesen werden, neue Einsichten gibt. Stellen Sie sich vor, daß sich Ihnen ein tieferes Verständnis für Ihre Gesundheit erschließt und daß Sie anfangen zu begreifen, wie Ihr Leben und Ihre Gesundheit zusammenpassen.

Die Rolle der Bezugsperson

Jeder Patient, der am Programm des Simonton Cancer Center teilnimmt, ist gehalten, eine wichtige Bezugsperson für die ganze Dauer des Programms mitzubringen. Bei verheirateten Patienten ist dies normalerweise der Ehepartner. Wir möchten nämlich, daß unsere Arbeit die Ehe des Patienten stärkt und nicht etwa die Distanz zwischen den Ehepartnern vergrößert. Unverheiratete Patienten bringen eine andere für sie wichtige Person mit. Die wesentlichste Aufgabe der Bezugsperson ist es, dem Patienten zu helfen, das Gelernte mit nach Hause zu nehmen und ihn dabei zu unterstützen, es in seinen Tagesablauf einzubauen.

Ich finde, Jana Henson sei ein schönes Beispiel dafür, wie konstruktiv eine interessierte und begeisterte Bezugsperson sein kann. Sie hat zusammen mit Reid beim Patientenseminar mitgemacht; sie hat im Lauf der Jahre zahlreiche andere Seminare und Vorträge mit ihm besucht; sie hat dieselben Bücher gelesen; sie hat mit Reid und seinem Psychotherapeuten gearbeitet. Kurz, sie hat an Reids Anstrengungen, wieder gesund zu werden, mit viel Enthusiasmus teilgenommen. Wichtig ist, daß sie dies nicht auf Kosten ihrer eigenen Gesundheit getan hat. Vielmehr hat sie sich Zeit genommen, das Gelernte auch auf ihr eigenes Leben anzuwenden und für sich zu sorgen, so daß sie selbst gesund blieb und ihren Mann weiter unterstützen konnte.

Ich lege Ihnen als Patienten ans Herz, die in diesem Buch geschilderte Arbeit zusammen mit Ihrem Ehepartner oder Ihrer wichtigsten Bezugsperson in Angriff zu nehmen. Zumindest sollte die Bezugsperson dieses Buch auch lesen, damit sie versteht, was Sie tun und wie sie Ihnen dabei am besten helfen kann. Meine wichtigste Botschaft an den Partner ist die folgende: Versuchen Sie nur dann dem Krebspatienten zu helfen, die hier geschilderte Arbeit zu leisten, wenn er Sie ausdrücklich darum bittet. Fragen Sie immer wieder, was Sie tun können, um zu helfen, aber geben Sie nicht dauernd und ungefragt auch noch so wohlgemeinte Ratschläge. Schließlich wollen Sie ermutigen und verstehen, was der Patient zu tun versucht, damit Sie nicht gegen ihn arbeiten, aber Sie sollten sich vor allem auf Ihr eigenes Leben konzentrieren. Sorgen Sie sich um sich selber. Auch Sie brauchen in dieser schwierigen Zeit Liebe und Aufmerksamkeit.

Auch wenn Sie als Patient keine primäre Bezugsperson haben, wenn Sie unverheiratet oder allein sind und auch keine Freunde oder Angehörige haben, mit denen Sie über dieses Buch sprechen können, so können Sie dennoch die Arbeit leisten. Ich hatte einmal einen Patienten, der allein und in ziemlich hoffnungslosem Zustand zu meinem Seminar erschien. Er hatte Lungenkrebs und einen Rückfall mit Hirnmetastasen. Natürlich wollten wir ihn nicht wegschicken, aber er mußte seine gesamte Arbeit allein tun. Dazu kam, daß er kein Geld hatte und sich zu Hause keinen Therapeuten leisten konnte und daß es in seiner Gegend keine Selbsthilfegruppe gab. Dennoch ist es ihm gelungen, das Gelernte in die Praxis umzusetzen. Heute, mehr als zwölf Jahre später, ist er am Leben und gesund.

Kommunikation mit der Bezugsperson: Verantwortlichkeit und Vorwürfe, Schuld und Vergebung

Während der ganzen Woche im Simonton Cancer Center arbeiten wir daran, die Kommunikation zwischen dem Patienten und seiner Bezugsperson offener zu gestalten und zu verbessern. Wir stellen eine sichere Umgebung zur Verfügung, in der viele geheime Gedanken und Gefühle zum ersten Male ausgesprochen werden können. Gewöhnlich wenden der Patient wie auch sein Partner viel Energie auf, um all das zurückzuhalten, was sie einander nicht zu sagen wagten. Sobald ein Teilnehmer in der Gruppe in rückhaltloser Ehrlichkeit von diesen Dingen zu sprechen beginnt, macht sich im Raum eine große Erleichterung bemerkbar. Auch die anderen Teilnehmer erkennen, daß es allen gleich geht; alle kämpfen mit denselben Problemen. Es wird offensichtlich, daß gute Kommunikation für jedermann die wichtigste Grundlage ist.

Im Seminar besteht eine der Aufgaben der Bezugsperson darin, eine Liste aller Gewohnheiten des Patienten zu erstellen, die in ihren Augen gesundheitsschädigend sind, ferner eine Liste all jener Dinge, die der Patient tun sollte, aber nicht tut. Dann setzen sich die Bezugspersonen im Kreis zusammen, und sie diskutieren ihre Listen miteinander. Die Patienten bilden darum herum einen äußeren Kreis und hören zu. In dieser Sitzung entsteht viel Ehrlichkeit und gegenseitige Anteilnahme.

Eines der Gefühle, das fast alle Bezugspersonen empfinden, ist das der Ohnmacht. Sie befürchten, der Patient werde nicht genesen oder nicht schnell genug, wenn er nur soviel wie bisher tut. Oft möchten sie, daß der Patient alles so tut, wie sie es sich vorstellen. Sie können bisweilen einen regelrechten Gesundheitsfimmel entwickeln – und beispielsweise am Patienten herumnörgeln, weil er zuwenig Gemüse ißt. Ihre ganze Liebe und Angst kann sich so hinter einer scheinbaren Herrschsucht und Nörgelei verbergen. Wir helfen den Bezugspersonen, ihre Gefühle direkter auszudrücken.

Die Bezugspersonen empfinden oft auch Schuldgefühle. Wir hören Dinge wie: «Ich war so auf meine Arbeit konzentriert, daß ich ihr nicht genug Liebe gegeben habe, und jetzt hat sie Krebs.» Oder: «Ich habe mich zu intensiv mit der Familie abgegeben; er hat bestimmt Krebs bekommen, um meine Aufmerksamkeit zu wecken.»

Es ist für den Patienten wie für seine Bezugsperson wichtig, daß beide ihre Ohnmachts- und Schuldgefühle wahrnehmen und ausdrücken. Meist hilft es bereits, wenn wir uns zugestehen, daß wir immer versucht haben, aus den jeweils verfügbaren Informationen und vorhandenen Kenntnissen das Beste zu machen. Niemand will bewußt einen geliebten Menschen dazu zwingen, krank zu werden, aber es kann auch keiner von uns für alle Menschen alles sein und ihnen jeden Wunsch erfüllen.

Wie in jeder bedeutenden und gesunden Beziehung muß sowohl der Patient wie auch die Bezugsperson lernen, über ihre Bedürfnisse zu verhandeln. Für beide ist es wichtig, daß sie anfangen, das zu verlangen, was sie eigentlich wollen, und zwar sowohl von sich selbst als auch vom anderen. Beide müssen sich über ihre eigenen Bedürfnisse klarwerden und diese auch klar und angemessen mitteilen – so daß der andere sie richtig versteht und darauf reagieren kann. Zum Beispiel könnte der Patient der Bezugsperson sagen, *wie* er die Ratschläge jeweils mitgeteilt haben möchte, damit sie als Unterstützung und nicht als Kontrollmaßnahme ankommen.

Wir hören in dieser Sitzung oft Dinge, die auf einen tiefen Groll schließen lassen, wie beispielsweise: «Du hast mich krank gemacht!» oder: «Wenn du nicht dies oder das getan hättest, wärst du nicht krank geworden und hättest mich nicht unglücklich gemacht!» So starke Gefühle sind zwar unter dem Streß der Krankheit verständlich; sie müssen aber unbedingt aufgelöst werden. Sie können andernfalls die Lebensqualität wie auch den Krankheitsverlauf negativ beeinflussen. Je nachdem, wieviel Groll in Ihrer Beziehung mitspielt, brauchen Sie vielleicht die Hilfe eines Psychotherapeuten oder eines Geistlichen, um dieses nicht ungewöhnliche, aber schwierige Problem zu lösen. Wir legen unseren Patienten nahe, auf diesem Gebiet auch nach ihrer Heimkehr weiterzuarbeiten.

Eine der Methoden, mit denen wir Patienten und Bezugspersonen helfen, mit ihrem Groll umzugehen, nicht nur in ihrer partnerschaftlichen Beziehung, sondern gegenüber der Umwelt im allgemeinen, ist die Vergebung. Die Übung, die wir jeweils am Ende dieser Sitzung machen, kann auch Ihnen als Leser helfen:

Eine Übung zum Thema Vergebung

Denken Sie an alle Personen, gegen die Sie einen tiefen Groll hegen, und schreiben Sie ihre Namen auf ein Blatt Papier. Dann schreiben Sie neben jedem Namen den Grund auf, weshalb Sie wütend sind. Nun gehen Sie Namen um Namen durch, schließen die Augen und stellen sich vor, irgend etwas Schönes widerfahre dieser Person – etwas, was ihr bestimmt Freude machen würde. Tun Sie dies auch später jedesmal, wenn Sie wieder einmal feindselige Gefühle gegenüber einer dieser Personen empfinden. In einigen Fällen kann es lange dauern, bis die Gefühle sich ändern. Die Übung mag schwierig erscheinen, aber Sie werden wahrscheinlich herausfinden, daß sie Ihnen eine große Last abnimmt. (Denken Sie auch daran, daß Sie die Übung letztlich für sich selbst machen, nicht etwa für die fragliche Person!)

Wenn Sie diese Übung beendet haben, schlage ich Ihnen eine lange Pause vor. Den nächsten Abschnitt des Buches nehmen Sie morgen durch oder wann immer Sie sich ausgeruht fühlen.

Botschaft und Nutzen der Krankheit

Am Anfang unseres Seminars helfen wir den Patienten, ihre eigenen Verletzbarkeitsmuster zu erkennen sowie die Ereignisse, die direkt oder indirekt zu ihrer Erkrankung geführt haben. Wenn ich weiß, was mich verletzen kann, bin ich auf dem besten Weg, zu erkennen, was mich stark machen würde.

Drei wichtige Themen, die dabei erforscht werden, sind die Streßfaktoren vor der Erkrankung, der sekundäre Krankheitsgewinn und die Botschaft der Erkrankung. Ich möchte Ihnen hier nur eine allgemeine Einführung in die drei Themen geben; in den weiter hinten abgedruckten Briefen werden wir vertieft auf sie eingehen.

Gründliche Forschungen haben ergeben, daß Streß nicht nur einen wichtigen Einfluß auf Krebsanfälligkeit und Krebsresistenz hat, sondern auch den Verlauf der Krankheit wesentlich mitbestimmt. Wir beginnen deshalb unser Seminar damit, die Streßfaktoren zu identifizieren, die jeweils sechs bis achtzehn Monate vor der Erkrankung aufgetreten sind.

Es ist oft schwierig, Ereignisse als streßverdächtig zu identifizieren, darum empfehle ich folgendes Vorgehen: Gehen Sie im Geist achtzehn Monate zurück, und lassen Sie alle Ereignisse Revue passieren. Schreiben Sie alle grundsätzlichen Veränderungen auf, die stattgefunden haben. Ist jemand in der Familie krank geworden? Ist ein Angehöriger oder ein Freund gestorben? Haben Sie die Stelle gewechselt? Sind Sie pensioniert worden? Sind Sie entlassen worden? Haben am Arbeitsplatz Änderungen stattgefunden – vielleicht auch eine Beförderung? Sind Sie umgezogen? Sind Ihre Kinder groß geworden und weggezogen? Ist Ihre Ehe geschieden worden? Haben Sie geheiratet? Alle wichtigen Veränderungen, die in den letzten achtzehn Monaten vor der Diagnose stattgefunden haben – gute wie schlechte –, gehören auf die Liste.

Was immer die Veränderung war, der Ausbruch der Krankheit kann ein Hinweis darauf sein, daß Sie mit dem «stress of change» nicht fertig geworden sind. Andere Leute mögen mit ähnlichen Situationen fertig werden, aber Sie sind nicht «andere Leute». Auch mögen für Sie bestimmte Veränderungen heute schwieriger zu bewältigen sein, als dies in jüngeren Jahren der Fall war. Erinnern Sie sich an Reids Geschichte: In den wenigen Jahren vor seiner Erkrankung hat er die Stelle gewechselt, ist umgezogen, hat sich scheiden lassen, und sein Sohn wurde drogensüchtig. Die Summe dieser Ereignisse stellte in Reids Leben einen enormen Streß dar.

Es mag für Sie auch hilfreich sein, noch weiter zurückzugehen und sich zu erinnern, welche Ereignisse anderen Erkrankungen vorausgegangen sind. Ich kenne meine eigenen Muster genau. Wenn ich beispielsweise eine Grippe bekomme, dann habe ich mich bestimmt übernommen, habe zu viele Dinge zu tun, rufe nicht um Hilfe und glaube, daß etwas nur läuft, wenn ich es höchstpersönlich tue. Ich bin überlastet und überarbeitet, und ich vergnüge mich zuwenig. Darum bin ich so angegriffen, daß ein Grippevirus, das ich sonst leicht abgeschüttelt hätte, mich krank macht.

Wir haben heute viele Faktoren ermittelt, die zu Krebs führen können, wie gewisse angeborene Eigenschaften, das Rauchen, starke Sonneneinwirkung, ein gewisser Lebensstil, Umweltgefahren und so weiter. Streß ist nie der einzige Grund für die Entwicklung von Krebs, und seine Wichtigkeit ist von Mensch zu Mensch verschieden. Wenn aber einmal Krebs festgestellt worden ist, dann ist Streß der Faktor, den wir am besten beeinflussen können.

Eine bestimmte Krebstheorie, die «Überwachungstheorie» (surveillance theory), besagt, daß wir im Laufe unseres Lebens unzählige Male Krebs bekommen und wieder besiegen können. Der Körper entwickelt Krebszellen, aber das Immunsystem zerstört sie wieder, bevor sie so zahlreich sind, daß sie gefährlich werden. Wenn aber unser Immunsystem durch Streß geschwächt ist, versagt die Abwehr, und ein Tumor kann sich entwickeln.

Zurück zu meiner Erkältung – wenn ich einmal krank bin, dann werde ich ein paar Verpflichtungen los, lasse mir helfen und gönne mir etwas mehr Entspannung. Dies nenne ich den «sekundären Krankheitsgewinn» meiner Erkältung. Wenn ich diesen Gewinn, Vorteil oder Nutzen einmal erkannt habe, kann ich ihn auch erzielen, ohne deswegen krank werden zu müssen.

Ähnlich untersuche ich mit meinen Patienten, wie ihnen der Krebs bei der Streßbewältigung helfen kann. Ich frage sie nach dem «sekundären Gewinn» ihrer Krebserkrankung. Wenn ich diese Frage erstmals aufbringe, sind viele Seminarteilnehmer schockiert. Was kann an einem Krebs schon gut sein? Aber dann sehen wir uns die Sache näher an. Unter anderem kann Krebs Ihnen erlauben, zu sich selbst oder zu anderen nein zu sagen, wenn Sie gewisse Dinge nicht tun wollen. Er kann Ihnen erlauben, zu wichtigen Aspekten Ihrer selbst, die Sie bis jetzt verleugnet haben, ja zu sagen. Krebs kann Ihnen Liebe und Aufmerksamkeit von anderen Menschen bringen. Krebs kann Grenzen und Regeln aufheben; auf einmal haben Sie die nötige Freiheit, Ihr Leben auf vielerlei Art neu zu gestalten.

Ich finde, die Notwendigkeit, das Leben neu zu fokussieren, ist die große Botschaft der Krebserkrankung. Ich sehe es immer wieder: Krebs ist ein Mittel, das der Körper anwendet, um den Menschen dermaßen zu schockieren, daß er die nötigen Umstellungen vornimmt. In unserem Seminar betone ich dies als zentralen Punkt. Für viele ist es schwierig, diesen Gedanken zu akzeptieren. In unserer Kultur glauben die meisten Leute, Krebs sei ein schreckliches Unglück, ein rein zufälliger Schicksalsschlag ohne besonderen Anlaß. Einige Menschen, wie anfänglich auch Reid, glauben, sie würden für einen früheren Fehler oder eine Übertretung bestraft. Ich bin dagegen der Ansicht, daß die Botschaft der Krebserkrankung immer eine Botschaft der Liebe ist.

Ich glaube, Krebs ist eine Botschaft, die Ihnen mitteilt, Sie sollen mit alldem aufhören, was Ihnen Leiden bringt, und Sie sollen vermehrt Dinge tun, die Ihnen Freude machen – Dinge, die im Einklang mit Ihrer Persönlichkeit sind und mit dem Leben, das Sie gerne führen möchten.

Der Psychologe Lawrence LeShan schreibt über die tiefe Hoffnungslosigkeit, die entsteht, wenn wir versuchen, ein anderer zu sein, als wir eigentlich sind. Wenn wir gegen unsere Natur gehen, läuft das Leben nicht glatt. Unsere Reaktion wird dann oft sein, daß wir uns noch mehr anstrengen, aber je mehr wir uns anstrengen, desto weiter entfernen wir uns von dem, was wir eigentlich wollen und brauchen. Unsere Patienten sind oft sehr erleichtert, wenn sie diese Botschaft hören. Sie brauchen sie als Erlaubnis, um ihre strengen und unmenschlichen Erwartungen an sich selbst aufzugeben.

Es gibt viele verschiedene Möglichkeiten, die Botschaft der Krebserkrankung zu erfahren, und wir werden sie in diesem Buch erforschen. Denken Sie doch in der Zwischenzeit darüber nach, wie Sie den Streß in Ihrem Leben handhaben. Könnten Sie dem Streß auch anders begegnen? Brauchen Sie etwa Hilfe, rufen aber nicht danach? Wenn Sie Ihre Streßfaktoren nicht selbst ergründen können, schauen Sie sich nochmals Reids Geschichte an. Sehen Sie Ähnlichkeiten zwischen seinem Leben und dem Ihren?

Wenn Sie nun schon einen sekundären Gewinn Ihrer Krankheit ausmachen können, dann entschuldigen Sie sich bitte nicht dafür! Benützen Sie vielmehr Ihre Krankheit, um nein zu sagen, wenn Sie etwas nicht tun wollen, oder um neue Dinge auszuprobieren. Beachten Sie genau, was für neue Dinge das sind. Machen Sie sich Notizen. Tun Sie einen positiven Schritt in Richtung Anerkennung Ihrer echten Bedürfnisse.

Jetzt wäre es an der Zeit, eine Lesepause einzuschalten und etwas an der Streßliste zu arbeiten (vgl. Seite 70), wenn Sie das nicht schon von sich aus getan haben. Nachher sollten Sie etwas tun, was Ihnen Spaß macht!

Psychotherapie

Ich denke, es ist eine gute Entscheidung sowohl für den Krebspatienten wie auch für seine wichtigste Bezugsperson, die Hilfe eines Psychologen zu beanspruchen. In unseren Patientenseminarien teilen wir jedem Paar einen Therapeuten zu. Der Therapeut trifft sich mit dem Krebspatienten und der Bezugsperson, einzeln oder gemeinsam, am Anfang der Woche, in der Mitte der Woche und am Ende der Woche. Der Therapeut bietet Unterstützung während unserer intensiven Erforschung der psychologischen Seiten der Krebserkrankung.

Wenn Sie sich einen Therapeuten suchen, der Ihnen dabei helfen soll, sich mit Ihrer Krankheit auseinanderzusetzen, dann stellen Sie zuerst fest, ob er mit den psycho-somatischen Methoden Erfahrung hat oder mit dem spirituell-psychosomatischen Ansatz, den wir in diesem Buch vertreten. Es kommt nicht darauf an, ob der Therapeut am Simonton Cancer Center ausgebildet worden ist. Wenn er eine gute Behandlung anbietet, dann wird er in Ihrer Gegend einen guten Ruf haben. Wenn Ihr Arzt keinen Therapeuten kennt, dann können Sie zur Onkologie-Abteilung Ihres örtlichen Krankenhauses gehen und mit einer Onkologie-Krankenschwester sprechen, mit einem Sozialarbeiter, oder mit irgend jemandem, der eng mit Patienten zusammenarbeitet, und nach Empfehlungen fragen. Wenn Sie zu Ihrer ersten Verabredung mit dem Therapeuten gehen, nehmen Sie ein Exemplar dieses Buches mit (oder von meinem Buch *Wieder gesund werden* oder von Bernie Siegels *Liebe, Medizin und Wunder*) und sagen Sie, daß Sie daran interessiert sind, gemäß diesen Ideen den Versuch zu machen, gesund zu werden. Fragen Sie, ob er Ihnen dabei helfen kann.

Nehmen Sie die Mühe auf sich, Ihre Behandlung laufend zu bewerten. Ist sie hilfreich? Fühlen Sie sich besser nach einer Sitzung? Fühlen Sie sich zuversichtlicher betreffend Ihre Fähigkeit, gesund zu werden? Sie sollten alle diese Dinge in Erwägung ziehen. Wenn Sie glauben, die Behandlung funktioniere für Sie nicht, dann vertrauen Sie Ihrem Urteil und suchen Sie sich einen anderen Therapeuten. Dies heißt nicht, daß nicht ein Teil der Arbeit in der Behandlung schwierig oder schmerzhaft sein wird! Aber wie fühlen Sie sich, nachdem Sie die schwierige Arbeit getan haben? Achten Sie auf Ihre Gefühle, und wahren Sie Ihre persönliche Integrität.

Eines der Dinge, die Reid zu tun beschloß, als er unser Zentrum besuchte, war es, nach seiner Rückkehr die Hilfe eines örtlichen Therapeuten zu suchen. Sie werden sich daran erinnern, daß er zuerst glaubte, er benötige keinen Psychiater oder Psychologen, weil er krank sei, nicht verrückt. Dennoch fand er, daß sein Therapeut eine wichtige Rolle dabei spielte, ihn zur Gesundheit zurückzuführen.

Unterstützungsgruppen

Viele Patienten finden auch Trost und Hilfe in Selbsthilfegruppen. Während solche Unterstützungsgruppen für Reid zur Zeit seiner Krise nicht verfügbar waren, gibt es heute zahlreiche Gruppen im ganzen Land, mit einer großen Auswahl in den meisten städtischen Regionen.

Sie können den Wert der Unterstützungsgruppe für sich selbst feststellen, etwa so, wie Sie Ihre Psychotherapie bewerten. Achten Sie einfach auf Ihre Erfahrungen mit der Gruppe. Wie fühlen Sie sich, bevor Sie zur Gruppensitzung gehen? Wie fühlen Sie sich, wenn Sie dort sind? Wie fühlen Sie sich, wenn Sie nach Hause gehen? Wenn Sie sich aufgerichtet und motiviert fühlen, wunderbar! Wenn Sie hingegen von zu Hause weggehen und sich wohl fühlen, aber Sie kommen zurück und fühlen sich lausig, dann geht irgend etwas Ungesundes vor, und Sie sollten nicht mehr hingehen, bis Sie herausgefunden haben, was nicht stimmt.

Dies heißt nicht, daß Sie allem Schmerzhaften oder Traurigen aus dem Wege gehen sollten, im Gegenteil, aber wenn die Leitung gut ist und die Gruppe gut funktioniert, dann wird Ihre allgemeine Empfindung positiv sein. Wenn nicht, heißt das nicht, daß Sie keine Unterstützungsgruppe brauchen; es heißt nur, daß Sie ein wenig Zeit brauchen, um die für Ihre Bedürfnisse passende Gruppe zu finden.

Spezielle Beachtung verdient die Suche nach Unterstützung dann, wenn Sie generell etwas gegen fremde Hilfe haben – wenn Sie dazu neigen, unabhängig oder reserviert zu sein und sich immer gescheut haben, um Hilfe zu bitten, wie das bei so vielen unserer Patienten der Fall ist. Ich rate Ihnen, ein starkes

Unterstützungssystem zu organisieren, so daß Sie von einem möglichst soliden Fundament aus arbeiten können. Wir werden darauf im Buch mehrere Male zurückkommen.

Eine Übersicht über die anstehende Arbeit

Die Arbeit, die wir mit Patienten im Simonton Cancer Center vollbringen, dreht sich um die grundlegende Idee, daß Krebs eine Botschaft der Liebe ist. Wenn Krebs zu einem wesentlichen Teil dadurch verursacht wird, daß wir jemand sein wollen, der wir nicht sind, dann gehört es wesentlich zur Krebsheilung, daß wir uns dafür öffnen, wie wir tatsächlich sind. Unsere Patienten haben mir erzählt, daß unsere gemeinsame Arbeit ihnen «einen sanften Spiegel» vorhält, der ihnen hilft, sich selbst kennenzulernen.

Und jetzt einen Überblick über den Prozeß:

1. Beschließen Sie, gesund zu werden! Treffen Sie die Entscheidungen, alles zu tun, was Sie tun müssen, um gesund zu werden, wobei Sie sich bewußt sind, daß dies Sie hinführen wird zur Freude und fernhalten wird von Schmerz – und zwar sowohl vom physischen wie auch vom mentalen Schmerz.

2. Beschließen Sie, Ihr wahres Ich zu entdecken, und lassen Sie sich dabei von Lust und Freude lenken und von der Weisheit, die in Ihnen und um Sie herum existiert.

3. Entwickeln Sie Vertrauen zu sich selbst, Vertrauen zu anderen, Vertrauen zu Gott, zu allem, was es gibt. Sie können Ihre Beziehung zu sich selbst dadurch pflegen, daß Sie integer handeln; dies wird auch Ihre Beziehung zu anderen bereichern und ihre Beziehung zu allem, was es gibt.

4. Bitten Sie um Hilfe! Machen Sie sich frei, Hilfe von außen anzunehmen! Legen Sie Ihre vorgefaßten Meinungen ab, von

wo und von wem Sie Hilfe erhalten könnten. Beschränken Sie sich nicht auf die Informationen, die Ihnen zur Zeit vorliegen. Bleiben Sie offen für neue Quellen.

5. Machen Sie sich deutlicher bewußt, was Sie denken und fühlen, wenn es um Schuld, Vorwürfe und Scheitern geht. Die Verantwortung für Ihre Gesundheit übernehmen heißt nicht, daß Sie an Ihrer Erkrankung schuld sind und sich das vorwerfen müßten. Es heißt nicht, daß Sie ein Versager sind, wenn Ihr Zustand sich nicht so schnell bessert, wie Sie es sich vorgenommen haben. (Später werde ich Ihnen ein spezifisches Verfahren nennen, wie Sie sich mit solchen Empfindungen am besten auseinandersetzen können.)

6. Übernehmen Sie mehr Verantwortung für Ihr Leben, Ihre Gesundheit und Ihr Glück. Sie sind nicht der einzige Schöpfer Ihrer Wirklichkeit, aber Sie sind ihr Mitschöpfer. Erfahren Sie, wie weit Sie Ihr Universum beeinflussen können.

7. Geben Sie Ihren Emotionen Raum, und stehen Sie zu ihnen! Lernen Sie sie so auszudrücken, wie es für sie angemessen ist und die Einheit Ihrer Persönlichkeit wahrt.

8. Nehmen Sie am Heilungsprozeß aktiv teil mit Lebendigkeit, mit positiver Erwartung und mit Enthusiasmus.

9. Entwickeln Sie die Lebenseinstellung, immerzu liebevoll und lebhaft Neues zu erwarten.

10. Halten Sie sich an große Gedanken! Denken Sie häufig an Dinge, die Sie geistig, gefühlsmäßig und spirituell aufbauen oder aufrichten, also: trösten.

Dies ist eine Übersicht über das, was wir unseren Patienten beibringen, nicht etwa ein Pflichtenkatalog. Diese zehn Aktivierungsschritte regen den Heilungsvorgang an und sorgen für das körperliche, geistige und spirituelle Gleichgewicht eines Menschen. Die in diesem Buch geschilderte Arbeit wird Ihnen dabei helfen, die empfohlenen Schritte zu vollziehen. Die Übungen im nächsten Kapitel werden Ihnen beim Start helfen.

Auf Rückmeldungen achten

Falls Sie es nicht schon von sich aus getan haben: denken Sie einen Augenblick lang darüber nach, daß Sie als Nebenwirkung Ihrer Arbeit mit diesem Buch mit bestimmten Menschen in Ihrer Umgebung Konflikte bekommen werden.

Wenn Sie anfangen, Ihre Meinungen zu revidieren und anders als gewohnt zu handeln, werden Sie sicher Widerständen begegnen. Einige Menschen werden Sie wegen Ihrer Haltung gegenüber der Krankheit bewundern, aber andere werden verunsichert sein und ängstlich oder unangenehm berührt reagieren. Solche Leute sind für Sie keine Hilfe; in der Tat könnten sie sogar Ihren Fortschritt bremsen. Dies ist oft der Fall im Berufsleben, besonders wenn Sie immer der nette Typ gewesen sind, den die Leute mit Arbeit überhäufen konnten, auf den man zählen konnte, der bis spät arbeitete und frühmorgens schon wieder da war. Wenn Sie beginnen, nein zu sagen, weil Sie an Ihrer Genesung arbeiten möchten, dann kann es dazu kommen, daß die Leute im Büro aus der Fassung geraten. Seien Sie darauf gefaßt, aber bleiben Sie auf Ihr höchstes Ziel ausgerichtet – auf Ihre Gesundheit.

Sie werden wahrscheinlich auch dem Widerstand von Angehörigen begegnen. Wenn Sie bisher die Hauptstütze gewesen sind, immer hilfsbereit oder «zu gut, um wahr zu sein», wie so viele von unseren Patientinnen und Patienten, so können es die betreuten Mitmenschen kaum begreifen, wenn Sie plötzlich Ihre eigenen Bedürfnisse anmelden. Vor allem Jugendliche fühlen sich dadurch bedroht und begehren auf. Sie haben

Angst, Sie zu verlieren, und möchten, daß Sie sich genauso verhalten wie vor der Diagnose. Der Ehemann einer unserer Patientinnen drückte sein Unbehagen subtiler aus. «Ich wünsche mir nur mein süßes Eheweib zurück», pflegte er zu sagen. Eines Tages sah ihm seine Frau gerade in die Augen und hielt dagegen: «Wenn das wiederauflebt, sterbe ich ab.»

Es wird schwierig, die Grundbegriffe der Arbeit, die wir gemeinsam leisten, anderen Leuten zu erklären, besonders wenn diese auf diesem Gebiet keinerlei Grundlagen oder Erfahrung haben. Mein Vorschlag ist, es gar nicht zu versuchen. Wenn sich jemand wirklich dafür interessiert, dann empfehlen Sie ihm, dieses Buch hier selber zu lesen. Wenn Sie hingegen versuchen, ihm die Arbeit zu erklären, aber mit Ihren Erklärungen nicht zufrieden sind, dann kann diese Erfahrung dazu führen, daß Ihr eigenes Vertrauen in Ihre Genesungsfähigkeit geschwächt wird. Diese Situationen werden am besten dadurch vermieden, daß Sie Ihre Reaktion auf Fragen so vorbereiten, daß die Frager ihre eigenen Antworten finden können und Ihr eigener Lern- und Entdeckungsprozeß dennoch angemessen geschützt bleibt.

Weitere praktische Tips

Reid unternahm gleich zu Beginn seiner Krebserfahrung einige praktische Schritte, die ihm bei seiner Arbeit halfen und seinen Streßpegel senkten. Als seine Krankheit sich herumsprach, schrieb er einen Brief an alle seine Freunde und Kollegen und bat sie, ihn nicht jedesmal, wenn sie ihn sähen, nach seinem Befinden zu fragen. Es war nämlich vorgekommen, daß Reid einen durch und durch schönen Tag hatte und kein bißchen an Leukämie dachte, bis ihm ein besorgter Kollege im Fahrstuhl sagte, wie traurig er über Reids Erkrankung sei, und ihn nach seinem Befinden fragte. Dies zwang Reid dann, seinen Gesundheitsbericht mehrmals am Tag zu wiederholen, und er fand das deprimierend. In seinem Brief schlug er seinen Freunden und Bekannten vor, seine Frau oder seine Sekretärin anzurufen, um nach seinem Ergehen zu fragen und ihm im übrigen nur einen schönen Tag zu wünschen, wenn sie ihm begegneten. Diese Regelung hat sich für Reid gut bewährt.

Ich kenne Patienten, die Telefonanrufe von besorgten Freunden lästig finden. Es scheint, daß viele Leute irgendeine fürchterliche Geschichte über Krebs loswerden müssen oder daß sie Ihren Krebs erschreckend finden und dies nicht gut verbergen können. Es ist manchmal schwierig, mit solchen Anrufen fertig zu werden, besonders wenn die Anrufer enge Freunde oder Angehörige sind. Statt wie Reid einen Brief zu schreiben, kann man auch einen Anrufbeantworter anschaffen und davon geschickt Gebrauch machen. Sprechen Sie aufs Band, was Sie den Anrufern jeweils vermitteln wollen. Sie können mitteilen, daß Sie zur Zeit mit der Arbeit an Ihrer Gesundheit beschäftigt sind oder daß Sie gerade eine Pause machen, daß Sie zurückrufen werden oder daß Sie heute keine Anrufe annehmen. Oder aber Sie bitten den Anrufer, für weitere Auskünfte jemand anderes anzurufen oder eine Nachricht zu hinterlassen.

Hier sind ein paar Beispiele:

«Guten Tag, hier ist Betty. Wenn Sie anrufen, um zu fragen, wie heute die Chemotherapie war: es war alles okay, aber ich bin ein wenig müde und gehe darum nicht ans Telefon. Danke für den Anruf. Bitte sagen Sie mir ein paar ermutigende Worte nach dem Signalton.»

«Hallo. Sie sind bei Jack auf dem Anrufbeantworter gelandet. Jack ist zur Untersuchung bis Freitag in der Klinik und würde sich über Ihren Anruf sehr freuen. Er liegt auf Zimmer 123 und hat die Rufnummer 020/7602920. Sie können auch eine Nachricht hinterlassen, da er seinen Anrufbeantworter von Zeit zu Zeit abhört. Danke schön. Bitte warten Sie auf das Signal.»

«Al am Apparat. Ich ruhe mich gerade ein bißchen aus, aber es geht mir sonst recht gut. Sie können von meiner Freundin Jane nähere Einzelheiten erfragen. Janes Nummer ist 020/7062920. Bitte hinterlassen Sie eine Nachricht, und bitte haben Sie Geduld, bis ich Ihren Anruf erwidere. Danke für all Ihre guten Gedanken.»

Wenn Sie nicht von sämtlichen Leuten in Ihrer Firma angerufen werden wollen, so bitten Sie doch jemand in Ihrem Büro, den anderen mitzuteilen, wie es Ihnen geht.

Aber vielleicht sind Sie ein Mensch, der gerne angerufen wird. Wenn dies der Fall ist, so bitten Sie ruhig die anderen, Sie anzurufen. Denn sonst könnten einige Leute, mit denen Sie liebend gerne sprechen möchten, vor lauter Hemmungen ihre geplanten Anrufe unterlassen. Bitten Sie Ihre Bürokollegen, abwechslungsweise jeden Tag anzurufen. Bitten Sie auch Ihre Angehörigen, Sie regelmäßig anzurufen, so daß Sie jeden Tag mindestens einen Anruf bekommen.

An Tagen, an denen Behandlungen angesetzt sind, sollten Sie für sich selbst nachher etwas Schönes planen, so daß nicht Ihr ganzer Tag auf etwas ausgerichtet ist, was Sie als unangenehm empfinden. Machen Sie keinen Tag zum Chemotherapietag. Planen Sie lieber einen Tag, an dem Sie zwar auch Chemotherapie bekommen, aber dann am Nachmittag freinehmen, um zu malen, zu lesen oder einen Film anzusehen. Machen Sie den Tag nicht schwieriger als nötig. Gehen Sie nicht zur Chemotherapie und kommen dann nach Hause, um Briefe ans Finanzamt zu schreiben. Gehen Sie nicht zu einer Untersuchung und dann gleich zu Ihrem Steuerberater, nur weil er in der gleichen Gegend sein Büro hat wie Ihr Arzt. Planen Sie irgend etwas, was Sie gerne tun, für die Tage, die schwierig werden könnten.

Wenn Sie anfangen, sich besser zu fühlen, werden viele Leute zu Ihnen kommen und fragen, ob Sie andere Krebspatienten beraten könnten. Man wird Sie darum bitten, Krankenhausbesuche zu machen oder mit einem Freund zu sprechen, der Ihre Hilfe braucht, oder man wird von Ihnen erwarten, daß Sie jemanden anrufen und ihm sagen, was er für seine Gesundheit tun soll.

Seien Sie zurückhaltend mit der Beratung anderer Krebspatienten. Sie müssen weiterhin Ihre Energie auf sich selbst konzentrieren. Das heißt nicht, daß Sie nicht helfen können, aber Sie sollten auf eine andere Weise helfen. Wenn jemand Sie bittet, mit einem krebskranken Freund zu sprechen, dann erklären Sie einfach, daß dies für Sie momentan nicht gesund ist. Dann geben Sie der Person den Namen und die Telefonnummer eines Psychotherapeuten, von dem Sie wissen, daß er auf diesem Gebiet arbeitet, oder Sie schlagen dem Freund vor, dieses Buch hier zu lesen oder ein anderes, das Sie nützlich gefunden haben. So können Sie anderen Krebspatienten helfen, ohne sich selbst zu schaden. Halten Sie sich an diese Regel, außer Sie fühlten sich nach reiflicher Überlegung stark genug, um mit einem Krebspatienten zu sprechen. Dann wird die Kraft, die Sie lenkt, für Sie dasein, um Ihnen zu helfen. Aber bieten Sie niemals Hilfe an, nur weil Sie denken, dies werde von Ihnen erwartet.

Seien Sie ganz allgemein sehr vorsichtig gegenüber Ihrem Bedürfnis, irgend jemandem zu helfen. Erinnern Sie sich daran, wie Reid sich kurz nach seiner Diagnose mit der Drogenhilfe befaßte. Später sah er ein, daß es falsch war, seine Aufmerksamkeit auf äußere Probleme zu richten statt auf sein eigenes Leben und seine eigene Gesundheit. Bleiben Sie jetzt noch voll auf sich selbst konzentriert.

Zusammenfassung

Obwohl ich in diesem Kapitel nur allgemeine Begriffe und ein paar einfache praktische Ratschläge behandelt habe, sind die Informationen, die Sie bekommen haben, als Basis für die vor uns liegende Arbeit wichtig. Bitte beantworten Sie sich folgende Fragen:

- Haben Sie eine besondere Zeit und einen besonderen Ort für Ihre tägliche Genesungsarbeit gefunden?
- Haben Sie Ihre hauptsächliche Bezugsperson in Ihre Arbeit einbezogen?
- Wer gehört zu Ihrem Unterstützungsteam? Welche Rolle soll jede Person spielen?
- Haben Sie in Erwägung gezogen, mit einem Psychotherapeuten zu arbeiten?
- Wenn Sie mit einem Therapeuten gearbeitet haben, wie denken Sie über diese Arbeit?
- Wenn Sie einer Unterstützungsgruppe beigetreten sind, wie fühlen Sie sich vor und nach den Sitzungen?
- Haben Sie die Streßfaktoren (Veränderungen) aufgelistet, die sich sechs bis achtzehn Monate vor der Krebsdiagnose ereignet haben?
- Wie werden Sie mit Fragen von Freunden und Angehörigen nach Ihrem Befinden umgehen?
- Wie werden Sie, wenn es Ihnen besser geht, mit Anfragen umgehen, andere Patienten zu beraten?
- Wie wollen Sie sich selbst für die Mühen belohnen, die Sie auf sich nehmen, um gesund zu werden?

Ihre Antworten auf diese Fragen können nützlich sein zur Beurteilung der Frage, ob Sie weit genug sind, um mit dem nächsten Kapitel fortzufahren. Vielleicht finden Sie, daß Sie für die Organisation Ihres Heilungsprogramms mehr Zeit brauchen oder daß Sie lieber schnell vorankommen möchten. Lassen Sie Ihre Gefühle und Ihren Energiepegel den Fahrplan bestimmen, und gehen Sie mit Ihrem ureigensten Tempo zu Werke, wenn und wann Ihnen danach ist.

Simonton Cancer Center

Stundenplan Patientenseminar

Tag	bearbeitete Themen	im Buch zu finden unter*
Sonntag	Allgemeine Information über das Programm	Kapitel 1 und 3
Montag	Meditation und Visualisierung Geist-Körper-Verbindung	Kapitel 4
Dienstag	Zweijahresgesundheitsplan (Gesellschaft, Ernährung, Bewegung, Spiel, Kreativität, Lebenszweck)	Kapitel 5 Brief 9 mit Kommentar
	Bedeutung der Krankheit	Kapitel 3 und 4 Briefe 1, 4, 5, 6 mit Kommentaren
Mittwoch	Unterstützungssysteme	Kapitel 3
	Hauptsächliche Bezugsperson	Brief 15 mit Kommentar
	Unterstützung durch Angehörige	Briefe 13, 14 mit Kommentar
	Medizinische Unterstützung	Briefe 16, 17, 18 mit Kommentaren
	Therapie	Kapitel 3
	Unterstützungsgruppen	Kapitel 3
	Innere Weisheit, Hoffnung und Vertrauen	Kapitel 4 Briefe 1, 4, 5, 6, 7 mit Kommentaren
	Verantwortung, Schuldgefühle Vorwürfe Bezugsperson	Kapitel 3 Briefe 2, 3, 18 mit Kommentaren

Tag	**bearbeitete Themen**	**im Buch zu finden unter***
Donnerstag	Tod Rückfall (Rezidiv)	Kapitel 4 Kapitel 1 Brief 19 mit Kommentar
Freitag	Gesund bleiben	Kapitel 3 und 6

* Nur die wichtigsten Stellen sind aufgeführt; alle Themen werden im Zusammenhang mit verwandten Themen durchgehend erörtert.

Kapitel 4

Arbeiten mit Visualisierung und innerer Weisheit

Kraft des Geistes, Kraft der Seele

Die Visualisierung ist eine der ältesten Formen des Heilens auf der Welt. Mit «Visualisierung» meine ich die bildlichen Vorstellungen, die wir durch unsere Vorstellungskraft produzieren, und zwar bewußt und unbewußt. Ich habe den Einsatz der Visualisierung im Dienste der Gesundheit über zwanzig Jahre lang praktisch erforscht.

Ihre Vorstellungen haben in Ihrer Krankheitsgeschichte bereits eine wichtige Rolle gespielt. Denken Sie doch nur zurück an den Tag, als Ihnen die Diagnose verkündet wurde, sowie an die anschließende Besprechung der möglichen Behandlung und der Prognosen. Was haben Sie damals gedacht? Was haben Sie gefühlt? Waren Sie in erster Linie hoffnungsvoll und stellten sich Ihre Genesung vor? Oder waren Sie voller Angst und fürchteten sich vor dem, was da auf Sie zukommen sollte? Es ist wahrscheinlich, daß Sie eine Reihe von Bildern vor sich sahen, positive wie negative, gesunde wie ungesunde. Und all diese Bilder beeinflußten Ihren Körper auf der zellulären Ebene.

Diese bildlichen Vorstellungen stehen im Zusammenhang mit dem, was Sie an Vorwissen gespeichert haben über ihre Krankheit und über die Behandlung im allgemeinen, sie hängen ferner zusammen mit Ihrer Erwartung, was die bevorstehende Behandlung für Sie persönlich bedeuten wird. Die Meinungen, die uns am meisten zu schaffen machen, beruhen meist auf unserer *Interpretation* von Tatsachen, nicht auf den

Tatsachen selbst. Sie können lernen, solche angsterregenden oder gesundheitsschädlichen Meinungen zu ändern und sie durch gesundheitsfördernde Denkinhalte zu ersetzen. Dies wird Ihnen dabei helfen, wieder gesund zu werden.

Wie kann man beurteilen, ob das, was man glaubt, gesundheitsfördernd ist? Dafür gibt es viele Methoden. Die in unseren Seminaren verwendete stammt von C. M. Maultsby von der Howard-Universität. Er entwickelte einen einfachen Test mit fünf Fragen, mit dem man den relativen Gesundheitswert von Meinungen bewerten kann.

Stellen Sie sich folgende Fragen:

1. Hilft mir diese betreffende Ansicht dabei, mein Leben und meine Gesundheit zu schützen?
2. Verhilft sie mir zur Erreichung meiner kurzfristigen und langfristigen Ziele?
3. Hilft sie mir dabei, meine schwierigsten Konflikte (mit mir selbst oder mit anderen Menschen) zu lösen oder zu vermeiden?
4. Hilft sie mir dabei, mich so zu fühlen, wie ich mich gerne fühle?

Und, sofern die Frage im Zusammenhang sinnvoll ist:

5. Beruht diese betreffende Ansicht auf Tatsachen?

Wenn Sie drei oder mehr Fragen mit einem klaren Ja beantworten können, dann ist die untersuchte Ansicht oder Meinung relativ gesund. Wenn Sie weniger als drei oder gar keine mit Ja beantworten können, dann sollten Sie wirklich schnellstens diese Ansicht durch eine gesündere ersetzen.

Wir schenken den Meinungen bei der Arbeit mit Krebspatienten soviel Aufmerksamkeit, weil sie Gefühle erzeugen und weil, wie wir gesehen haben, Gefühle ein wichtiger Bestimmungsfaktor für den Zustand des Immunsystems und der anderen Heilungssysteme sind. Gesundheitsfördernde Vorstellungen stärken Ihr Gefühl von Energie, Wohlbefinden und innerem Frieden. Sie steigern Ihr Gefühl des Verbundenseins mit Ihrer inneren Weisheit, mit den Mitmenschen, der Welt und dem Universum. Und sie helfen, Ihr Immunsystem in Form zu halten.

Neutrale Gefühle – Gefühle der Gelassenheit, des Friedens und der Ruhe – haben ebenfalls eine gute Auswirkung auf die Heilungssysteme des Körpers.

Lange anhaltende negative Gefühle hingegen haben eine gesundheitsschädigende Auswirkung.

Ein Plan für die Veränderung von Meinungen und die Entwicklung der emotionalen Stabilität

Am wirkungsvollsten arbeiten Sie an Ihren Meinungen, wenn Sie gerade emotionalen Schmerz empfinden, weil dann die gesundheitsschädlichen Meinungsinhalte leichter zu identifizieren sind. Es wird klar, daß Ihre unerwünschten Gefühlsregungen Ihr Leben beeinträchtigen, zum Beispiel wenn Angst Ihren Schlaf stört. Das Verfahren, um an Ihren Ansichten zu arbeiten, sieht aus wie folgt:

1. Schritt: Bestimmen Sie das unerwünschte Gefühl, das Sie in sich spüren. (Ich verwende für das nun folgende Beispiel das Gefühl *Angst*.)

2. Schritt: Nehmen Sie ein Stück Papier, und ziehen Sie darauf in der Blattmitte einen senkrechten Strich.

3. Schritt: In der linken Spalte notieren Sie fünf oder mehr Ansichten, die das unerwünschte Gefühl erzeugen.

4. Schritt: Bewerten Sie jede dieser Überzeugungen mit Hilfe von Maultsbys Fragen.

5. Schritt: Für jede der gesundheitsschädlichen Überzeugungen schreiben Sie gesündere Überzeugungen, die den Maultsby-Test bestehen, in die rechte Spalte.

6. Schritt: Tragen Sie das Papier bei sich, und wenn Sie das unerwünschte Gefühl verspüren, nehmen Sie die Liste zur Hand und lesen sie durch. (Dies kann bis zu zwanzigmal pro Tag nötig sein!)

7. Schritt: Zusätzlich bringen Sie sich dreimal pro Tag in einen ruhigen, entspannten Zustand und stellen sich die gesundheitsfördernden Überzeugungen vor. Tun Sie dies mindestens drei Wochen lang oder bis die neuen Überzeugungen in Ihre unbewußten Verhaltensweisen eingeflossen sind.

Nachstehend sehen Sie eine derartige Liste, die eine Frau geschrieben hat, die mit fortgeschrittenem Brustkrebs ins Patientenseminar kam. Sie war in einer Chemotherapie, aber ihre Gesundheit verschlechterte sich zusehends, und sie wurde von Angst um sich selbst und um ihr einziges Kind, ein sechsjähriges Mädchen, fast aufgezehrt.

Angst

1. Ich werde innerhalb von zwei Jahren sterben und meine Tochter allein lassen, was ich auch unternehme oder irgend jemand anders für mich tut.	1. In zwei Jahren werde ich tot oder lebendig sein; was ich tue, macht einen wesentlichen Unterschied aus.
2. Ich werde sehr krank und hilflos sein, eine Last für mich und andere.	2. Ich werde krank oder gesund sein; was ich tue, macht einen wesentlichen Unterschied aus.

3. Alle meine gesundheitsschädlichen Überzeugungen und Gefühle verschlechtern meinen Zustand, und ich kann daran nichts ändern.	3. Alle meine gesundheitsschädlichen Überzeugungen und Gefühle verschlechtern meinen Zustand, aber ich kann sie verändern.
4. Vielleicht kann ich genesen, aber niemals werde ich fähig sein, meine Gesundheit zu bewahren und den Krebs fernzuhalten.	4. Ich kann gesund werden und meine Gesundheit bewahren und den Krebs fernhalten.
5. Ich muß mich beeilen mit meinem Meinungswandel, aber ich habe nicht genug Zeit, vor allem weil ich nicht weiß, wie man das anfängt.	5. Ich habe alle Zeit, die ich brauche, um den nötigen Meinungswandel herbeizuführen, und ich weiß, was ich *heute* tun werde!
6. Es ist machbar, aber ich kann's nicht.	6. Es ist machbar, und ich kann es schaffen.

Ihre Liste verriet nicht nur ihre Ängste gegenüber dem Krebsgeschehen, sondern auch ihre Angst, daß sie ihren mentalen und emotionalen Zustand nicht beizeiten in den Griff bekommen würde. Als sie zusammen mit ihrem Mann (der seine erkrankte Frau und seine kleine Tochter sehr liebte) an ihren gesundheitsfördernden Überzeugungen arbeitete, begannen ihre Hoffnungslosigkeit und ihre Panik zu weichen, sie schlief besser, und sie fühlte sich stärker als seit langer Zeit.

Beachten Sie, daß wir den Begriff «positives Denken» vermeiden. Statt dessen sprechen wir über «gesundheitsförderndes Denken» oder über «gesunde Überzeugungen oder Ansichten.»

Der entscheidende Unterschied zwischen «positivem» und «gesundem» Denken beruht auf dem Tatsachengehalt der Überzeugung. Nehmen Sie folgendes Beispiel:

Ungesundes Denken:	Ich kann machen, was ich will: In zwei Jahren bin ich tot.
Positives Denken:	In zwei Jahren werde ich am Leben und gesund sein.
Gesundes Denken:	Vielleicht bin ich in zwei Jahren noch am Leben oder auch nicht; alles, was ich tue, hat darauf einen wesentlichen Einfluß.

Wie wir an diesem Beispiel sehen können, ist positives Denken zwar besser als negatives Denken. Das Problem ist nur, daß das positive Denken nicht unbedingt mit den Tatsachen oder dem wirklichen Leben übereinstimmt. Uns liegt daran, solche Überzeugungen zu entwickeln, die sich auf Tatsachen stützen. Gesundes Denken stimmt mit der Wirklichkeit überein.

Können Sie jetzt zurückblicken auf Reids Erfahrung und sehen, wie sein Leben und seine Gesundheit sich änderten, je nachdem, wie sich seine Überzeugungen wandelten? Mental war er zuerst völlig in einige sehr gesundheitsschädigende Abläufe verwickelt – zum Beispiel, als er glaubte, seine Leukämie habe er verdient, weil er das Leben seines Sohnes ruiniert habe. Durch das Arbeiten an seinen Überzeugungen und durch seine Bereitschaft, diese zu verändern, erreichte er mit der Zeit, daß die Erfahrungen seines Sohnes ihn eher motivierten, an seiner eigenen Genesung zu arbeiten. Beachten Sie, daß Reid zwar nicht ändern konnte, was mit seinem Sohn passierte, hingegen änderte er seine Ansichten über das, was der Grund für die Geschehnisse war. Dieser Wandel in Reids Denken brauchte mehrere Jahre und fand erst statt, nachdem Reid sehr lange und intensiv an seinen Überzeugungen gearbeitet hatte.

Ich möchte nun, daß Sie sich Ihre Überzeugungen von Ihrer Krankheit und von Ihrer Behandlung genau anschauen. Nehmen Sie sich die Zeit, alles aufzuschreiben, was Sie für richtig halten, erstens bezüglich Krebs im allgemeinen, zweitens im Hinblick auf Ihre spezifische Diagnose, und drittens bezogen auf Ihre Therapiemaßnahmen. Danach stellen Sie die fünf Maultsby-Fragen zur Bewertung Ihrer Überzeugungen.

Sollte sich herausstellen, daß einige Ihrer Überzeugungen gesundheitsschädlich sind, so stehen Sie damit nicht allein. Die allgemein gehegten, in unserer Kultur verankerten Ansichten von Krebs sind reichlich ungesund, ebenso unsere Ansichten über die verfügbaren Behandlungsmethoden und vor allem über die Fähigkeit unseres Körpers, sich selbst zu heilen. Unsere Kultur lehrt uns, daß Krebs eine übermächtige Krankheit sei, die uns von innen her auffrißt. Die zur Verfügung stehenden Behandlungsmethoden werden als rücksichtslos und von zweifelhaftem Wert angesehen. Wir haben wenig Vertrauen in die Fähigkeit unseres Körpers, sich selbst zu heilen. Alle diese Meinungsinhalte sind gesundheitsschädlich und sachlich falsch.

Ich werde Ihnen nun dabei helfen, Ihre Ansichten über Krebs zu ändern, indem ich Ihnen drei zentrale Wahrheiten über Krebs darlege, mit denen Sie Ihre Arbeit beginnen können:

1. Der Körper hat von Natur aus die Fähigkeit, sich selbst zu heilen und den Krebs auszuschalten. Wenn man im Labor normale Zellen und Krebszellen zusammenbringt, hat sich gezeigt, daß die Krebszellen niemals die gesunden Zellen angreifen. Niemals! Umgekehrt attackieren und zerstören weiße Blutkörperchen unter den gleichen Bedingungen routinemäßig die Krebszellen. Ein Tumor ist also aus schwachen, verwirrten und deformierten Zellen zusammengesetzt.

2. Die heute bekannten Krebsbehandlungen können Ihrem Körper dabei helfen, sich selber zu heilen; sie sind deshalb Ihre Verbündeten für die Genesung.

3. Krebs ist ein Feedback aus dem Körper, das besagt, etwas müsse von Grund auf anders werden – daß Sie mehr das tun

sollten, was Ihnen Freude und Erfüllung bringt, und weniger das, was Ihnen emotionalen Schmerz zufügt; daß Sie lernen sollten, auf gesunde Art auf Ihre Streßfaktoren zu reagieren. Dies ist eine Botschaft der Liebe; auf sie zu hören kann Ihnen helfen, mit Ihrem wahren Ich in harmonische Übereinstimmung zu kommen, was die Fähigkeit Ihres Körpers, den Krebs auszuschalten, günstig beeinflußt.

Wenn Sie einer neuen Auffassung begegnen, die sich mit einer bestimmten alten Überzeugung nicht verträgt, dann fühlt sich die neue Auffassung zunächst einmal «falsch» an. Dies ist so normal, daß die Psychologen dafür sogar einen eigenen Terminus haben – «kognitiv-emotive Dissonanz» –, was ganz einfach heißt, daß Ihre Gefühle noch hinter Ihrem Denken herhinken. Dieses Gefühl der «Falschheit» hält sich, bis die neue Auffassung zur Überzeugung, also zum unbewußten Verhaltensmuster geworden ist. Es ist wichtig, daß Sie einsehen, daß das anfänglich unbehagliche Gefühl normal ist. Es ist etwa, wie wenn man nach England kommt und auf der linken Straßenseite fahren muß. Es fühlt sich zuerst «falsch» und ungemütlich an, aber nach etwas Gewöhnung fühlt man sich immer sicherer und kann ohne große bewußte Anstrengung risikolos fahren.

Dasselbe wird Ihnen passieren, wenn Sie daran arbeiten, Ihre Überzeugungen vom Krebs zu ändern. Zuerst werden Sie wahrscheinlich die Arbeit als frustrierend und künstlich empfinden; unsere Patienten bezeichnen sie oft als «unecht». Aber allmählich werden die neuen Auffassungen zu einem Bestandteil Ihres unbewußten Verhaltens, und Sie werden sehen, wie mit wenig Anstrengung gesündere bildliche Vorstellungen und Gedanken entstehen.

Meditieren oder die bewußte Verwendung von bildlichen Vorstellungen (Visualisierung) hilft wesentlich dabei, diese Veränderungen herbeizuführen. Sie ist das Universalmittel zur gezielten Schaffung von neuen Überzeugungen und für deren allmähliche Überführung in unbewußte, automatische Verhaltensweisen. Obwohl Meditation und Visualisierung vor allem zum Zweck der Entspannung eingesetzt werden, können sie auch als Verfahren zur Erzielung von Veränderungen in Ihrer Gesundheit und Ihrem Leben verwendet werden. Wir wollen nun damit beginnen, Ihre Vorstellungskraft einzusetzen, um Ihre Ansichten in bezug auf Ihr Kranksein, auf Behandelbarkeit und auf die Selbstheilungskräfte Ihres Körpers zu verändern.

Meditation und Visualisierung

Ich empfehle Ihnen wärmstens, die Meditationsübungen in diesem Kapitel folgendermaßen durchzuführen: Lesen Sie jeweils *eine* Übung von Anfang bis Ende durch. Dann machen Sie die Übung (ich erkläre Ihnen später, wie), schreiben alles auf, woran Sie sich erinnern möchten, und dann beenden Sie die Tagesarbeit. Versuchen Sie also nicht, mehr als an einem Tag eine Übung zu machen. Die fünfte Meditationsübung wird wahlweise angeboten.

Wenn Sie jede der Meditationsübungen einmal gemacht haben, suchen Sie sich diejenige aus, die Ihre unmittelbaren Bedürfnisse am besten befriedigt, und arbeiten Sie ausschließlich mit dieser Übung, indem Sie sie dreimal täglich in eine Meditation hineinnehmen, jeweils für 10 bis 15 Minuten und so lange, bis Sie sich damit rundum wohl fühlen. Dann können Sie, entsprechend Ihren Bedürfnissen und Wünschen, mit den anderen Meditationen beginnen. Sie werden bemerken, daß jede Meditation mit derselben Atemübung beginnt, die Ihnen bei der Entspannung hilft. Sie können diese Atemübungen auch sonst benützen, wann immer Sie das Bedürfnis verspüren, sich abzuregen.

Lassen Sie sich sechs bis acht Wochen Zeit, bis das regelmäßige Meditieren zur Gewohnheit geworden ist. Passen Sie den Inhalt, die Häufigkeit und die Dauer Ihrer Meditationen an Ihre Bedürfnisse an, bis Sie ein System entwickelt haben, das für Sie stimmt.

Auch wenn Sie bisher noch nie meditiert haben, machen Sie sich bitte keine Sorgen darüber, wie man es macht. Es ist etwas Einfaches, was jedermann kann. Erinnern Sie sich daran, daß Sie Ihre Vorstellungskraft schon immer benutzt haben. Vielleicht bitten Sie jemanden, den Text der Meditationen auf Tonbandkassette zu sprechen, oder Sie tun es selbst – viele Menschen finden den Klang ihrer eigenen Stimme besonders beruhigend. Reid hat, wie Sie sich erinnern werden, viel Zeit für solche selbstgemachten Kassetten aufgewendet.

Es gibt Hunderte von Büchern, von Video- und Tonbandkassetten über das Thema Meditation. Wenn Sie sich dafür interessieren, wird es Ihnen keine Mühe bereiten, sich zu informieren, und ich finde es sehr gesund, auch andere Meditationsmethoden auszuprobieren, nachdem Sie erst einmal sechs bis acht Wochen lang mit der hier geschilderten Methode gearbeitet haben. Ich schlage Ihnen vor, die Grundform der Meditation zunächst einmal beizubehalten und mit neuen Formen höchstens jedes dritte Mal zu experimentieren. In den Meditationsübungen fangen wir den Entspannungsvorgang beim Kopf an und gehen den ganzen Körper hinunter bis zu den Zehen. Wenn Sie lieber bei den Zehen anfangen möchten, ändern Sie einfach die Übung ab, wenn Sie sie auf Band aufnehmen.

Ich selbst meditiere heute ein- bis dreimal pro Tag, jedesmal etwa fünfzehn Minuten lang. Für mich hat Meditation einen hohen Stellenwert, deshalb beginne ich den Tag damit. Reid verbrachte einmal mehrere Stunden pro Tag mit Meditation, und auch heute noch meditiert er kurz jeden Morgen.

Wenn Sie stark motiviert sind und eine meiner Meditationsübungen drei- oder viermal täglich zehn bis fünfzehn Minuten lang machen, dann werden Sie höchstwahrscheinlich in drei bis sechs Wochen deutliche Fortschritte sehen – Sie werden bemerken, wie aus Ihren neuen und gesunden Überzeugungen positive oder zumindest neutrale Gefühlsregungen entstehen.

Die erste Meditation wird Ihre Genesungsarbeit in Gang setzen, indem sie Bilder erzeugt, die auf den drei entscheidenden gesunden Überzeugungen in Sachen Krebs beruhen.

Ich empfehle Ihnen, daß Sie sich einfach auf ein ruhiges Plätzchen zurückziehen und Ihren Angehörigen sagen, daß Sie eine Weile lang ungestört sein möchten. Es ist oft besser, sich hinzusetzen, als sich hinzulegen, damit man während der Übung nicht einschläft. Ein bequemer Sessel ist gut dafür – man braucht sich nicht unbedingt im Schneidersitz auf den Boden zu setzen und eine andere besondere Position einzunehmen. Die Zimmertemperatur sollte angenehm sein.

Wenn Sie meditieren, sollten Sie Ihre Vorstellungsbilder schön einfach halten. Die Einfachheit der Bilder wird Ihnen bei der Konzentration helfen. Je komplizierter die Bilder, desto mehr kann sich Ihre Konzentration verzetteln, und die Visualisierung kann weniger intensiv oder weniger wirksam ausfallen.

Es ist auch wichtig, daß Sie mit sich Geduld haben. Wenn Sie noch nie meditiert haben, könnte es zunächst etwas mühsam werden; darum sollten Sie sich die nötige Zeit einräumen, die Technik zu erlernen und den Wert der Meditation zu erkennen. Versuchen Sie, neugierig zu bleiben, was Meditation Ihnen persönlich bringt, und passen Sie vor allem auf, daß Sie nicht auf Ihr möglicherweise noch bestehendes Vorurteil gegen das Meditieren hereinfallen. Experimentieren Sie mit der Meditation. Entdecken Sie, wie sie für Sie arbeiten kann. Eigentlich ist sie nichts anderes als ein Werkzeug der Gesundheit, also eine Technik, mit der man Überzeugungen und damit Gefühle verändern kann, damit diese Ihnen bei der Genesung helfen können.

Die erste Meditation

Neue Ansichten über den Krebs

Nun hast du dich bequem niedergelassen. Du sitzt oder liegst. Jetzt atmest du langsam ein und aus, ein und aus – ein paar Male – ganz tief und ruhig ein und aus.

Während du ausatmest, sagst du in Gedanken zu dir selbst: «Loslassen. Alles ganz locker loslassen.»

Du kannst auf deine Atmung achten und beim Ausatmen die Worte wiederholen «Alles loslassen». Vielleicht merkst du jetzt schon, wie sich Teile deines Körpers leicht entspannen, während andere etwas mehr Zeit dazu brauchen.

Und wenn du soweit bist, kannst du deine Augen schließen.

Während du nun weiterhin tief, langsam und ruhig atmest, richtest du deine Aufmerksamkeit auf mögliche Verspannungen in deinem Kopf und auf deiner Stirn... und während du ausatmest, laß deinen Kopf und deine Stirn sich entspannen...

Und während du atmest, ein... und aus, sag in Gedanken zu dir selbst: «Alles loslassen»... und richte deine Aufmerksamkeit auf dein Gesicht... und laß auch dort mögliche Spannungen sich lösen und dein Gesicht sich entspannen...

Und während du weiter atmest, tief, langsam und ruhig, laß deinen Körper sich weiter lösen. Laß deinen Nacken und deine Schultern sich entspannen... und deine Arme und Hände sich entspannen... und deinen Rücken sich lösen... ganz entspannt... und du kannst die Entspannung hineinnehmen in deine Brust... und in deinen Bauch... und in dein Becken... Und dies erlaubt es deinem Herzen, deiner Lunge und deinem Magen – und all deinen inneren Organen –, sich ebenfalls zu entspannen... und noch tiefer... und noch weiter sich zu lösen... während du atmest... tief, langsam und ruhig... und während du dich dabei ausruhst... und ganz gelöst von oben nach unten weitergehst und deine Hüften sich lockern läßt...

und deine Beine... die Oberschenkel und die Waden... und deine Füße...

Und nun, wo dein Körper in einem Zustand der angenehmen Ruhe ist, kannst du dir vorstellen, du bist an einem Ort, an dem du dich sicher, ruhig und beschützt fühlst... Der Ort kann real sein oder deiner Phantasie entstammen... es kann ein Ort sein, wo du schon einmal warst... oder einer, den du noch nie gesehen hast...

Und während du weiter langsam, tief und ruhig atmest, laß dir die Zeit, die du brauchst, um dir diesen Ort vorzustellen...

Nun kannst du deine Gedanken auf deinen Körper richten... Stell dir deinen Körper als stark und weise vor... deine weißen Blutkörperchen sind stark und zahlreich... und sie sind ohne weiteres imstande, sich um dich zu kümmern...

Tief einatmen... und ganz weit ausatmen... und alles loslassen... Du kannst daran denken, daß der Krebs an sich aus schwachen, entarteten Zellen besteht, die ziemlich leicht aus deinem Körper entfernt werden können...

Stell dir deine Behandlung als sinnvoll vor... als einen Freund, der dir hilft, ganz gesund zu werden...

Du kannst dir vorstellen – je nachdem, wie du die Wirkung deiner Behandlung verstehst –, daß deine Behandlung die Krebszellen schwächt... oder daß sie deine weißen Blutkörperchen vermehrt und anregt... und du kannst es tun mit dem Wissen, daß deine Behandlung für deine Situation genau das richtige ist...

Nun stell dir vor, du bist von deiner Behandlung fasziniert und begeistert... fasziniert und begeistert... und dein Körper zieht mit der gewählten Behandlung mit, um sich zu heilen...

Und stell dir vor, daß dein Krebs ein Bote ist, der dir von einer liebevollen Kraft eine Botschaft bringt, die dir genau mitteilt, inwiefern du dich ändern kannst, um noch mehr du selbst zu sein... noch mehr du selbst... um dich wegzuholen vom Schmerz... und hinzuführen zu Friede und Freude...

Stell dir vor, dein Krebs hat dir diese Botschaft von einer liebevollen Kraft gebracht... von einer liebevollen Kraft...

Und du kannst dir jetzt einen konkreten Schritt vorstellen, den du machen willst, um auf die Botschaft einzugehen... einen Schritt, den du machen willst, um mehr du selbst zu sein... oder einen Schritt, den du machen möchtest, um in deinem Leben weniger Schmerz zu verspüren... und mehr von dem, was du wirklich brauchst...

Ziehe in Betracht, diesen Schritt auch tatsächlich in die Tat umzusetzen... und vielleicht willst du sogar einen konkreten Termin dafür festlegen...

Und du kannst dir jetzt vorstellen, wie es sich anfühlen wird, wenn du beginnst, deinen natürlichen Zustand der Gesundheit wiederzuerlangen... wie sich deine weißen Blutkörperchen vermehren und lebendiger werden... und wie sie mit Leichtigkeit die Krebszellen aus deinem Körper wegschaffen... und wie der Krebs abklingt... und deinen Körper verläßt... denn er hat als Bote gedient... und die gewünschten Veränderungen in deinem Leben veranlaßt...

Nun achte wieder auf deine Atmung... wie sie flutet... ein und aus...

Spüre den Raum, der dich umgibt... und höre die Geräusche, die es zu hören gibt...

Während du in deinem eigenen Tempo... zu deinem wachen Bewußtseinszustand zurückkehrst, öffnest du die Augen... und siehst das Licht, das dich umgibt...

Bringe nun die Gefühle der Ruhe und des Friedens in deinen Alltag ein.

Gleich nach dem Ende dieser Meditationsübung sollten Sie aufschreiben, welchen konkreten Schritt Sie sich vorgenommen haben, der Ihnen mehr Freude und weniger Schmerz bringen soll. Verpflichten Sie sich zu diesem Schritt, indem Sie aufschreiben, wann Sie ihn vollziehen werden. Bedenken Sie, daß es besser ist, mit einem kleinen Schritt anzufangen, als einen großen Schritt hinauszuzögern.

Unsere innere Weisheit gibt uns nicht immer sofort eine Antwort. Wenn keine Antwort gekommen ist, schöpfen Sie aus Ihrem Bewußtsein, um sich eine einfallen zu lassen. Während Sie diese Antwort in die Tat umsetzen, bleiben Sie offen für Führung und Geleit aus einer tieferen Schicht. Diese Hilfe aus der Tiefe mag während des Meditierens auftauchen oder irgendwann in den folgenden Tagen. Wenn eine Antwort kommt, schreiben Sie sie auf, und setzen Sie sie in die Tat um.

Wenn Sie nun mit dieser Meditation weiter arbeiten, werden Sie gesündere Ansichten vom Krebsgeschehen bekommen, die sich dann in eine gesündere unbewußte Grundeinstellung verwandeln. Sie können Ihre Fortschritte beim Umlernen leicht erkennen. Beachten Sie zum Beispiel, wie Sie jetzt spontan auf das Thema «Krebs» reagieren (im Fernsehen, im Radio, in der Zeitung, beim Arzt, im Krankenhaus, in Ihrer Selbsthilfegruppe). Und vergleichen Sie damit Ihre spontane Reaktion nach einigen Wochen Meditationsarbeit.

Beachten Sie, wie wichtig es ist, Ihren Energiepegel im Auge zu behalten und Ihre Verbildlichungsübungen Ihren Bedürfnissen anzupassen. Das Ziel dieser und aller anderen Meditationen ist es, Ihr Leben und Ihre Gesundheit durch bewußtes, zielgerichtetes Denken zu entfalten.

Wenn die Meditationsarbeit bei Ihnen Frust auslöst, dann überlegen Sie sich, wo der Frust wohl herkommen könnte. Könnte es sein, daß Sie sich Verbildlichungen vorstellen, die so kompliziert sind, daß Sie sie sich nicht einprägen können? Halten Sie Ihre Bildvorstellungen schlicht und einfach! Oder brauchen Sie vielleicht mehr Information darüber, wie Ihre medizinische Behandlung genau wirkt, damit Sie sich besser vorstellen können, wie Ihr Krebs besiegt oder wie Ihr Immunsystem gestärkt wird?

Ich frage Patienten oft nach der Wirkungsweise ihrer Behandlung, damit wir alle Mißverständnisse möglichst ausräumen und damit die Patienten den Prozeduren mehr Vertrauen schenken. Wenn sie in Chemotherapie sind, dann arbeiten wir daran, uns bildlich vorzustellen, wie die Krebszellen in die Zange genommen werden. Die Krebszellen sind schwach, verwirrt und verletzlich, eine leichte Beute für die Therapie, während die gesunden Zellen viel stärker sind und den toxischen Nebenwirkungen der Chemotherapie widerstehen können.

Unsere Patienten stellen sich die ganze Therapie in allen Einzelheiten vor, wie wenn sie in ihre Körper hineinschauen und die einzelnen Zellen sehen könnten. Oft sehen sie die Chemotherapie als kleine Pillen oder kleine Flüssigkeitstropfen, die sich schnell zu den Körperteilen bewegen, wo die Krebszellen sie schlucken müssen. Einige Patienten stellen sich vor, daß die Krebszellen platzen und daß die gesunden Zellen herbeieilen, um die Zelltrümmer wegzuräumen. Andere wiederum sehen die Krebszellen schwächer und schwächer werden, bis sie sterben. Und noch andere Patienten stellen sich vor, sie selbst seien weiße Blutkörperchen, die durch die Blutbahnen zirkulieren, anderen weißen Blutkörperchen Anweisungen geben und Krebszellen zerstören. Wir legen auch großen Wert auf die Intelligenz der gesunden Zellen, die merken, daß das Gift nicht für sie gedacht ist. Dies hilft, die Nebenwirkungen zu dämpfen. Wenn der Patient vor einem chirurgischen Eingriff steht, dann arbeiten wir daran, uns den Chirurgen und sein Team als ruhig und kompetent, die Operation als glatt und problemlos, den Krebs als restlos ausgemerzt und den Körper als widerstandsfähig und rasch geheilt vorzustellen. Fragen Sie nach allen Informationen, die Sie brauchen, um sich das bestmögliche Resultat der Behandlung vorzustellen.

Die Bilder, die für Sie stimmen, können sich mit der Zeit ändern. Lassen Sie dies einfach zu. Wesentlich ist allein sich vorzustellen, daß der Krebs schwach, der Körper stark und die Behandlung wirksam ist.

Viele Patienten, wenn sie einmal die Bilder entwickelt haben, die für sie richtig sind, sprechen diese als Teil der Meditationsübung ebenfalls auf Band. Sie nehmen oft ihre Tonbandkassetten mit, wenn sie zur Behandlung gehen. Dies kann auch Ihnen helfen, sich zu entspannen und die Wirkung der Behandlung zu verbessern.

Finden Sie, die Meditationsübung brauche zuviel Zeit und sei zu anstrengend? Dann machen Sie sie weniger oft, oder teilen Sie sie in Abschnitte auf. Zum Beispiel könnten Sie bei der einen Sitzung am Bild der Therapie als Freund und Helfer arbeiten und sich das nächste Mal den Krebs als Überbringer einer Botschaft vorstellen. Wenn Sie einmal mit beiden Bildern vertraut sind, dann versuchen Sie, sie wieder in ein und derselben Sitzung zu vereinen.

Es ist äußerst wichtig, daß Sie die Meditationsarbeit im Einklang mit Ihrem ganz persönlichem Zeitmaß durchführen. Wenn Sie über längere Zeit spüren, daß Ihr Energiepegel nach dem Meditieren niedrig ist, dann wenden Sie sich an jemanden, der sich in der Beratung von Krebspatienten auskennt. Meditation soll nämlich Ihr Wohlbefinden und Ihren Energiepegel erhöhen.

Ich schlage vor, daß Sie jetzt eine Ruhepause einlegen und den nächsten Abschnitt morgen, oder erst nach einer Erfrischungspause, in Angriff nehmen.

Visualisierung und Meditation fördern das Vertrauen in die innere Weisheit

Das Zustandekommen von Vorstellungen kann in mentale und spirituelle Vorgänge aufgeteilt werden. Gedanken, Erinnerungen, Ideen, das Lernen, das Auswendiglernen und die Desensibilisierung (man wälzt ein Problem so lange hin und her, bis seine emotionalen Auswirkungen aufhören) – das alles sind mentale Vorgänge. Intuition, das «Gefühl im Bauch», Vorahnungen, Antworten auf Gebete und Botschaften, die während der Meditation empfangen werden, sind spirituelle Vorgänge.

Sie können beim Meditieren sowohl die mentale als auch die spirituelle Seite Ihrer Vorstellungskraft einsetzen, indem Sie absichtlich mentale Bilder schaffen und dennoch für spirituelle Bilder empfänglich bleiben.

Viele meiner Patienten fragen: «Wie kann ich unterscheiden zwischen einem Selbstgespräch, das sich in meinem Kopf abspielt, und einer echten spirituellen Botschaft?» Ich glaube, die Antwort ist einfach: Eine spirituelle Botschaft geht mit einem Gefühl der absoluten Richtigkeit einher. Wenn ich zum Beispiel als Krebspatient in meiner Meditation die Frage stelle, ob ich an Krebs sterben werde, und als Antwort zuerst «ja» und dann «nein» höre und ich darauf mit mir selbst verhandle, was passieren könnte oder sollte, oder was in der Vergangenheit geschehen ist, dann handelt es sich bestimmt nicht um eine spirituelle Botschaft.

Wenn ich hingegen dieselbe Frage in meiner Meditation stelle und dann ein starkes Gefühl von Gewißheit habe bei dem Gedanken «Ich bin lebendig, jetzt in diesem Moment!», dann würde ich diese Antwort als spirituelle Botschaft und Wegweisung akzeptieren. Für mich würde sie bedeuten, daß meine Frage, ob ich an Krebs sterben werde, unwesentlich ist, daß es aber wichtig ist, mich darauf zu konzentrieren, daß ich heute lebe. Ich würde aufgrund dieser Antwort handeln. Ich würde mich fragen: «Was kann ich hier und heute tun, um die Tatsache zu feiern, daß ich am Leben bin, jetzt in diesem Moment?»

In der ersten Meditation lag der Schwerpunkt bei den mentalen Vorgängen – Sie haben sich Ihren Körper, Ihren Krebs und Ihre Behandlung vorgestellt. Gegen Ende der Meditation wurde das Spektrum etwas breiter, und Sie fingen an, sich auch spirituelle Vorgänge vorzustellen – Sie zogen in Betracht, daß Krebs der Überbringer einer Botschaft von einer liebevollen Kraft sein könnte. In der folgenden Meditation werden Sie etwas tiefer in die spirituellen Vorgänge eindringen und Ihre Ansichten von Wesen des Krebses genauer ergründen.

Wie bei der ersten Meditation können Sie auch diese zweite auf Band sprechen oder sprechen lassen, oder Sie könnten Sie sich vorlesen lassen.

Die zweite Meditation
Vertrauen entwickeln

Nun hast du dich bequem niedergelassen. Du sitzt oder liegst. Jetzt atmest du langsam ein und aus, ein und aus – ein paar Male – ganz tief und ruhig ein und aus.

Während du ausatmest, sagst du in Gedanken zu dir selbst: «Loslassen. Alles ganz locker loslassen.»

Du kannst auf deine Atmung achten und beim Ausatmen die Worte wiederholen «Alles loslassen». Vielleicht merkst du jetzt schon, wie sich Teile deines Körpers leicht entspannen, während andere etwas mehr Zeit dazu brauchen.

Und wenn du soweit bist, kannst du deine Augen schließen.

Während du nun weiterhin tief, langsam und ruhig atmest, richtest du deine Aufmerksamkeit auf mögliche Verspannungen in deinem Kopf und auf deiner Stirn... und während du ausatmest, laß deinen Kopf und deine Stirn sich entspannen...

Und während du atmest, ein... und aus, sage in Gedanken zu dir selbst: «Alles loslassen»... und richte deine Aufmerksamkeit auf dein Gesicht... und laß auch dort mögliche Spannungen sich lösen und dein Gesicht sich entspannen...

Und während du weiter atmest, tief, langsam und ruhig, laß deinen Körper sich weiter lösen. Laß deinen Nacken und deine Schultern sich entspannen... und deine Arme und Hände sich entspannen... und deinen Rücken sich lösen... ganz entspannt... und du kannst die Entspannung hineinnehmen in deine Brust... und in deinen Bauch... und in dein Becken... Und dies erlaubt es deinem Herzen, deiner Lunge und deinem Magen – und all deinen inneren Organen –, sich ebenfalls zu entspannen... und noch tiefer... und noch weiter sich zu lösen... während du atmest... tief, langsam und ruhig... und während du dich dabei ausruhst... und ganz gelöst von oben nach unten weitergehst und deine Hüften sich lockern läßt...

und deine Beine... die Oberschenkel und die Waden... und deine Füße...

Und nun, wo dein Körper in einem Zustand der angenehmen Ruhe ist, kannst du dir vorstellen, du bist an einem Ort, an dem du dich sicher, ruhig und beschützt fühlst... Der Ort kann real sein oder deiner Phantasie entstammen... es kann ein Ort sein, wo du schon einmal warst... oder einer, den du noch nie gesehen hast...

Und während du weiter langsam, tief und ruhig atmest, laß dir die Zeit, die du brauchst, um dir diesen Ort vorzustellen...

Wenn du soweit bist, dann kannst du dir vorstellen, du bist in eine Welt hineingeboren worden, die dich glücklich, gesund und erfüllt sehen möchte...

Und du kannst dir vorstellen, du hast in dir einen genetischen Bauplan, der in einem langen, vollen Leben ausgelebt werden soll...

Und wenn der Plan nach einem langen, vollen Leben erfüllt ist, wirst du ein tiefes Gefühl der Erfüllung verspüren. Stell dir vor, wie die Teile des Bauplans dir im Verlauf des Lebens mitgeteilt werden... vielleicht durch stille, subtile Botschaften wie deinen Instinkt, Intuition, ein Gefühl im Bauch, die innere Weisheit...

Und stell dir vor, die Richtung des Pfades, den du einschlägst, würde durch deine ganze Umwelt und durch das Universum gebilligt und bestätigt... und würde noch verstärkt werden durch Harmonie, durch Freude und durch Erfüllung...

Und nun stell dir vor, wie es seit deiner Geburt tatsächlich um dich bestellt gewesen ist. Vielleicht erinnerst du dich an die lauten Befehle, die in dein Leben kamen und die dir sagten: «Tu dies!» und «Tu jenes nicht!»...

Und vielleicht erinnerst du dich an die Stimmen, die sagten: «Tu dies, wenn du geliebt werden willst» oder «Unterlasse jenes, wenn du geliebt werden willst.» ... «Sei so!» und «Sei nicht so!»... «Tu dies!» und «Tu jenes nicht!»

Und stell dir vor, wie diese lauten Stimmen die leisen, subtilen Stimmen deiner Begeisterung, deiner Träume und deiner

Vorstellungen übertönt haben, und vielleicht erinnerst du dich daran, wie du, genau wie alle anderen Menschen, den lauten Stimmen gefolgt bist... und wie währenddessen die ganze Welt und das ganze Universum versucht haben, dich zu dir selbst zurückzubringen, manchmal mit Hilfe von Enttäuschungen, Schmerzen und sogar von Krankheit, nur um dich davon abzuhalten, dich immer weiter von deiner eigentlichen Persönlichkeit zu entfernen... und um dich dir selbst wieder nahezubringen...

Und stell dir vor, daß du immer mehr von dem verstehst, was um dich herum geschieht und in deinem Leben geschehen ist... und daß du nun aufmerksam beachtest, welche Dinge dir ein gutes und welche dir ein schlechtes Gefühl geben, und sie als Signale zum Weitermachen oder zum Aufhören verstehst...

Und vielleicht willst du dich bereits jetzt dazu verpflichten, diese Gefühle zu würdigen, sobald du sie erkennst... und es kann gut und nützlich sein, den Botschaften zu glauben, die aus der ganzen Welt hereinkommen, daran zu glauben, daß die ganze Welt möchte, daß du so bist, wie du bist, und daß sie dir dabei helfen will, der Mensch zu sein, der du bist...

Und nun richte deine Aufmerksamkeit auf die Stille und die Ruhe in dir selbst... und auf deinen Instinkt, deine Intuition, dein Gefühl im Bauch und deine innere Weisheit... und du kannst alldem lauschen...

Und du kannst deiner inneren Weisheit zuhören, die dich wegbringt vom Schmerz, weg von der Ohnmacht und weg von der Krankheit... und hin zu mehr Freude und tiefer Erfüllung...

Und du kannst dir vorstellen, daß die ganze Welt und das ganze Universum frohlocken, weil deine Freude überall empfunden wird und weil deine Harmonie zur Harmonie der ganzen Welt und des ganzen Universums beiträgt...

Nun achte wieder auf deine Atmung... wie sie flutet... ein und aus...

Spüre den Raum, der dich umgibt... und höre die Geräusche, die es zu hören gibt...

Während du in deinem eigenen Tempo... zu deinem wachen Bewußtseinszustand zurückkehrst, öffnest du die Augen... und siehst das Licht, das dich umgibt...

Bringe nun die Gefühle der Ruhe und des Friedens in deinen Alltag ein.

So können Sie anfangen, mehr Vertrauen zu sich selbst zu entwickeln, zu Ihrer Welt, zu Ihrem Universum. Sie vertiefen die Beziehung, die Sie zu sich selbst haben, zur Welt, zum Universum. In dieser Meditation haben Sie die Haltung eingenommen, daß die schöpferischen Kräfte in uns und um uns herum gut sind und uns helfen wollen, weil sie wissen, was das Beste ist und weil sie uns das, was wir brauchen, aus Liebe und Verständnis geben wollen. Wir werden an diesen Gedanken in Reids Briefen weiterarbeiten.

Diese Meditationsarbeit kann viel Energie verbrauchen, und tiefe Gedankengänge können ihr folgen. Bitte überlegen Sie, ob Sie nicht für heute mit der Arbeit aufhören möchten. Sie können morgen oder später damit fortfahren, wann immer Sie sich dazu bereit fühlen. Für heute empfehle ich Ihnen, daß Sie etwas tun, was Ihnen Freude macht oder was Ihnen inneren Frieden und ein Gefühl der Geborgenheit gibt.

Arbeiten mit der inneren Weisheit

In der ersten Meditation haben Sie die Idee betrachtet, daß der Krebs Ihnen eine Botschaft überbringen könnte. In der zweiten Meditation haben Sie den Gedanken entwickelt, der Überbringer der Botschaft, der Krebs, könnte von einer Kraft herkommen, die Sie zur Gesundheit und zu einem freudigeren Leben hinwenden möchte. Nun werden wir noch einen Schritt weiter gehen, noch tiefer hinein in das spirituelle Geschehen, indem wir versuchen, Sie mit Ihrer eigenen inneren Weisheit in festen Kontakt zu bringen.

Die dritte Meditation
Dialog mit der inneren Weisheit

Nun hast du dich bequem niedergelassen. Du sitzt oder liegst. Jetzt atmest du langsam ein und aus, ein und aus – ein paar Male – ganz tief und ruhig ein und aus.

Während du ausatmest, sagst du in Gedanken zu dir selbst: «Loslassen. Alles ganz locker loslassen.»

Du kannst auf deine Atmung achten und beim Ausatmen die Worte wiederholen «Alles loslassen». Vielleicht merkst du jetzt schon, wie sich Teile deines Körpers leicht entspannen, während andere etwas mehr Zeit dazu brauchen.

Und wenn du soweit bist, kannst du deine Augen schließen.

Während du nun weiterhin tief, langsam und ruhig atmest, richtest du deine Aufmerksamkeit auf mögliche Verspannungen in deinem Kopf und auf deiner Stirn... und während du ausatmest, laß deinen Kopf und deine Stirn sich entspannen...

Und während du atmest, ein... und aus, sage in Gedanken zu dir selbst: «Alles loslassen» und richte deine Aufmerksamkeit auf dein Gesicht... und laß auch dort mögliche Spannungen sich lösen und dein Gesicht sich entspannen...

Und während du weiter atmest, tief, langsam und ruhig, laß deinen Körper sich weiter lösen. Laß deinen Nacken und deine Schultern sich entspannen... und deine Arme und Hände sich entspannen... und deinen Rücken sich lösen... ganz entspannt... und du kannst die Entspannung hineinnehmen in deine Brust... und in deinen Bauch... und in dein Becken... Und dies erlaubt es deinem Herzen, deiner Lunge und deinem Magen – und all deinen inneren Organen –, sich ebenfalls zu entspannen... und noch tiefer... und noch weiter sich zu lösen... während du atmest... tief, langsam und ruhig... und während du dich dabei ausruhst... und ganz gelöst von oben nach unten weitergehst und deine Hüften sich lockern läßt...

und deine Beine... die Oberschenkel und die Waden... und deine Füße...

Und nun, wo dein Körper in einem Zustand der angenehmen Ruhe ist, kannst du dir vorstellen, du bist an einem Ort, an dem du dich sicher, ruhig und beschützt fühlst... Der Ort kann real sein oder deiner Phantasie entstammen... es kann ein Ort sein, wo du schon einmal warst... oder einer, den du noch nie gesehen hast...

Und während du weiter langsam, tief und ruhig atmest, laß dir die Zeit, die du brauchst, um dir diesen Ort vorzustellen...

Und während du dich nun an diesem speziellen Ort entspannen kannst, auf deine eigene Weise, in deinem eigenen Zeitmaß, stell dich darauf ein, deine innere Weisheit anzurufen und sie um Hilfe und Führung zu bitten...

Und während du dies tust, stell dir vor, deine innere Weisheit höre auf dich und antworte auf deinen Hilferuf...

Laß zu, daß deine innere Weisheit irgendeine beliebige Form annehmen kann... sie kann ein verstorbener Freund sein... oder eine spirituelle oder religiöse Figur... sie kann ein alter Mensch sein... oder ein junger... oder vielleicht ein Tier... eine ungreifbare Form... oder ein Licht...

Ebenso kann deine innere Weisheit die Form eines Gedankens annehmen... sie kann als eine leise, ruhige Stimme vernehmlich sein... oder das Gefühl vermitteln, etwas oder jemand sei zugegen. Gib dir Zeit und laß deine innere Weisheit zu dir kommen, damit du sie sehen oder hören oder fühlen und mit ihr sprechen und Kontakt aufnehmen kannst...

Gestatte dir dabei, deine innere Weisheit auf deine ganz persönliche Art wahrzunehmen, in dem Wissen, daß sie dir eine Botschaft der Liebe aus dem Universum bringt...

Und wenn dir die erste Gestalt, die sich zeigt, nicht genehm ist, dann geh weiter zu einer anderen... Du wirst es von selbst merken, wenn du den Kontakt zum Boten hergestellt hast; du wirst ein Gefühl der Richtigkeit erleben...

Und wenn du soweit bist, stell die Fragen, die du auf dem Herzen hast...

Vielleicht die Frage, was du brauchst, um gesund zu werden, oder was du tun könntest, um dich am besten um dich selbst zu kümmern, oder was du zuerst verändern könntest...

Ganz gleich, was du wissen möchtest, jede Frage ist richtig...

Sobald du eine Antwort erhalten hast, stelle fest, ob sie sich richtig anfühlt... Wenn nicht, fahr weiter damit, deine Frage zu stellen... und tu dies mit dem Wissen, daß die wahren Antworten mit einem gewissen Gefühl einhergehen... mit dem Gefühl: «Ja, genau! Ich weiß, daß das stimmt!» ... Zwar: die wahren Antworten kommen nicht immer sofort, aber sie kommen, und sie tun das mit einem Gefühl der Einsicht...

Und wenn du eine wahre Antwort bekommen hast, dann magst du dich verpflichten wollen zu handeln. Beschließe in diesem Falle, welchen Schritt du unternehmen willst, um dein Handeln einzuleiten... Wann möchtest du diesen ersten Schritt tun? An welchem Tag genau?

Wenn noch keine Antworten kommen oder die Antworten sich noch nicht richtig und wahr anfühlen, dann stell dir vorläufig eine eigene Antwort vor. Du kannst dich zu einem Handeln entschließen, das deiner Antwort entsprechen würde... und du könntest dich zu diesem Handeln verpflichten. Denk an den ersten Schritt und wann er stattfinden kann.

Und du kannst dir vornehmen, den Entschlüssen Taten folgen zu lassen, sobald du dies vernünftigerweise tun kannst – in dem Wissen, daß dein Handeln mehr Freude in dein Leben und in das Leben deiner Nächsten bringen wird...

Nimm dir vor, nur die Dinge zu tun, die für dich einen Sinn ergeben... und erwäge jetzt, wie du dein Handeln einleiten und wann du den ersten Schritt tun willst.

Und vergiß nicht: Es kommt vor, daß du auf deine Fragen vorläufig noch keine Antworten erhältst. Vergiß nicht: Das ist nicht weiter schlimm... und wenn dies geschieht, kannst du dir deine eigene Antwort vorstellen und danach handeln... Und während du nach deiner eigenen Antwort handelst, kannst du dir ruhig eingestehen, daß du noch nicht die Antwort bekommen hast, die du wolltest, und du kannst offen bleiben für die wahre Antwort deiner inneren Weisheit, in dem Vertrauen, daß sie zur rechten Zeit kommen wird...

Und laß dir die Zeit, die du brauchst, um die Kraft und die Ruhe aufzubringen, um mit deiner inneren Weisheit zu verkehren...

Nun achte wiederum auf deine Atmung... wie sie flutet... ein und aus...

Spüre den Raum, der dich umgibt... und höre die Geräusche, die es zu hören gibt...

Während du in deinem eigenen Tempo... zu deinem wachen Bewußtseinszustand zurückkehrst, öffnest du die Augen... und siehst das Licht, das dich umgibt...

Bringe nun Ruhe und Frieden in deinen Alltag ein.

Es kommt häufig vor, daß Patienten Botschaften von einem verstorbenen Familienmitglied bekommen oder von einer spirituellen oder religiösen Figur. Viele erleben, wie die Botschaft aus dem Licht kommt, nicht von einer Person. Das Licht ist meist weiß, golden oder blau. Einige Patienten haben mir von anderen phantasievollen Formen der inneren Weisheit erzählt, von durchscheinenden grünen Gebilden bis zu ihren Haustieren! Es kommt wirklich nicht darauf an, welche Gestalt sich Ihnen darbietet, solange Sie sich damit vertraut fühlen können.

Es ist auch durchaus in Ordnung, wenn Sie sich die innere Weisheit ohne sichtbare Gestalt vorstellen. Als wir versuchten, bei unseren Gruppenmeditationen der inneren Weisheit die Gestalt eines Führers zu geben, haben wir die Erfahrung gemacht, daß einige unserer Patienten mit der Meditationsübung Mühe hatten. Darum haben wir den Ansatz offener gemacht, damit sich die innere Weisheit in einem Gedanken, einer Stimme oder einem Gefühl mitteilen kann, und unsere Patienten konnten sich besser in den Vorgang einfühlen. Ich glaube, Sie werden eine häufige Wiederholung dieser Meditationsübung nützlich finden. Mit ihrer Hilfe wird Ihre innere Weisheit zu Ihrer ganzen Arbeit beitragen können.

Sie könnten bei Ihrer inneren Weisheit jetzt erbitten, was Sie im Moment am besten gebrauchen könnten, zum Beispiel an Unterstützung. Wenn Sie selbst nicht Krebspatient, sondern Bezugsperson eines Patienten sind, dann können Sie ihre innere Weisheit fragen, was Sie brauchen und wie Sie dies dem Krebspatienten mitteilen könnten. Fragen Sie Ihre innere Weisheit nach allem, was Sie im Augenblick gerade beschäftigt.

Als ich mich erstmals ernsthaft mit Visualisierung und Meditation befaßte, nahm ich an einem Motivationsseminar für Verkäufer teil. Wir machten eine Meditationsübung, die ganz ähnlich wie die soeben vorgestellte ablief, nur wurden wir aufgefordert, sogenannte «Berater» zu treffen. (Das gab dem Ganzen einen etwas geschäftsmäßigeren Anstrich.) Wir wurden angeleitet, uns einen Personenaufzug vorzustellen, der hinauf- oder hinunterfuhr. Wenn sich die Tür öffnete, sah man den Berater. Wenn er einem nicht paßte, konnte man die Tür schließen und auf den nächsten Aufzug warten.

Als ich diese Übung machte, war der erste Berater eigentlich eine Beraterin, eine junge Geschäftsfrau in einem Anzug. Ganz vorschriftsmäßig fragte ich sie, wie sie heiße. Sie sagte mir, ich sei noch nicht reif für die Antwort. Ich fragte sie, warum, und sie sagte mir, ich sei einfach noch nicht soweit. Beim zweiten Versuch sah ich wieder dieselbe Geschäftsfrau, und ich fragte sie wieder nach ihrem Namen, und sie sagte mir wieder, ich sei für die Antwort noch nicht reif. Ich fragte sie, was ich tun müßte, um reif genug zu werden. Ihre Antwort war, ich müsse zuerst die ganze Angelegenheit ernster nehmen.

Als wir später die Übung zum drittenmal machten, sah ich dieselbe Frau, und diesmal verriet sie mir, daß sie Maria heiße. Ich machte irgendeinen dummen Witz über ihren Namen, aber sie wiederholte in strengem Ton, daß ihr Name Maria sei, ganz einfach Maria. Als sie dies sagte, hatte ich eine Erfahrung wie nie zuvor in meinem Leben. Urplötzlich wußte ich, daß ich die biblische Maria vor mir hatte. Ich sage, ich «wußte», weil die Erkenntnis mit einem so tiefen Gefühl kam; es war weit mehr als ein verstandesmäßiges Begreifen. Eine Flut von Gefühlen überkam mich, und ich begann, eine Vision der Welt und des Universums zu haben.

Die Vision selbst ist schwierig zu beschreiben; lassen Sie mich nur sagen, daß ich in ihr sehen konnte, daß alles auf der Erde gut ist – jedes Ding und jeder Mensch ist gewollt. Ich begriff, daß all dieses Gutsein wenig damit zu hatte, was wir alle darzustellen versuchen, oder damit, wie die menschliche Gattung als Ganzes sich aufführt. Ich konnte klar erkennen und fühlen, daß wir alle aus demselben Stoff gemacht sind wie Gott. In dieser Erkenntnis lag eine tiefe Ruhe, und sie war auf einer ganz anderen Ebene als alles, was ich zuvor erlebt hatte. Ich begann vor Freude zu schluchzen. Ich bekam ein tiefes Verständnis des Schmerzes, den ich in meinem Leben erlebt hatte, wie auch des Schmerzes des Lebens im allgemeinen. Es war eine wunderbare Erfahrung. Ich war stundenlang in einem Zustand des Entzückens. Obwohl die Vision weniger als fünf Minuten gedauert hatte, hat sie mein Leben grundlegend verändert.

War es wahrhaftig die biblische Maria, die mir erschienen war? Ich glaube nicht, daß dies eine Rolle spielt. Ob es Maria war oder ihr Ebenbild, ich jedenfalls fühlte, daß es Maria selbst war, und ich habe sie seither immer wieder für Hilfe und Führung angerufen – oder für andere Äußerungen der inneren Weisheit.

Reid arbeitete mit unserer Meditationsübung für die innere Weisheit, und nach kurzer Zeit wurde er gewahr, daß die innere Weisheit, die *er* suchte, Gott war. Für Reid kommt die innere Weisheit von Gott, der ihn führt, was immer für Auskünfte oder Hilfe er sucht. Für ihn ist die Arbeit mit der inneren Weisheit einfach Gebet und Meditation in einem, d. h. mit Gott sprechen und ihm zuhören.

Bitte fragen Sie sich nun, ob Sie nicht für heute die Arbeit unterbrechen wollen. Sie können den nächsten Abschnitt morgen anfangen oder wann immer Sie sich dazu bereit fühlen.

Mit dem Schmerz arbeiten

Ich habe die Erfahrung gemacht, daß viele Patienten ihre Fähigkeit bezweifeln, ihre Gesundheit zu beeinflussen, wenn sie gerade Schmerzen haben. Wir können aber gerade den Schmerz als Möglichkeit nutzen, den Einfluß auf unseren Körper zu verstärken. Im Simonton Cancer Center arbeiten wir viel mit der geistigen und gefühlsmäßigen Seite des Schmerzes, und wir sehen dabei sehr unterschiedliche Ergebnisse. Einige Patienten erleben einen Rückgang der schmerzhaften Symptome. Andere können ihre Schmerzmittel absetzen oder verringern. Die Meditation ist ein Werkzeug, das man wie eine Arznei gegen den Schmerz einsetzen kann. Für einige Patienten ist sie die Lösung des Schmerzproblems, für andere zumindest ein Beitrag dazu.

Es ist schon immer meine Ansicht gewesen, daß man jedes Mittel der Schmerzlinderung einsetzen sollte. Schmerz ist kontraproduktiv. Schmerzen laugen Ihre Energie aus, und sie verhindern häufig, daß Sie etwas anderes erledigen. Es wäre mir nie in den Sinn gekommen, einem Patienten nicht die Schmerzmittel zu verschreiben, die er braucht, um sich wohl zu fühlen, und ich habe nie ein Problem mit Schmerzmittelsucht gehabt, außer der Patient hätte diese bereits mitgebracht. Sie können die jeweils notwendige Dosierung auch als Rückmeldung über Ihren geistigen und emotionalen Zustand ansehen.

Im Simonton Cancer Center helfen wir unseren Patienten, den Schmerz als eine Botschaft der Liebe aufzufassen, genauso wie wir die Krankheit selbst betrachten. Versuchen Sie nicht, den Schmerz zu leugnen oder ihn tapfer wegzustecken. Statt dessen fragen Sie sich: «Inwiefern versucht der Schmerz mir zu helfen?» Schmerz besteht immer aus zwei Bestandteilen: aus dem zugrundeliegenden körperlichen Zustand und aus der Botschaft, die er Ihnen vermittelt. Tun Sie alles, um den körperlichen Schmerz zu lindern, aber erledigen Sie auch die notwendige geistige und emotionale Arbeit. Das geistig-emotionale Element des Schmerzes mag klein oder groß sein, aber es ist immer da.

Hier eine praktische Übung: Das nächste Mal, wenn Sie irgendeinen körperlichen Schmerz verspüren, nehmen Sie an, daß dieser Schmerz nur versucht, Sie von einer Schwierigkeit im Leben abzulenken. Fragen Sie sich: «Wenn ich nicht gerade diesen Schmerz hätte, worüber würde ich dann nachdenken?» Stellen Sie sich diese Frage mehrmals. Nach meiner Erfahrung kommt die Antwort erst nach etwa drei oder vier Versuchen. Wenn man das Problem auf gesunde Weise angeht (üblicherweise indem man ungesunde Überzeugungen aufweicht und in gesündere umwandelt), geht der Schmerz oft von selbst weg. Die nachfolgende Meditationsübung wird Ihnen dabei helfen, mit dem Schmerz auf diese Weise umzugehen.

Manche Patienten befürchten, daß ihre Schmerzen zunehmen, wenn sie ihnen zuviel Aufmerksamkeit schenken. Nach fünfundzwanzig Jahren Arbeit mit dem Schmerz bin ich Pragmatiker geworden. Wenn Ablenkung für Sie funktioniert und wenn Sie den Schmerz für eine Weile lindern können, indem Sie Musik hören oder sich einen Film ansehen, dann ist das gut. Aber viele von uns haben so große Angst vor dem Schmerz und versuchen so krampfhaft, ihm zu widerstehen, daß es oft besser ist, wenn wir uns dem Schmerz offen stellen, um uns mit ihm unmittelbar auseinanderzusetzen. Die nachfolgende Meditationsübung hilft Ihrer Vorstellungskraft, eine engere Beziehung zu Ihrem Schmerz herzustellen, so daß Sie besser auf ihn hören und ihn somit unmittelbarer beeinflussen können.

Bevor Sie meditieren, schreiben Sie in Ihr Tagebuch, vor welchen Bedrohungen Sie Ihr Schmerz wohl beschützen will. Dann schreiben Sie Ihre Ansichten über eben jene Bedrohungen auf. Auf einer anderen Seite formulieren Sie gesündere Auffassungen. Wenn Sie die Meditation beginnen, legen Sie die Liste der gesünderen Auffassungen bereit, so daß Sie jederzeit die Augen öffnen und sie ansehen können.

Die vierte Meditation

Verbessern des Selbstvertrauens durch Schmerzarbeit

Nun hast du dich bequem niedergelassen. Du sitzt oder liegst. Jetzt atmest du langsam ein und aus, ein und aus – ein paar Male – ganz tief und ruhig ein und aus.

Während du ausatmest, sagst du in Gedanken zu dir selbst: «Loslassen. Alles ganz locker loslassen.»

Du kannst auf deine Atmung achten und beim Ausatmen die Worte wiederholen «Alles loslassen». Vielleicht merkst du jetzt schon, wie sich Teile deines Körpers leicht entspannen, während andere etwas mehr Zeit dazu brauchen.

Und wenn du soweit bist, kannst du deine Augen schließen.

Während du nun weiterhin tief, langsam und ruhig atmest, richtest du deine Aufmerksamkeit auf mögliche Verspannungen in deinem Kopf und auf deiner Stirn... und während du ausatmest, laß deinen Kopf und deine Stirn sich entspannen...

Und während du atmest, ein... und aus, sag in Gedanken zu dir selbst: «Alles loslassen»... und richte deine Aufmerksamkeit auf dein Gesicht... und laß auch dort mögliche Spannungen sich lösen und dein Gesicht sich entspannen...

Und während du weiter atmest, tief, langsam und ruhig, laß deinen Körper sich weiter lösen. Laß deinen Nacken und deine Schultern sich entspannen... und deine Arme und Hände sich entspannen... und deinen Rücken sich lösen... ganz entspannt... und du kannst die Entspannung hineinnehmen in deine Brust... und in deinen Bauch... und in dein Becken... Und dies erlaubt es deinem Herzen, deiner Lunge und deinem Magen – und all deinen inneren Organen –, sich ebenfalls zu entspannen... und noch tiefer... und noch weiter sich zu lösen... während du atmest... tief, langsam und ruhig... und während du dich dabei ausruhst... und ganz gelöst von oben nach unten weitergehst und deine Hüften sich lockern läßt...

und deine Beine... die Oberschenkel und die Waden... und deine Füße...

Und nun, wo dein Körper in einem Zustand der angenehmen Ruhe ist, kannst du dir vorstellen, du bist an einem Ort, an dem du dich sicher, ruhig und beschützt fühlst... Der Ort kann real sein oder deiner Phantasie entstammen... es kann ein Ort sein, wo du schon einmal warst... oder einer, den du noch nie gesehen hast...

Und während du weiter langsam, tief und ruhig atmest, laß dir die Zeit, die du brauchst, um dir diesen Ort vorzustellen...

Und wenn du bereit bist, richte dein Augenmerk auf die schmerzhafte Körpergegend und laß diese sich entspannen... Atme ein... und aus und erlaube dadurch der Schmerzgegend, sich zu entspannen... Und du kannst, wenn du willst, dir diese Schmerzgegend als angespanntes Gummiband vorstellen und dieses Bild einige Augenblicke lang festhalten... um das Gummiband dann langsam loszulassen und damit die schmerzhafte Stelle zu lockern...

Und du kannst das noch einmal tun... und wenn du es tun willst, spann bewußt die schmerzhafte Stelle ein paar Augenblicke lang an... und dann laß sie los... entspann diese Körperstelle.

Und während sich diese Stelle nun entspannt, sende goldenes Licht in sie hinein... stell dir vor, wie goldenes Licht in die schmerzende Gegend einströmt...

Und während sich die Stelle nun entspannt, kannst du vielleicht spüren, wie dein Blut in sie hineinströmt... und wahrnehmen, wie ihr Energie zufließt... gute Energie... Laß noch etwas mehr Entspannung in diese Körpergegend hinein... und mach Platz darin, damit dein Blut und deine Energie hineinfließen können...

Atme langsam, tief und entspannt und versuche, dir die Farbe deines Schmerzes vorzustellen. Was für eine Farbe hat dein Schmerz? ...Ändere nun die Farbe deines Schmerzes nach Belieben... Vielleicht willst du sie dir intensiver vorstellen... und dann blasser.

Atme weiterhin langsam, tief und entspannt und versuche nun, dir die Beschaffenheit deines Schmerzes vorzustellen... Ist er rauh? ... oder eher glatt? ... Ist er hart? ... oder eher weich?... Und du kannst jetzt die Beschaffenheit deines Schmerzes so ändern, wie es dir am besten paßt...

Und nun kannst du nochmals zu dem Bild von deinem Schmerz zurückkehren... und darauf achten, was geschieht, wenn du das Bild größer machst... oder kleiner...

Und während du weiter langsam, tief und ruhig atmest, schick deinen Atem hinein in die schmerzhafte Körperstelle... Und du kannst dir vorstellen, daß dein Atem Licht an diese Stelle bringt... und goldenes Licht in die schmerzhafte Gegend strömt...

Wende dich nun deiner inneren Weisheit zu, indem du sie anrufst und sie um Kraft und Unterstützung bittest... Und es kann heilsam sein, dich an die Bedrohungen, die schwierigen Lebensumstände oder ungesunden Ansichten zu erinnern, vor denen dich dein Schmerz behüten will...

Und wenn du soweit bist, öffne deine Augen für eine Weile und lies die neuen Ansichten, die Überzeugungen, die du dir zu eigen machen möchtest... Und laß dir dazu alle Zeit, die du brauchst... Und während du diese neuen, gesunden Auffassungen im Geiste wiederholst, kannst du deine Augen wieder schließen und dich entspannen... und dich von deinem Atem, der langsam, tief und ruhig strömt, hineintragen lassen in diesen angenehmen Zustand...

Und nun stell dir vor, du tust das, was getan werden muß, um ein schwieriges Problem in deinem Leben zu lösen... Du stellst dir den ersten Schritt vor, der hin zur Lösung führt... und weißt vielleicht schon jetzt, wann du diesen Schritt tun willst... und in welcher Weise...

Und du kannst dir vorstellen, wie dein Leben sein wird, nachdem du dieses Problem aus der Welt geschafft hast... und wie sich dann dein Leben verbessert hat... wie deine Beziehung zu dir selbst und zu anderen sich verbessert hat... und so gut geworden ist...

Und dieses Wissen kann es dir leicht machen, dir vorzustellen, daß die schmerzhafte Stelle wieder normal wird... ganz normal ist... und daß du schmerzfrei bist... und dich wohl fühlst... wie selbstverständlich... dich wohl, vielleicht sogar stark fühlen kannst... Genieße diese Vorstellung...

Nun achte wieder auf deine Atmung... wie sie flutet... ein und aus...

Spüre den Raum, der dich umgibt... und höre die Geräusche, die es zu hören gibt...

Während du in deinem eigenen Tempo... zu deinem wachen Bewußtseinszustand zurückkehrst, öffnest du die Augen... und siehst das Licht, das dich umgibt...

Bringe nun die Gefühle der Ruhe und des Friedens in deinen Alltag ein.

Machen Sie diese Meditationsübung regelmäßig drei- bis viermal am Tag, jeweils zehn bis fünfzehn Minuten lang.

Und nun noch eine andere Technik, die ich nützlich finde, zumal wenn Sie nicht die Zeit oder das Verlangen haben, eine ganze Meditation zu machen. Wenn bei Ihnen der Schmerz auftritt, stellen Sie sich vor, wie Sie sich etwas gesunde Bewegung verschaffen. Bitten Sie Ihre innere Weisheit, Ihnen die Bilder von einer solchen gesunden Bewegung einzugeben.

Ich hatte zum Beispiel einmal schwer zu schaffen mit akuter Arthritis in einem Fußgelenk. Ich entdeckte, daß die Ansichten, die ich revidieren wollte, sich um meine Arbeit drehten. Die bildliche Vorstellung, die ich einsetzte, bestand darin, daß ich mit meinen Kindern Ball spielte. Ich malte mir im Geiste die Szene aus, bevor ich mich in Gang setzte. Und wirklich war es so, als ob danach meine Beweglichkeit wieder so weit hergestellt war, daß ich stark und gelenkig genug war, um mit meinen Kindern herumzutoben. Das Gedankenbild gab dem Schmerz einen höheren Zweck. Ich ließ mich nun nicht einfach von meinen Beinen durchs Wohnzimmer tragen, um ans Telefon zu gehen, sondern mit einemmal gab ich meinen armen

Fußgelenken ein kleines Rehabilitationstraining. Die Beschwerden waren zwar noch da, aber ich konnte entspannt damit umgehen und mußte sie nicht länger verleugnen oder stur dagegen ankämpfen. So war es eine ganz andere Erfahrung und viel weniger schmerzhaft.

Ich möchte Ihnen gern schildern, wie diese Technik bei einem unserer Patienten funktionierte, der mit Krebs im Spätstadium und mit schweren Schmerzen in unser Seminar kam. Er nahm so viele Schmerzmittel ein, daß er sich dauernd benebelt fühlte, außerdem überanstrengte er sich durch pausenloses Aktivsein, weil seine Schmerzen ihn noch mehr quälten, wenn er sich ruhig hielt. Wir deckten auch auf, daß er unter drückenden Sorgen um die Zukunft der Fabrik litt, die er leitete. Der Katalog der von ihm fest geglaubten Annahmen sah etwa folgendermaßen aus:

- Ich werde Konkurs machen und meine Existenzgrundlage verlieren.
- Ich werde mein Haus verlieren und für meine Familie nicht mehr sorgen können.
- Meine Frau wird mich verlassen, und ich werde ganz allein sein.
- Ich werde also elendiglich sterben, völlig verarmt und vereinsamt.

Indem er die fünf Maultsby-Fragen einsetzte, um diese Annahmen zu bewerten, konnte er neue, andere Auffassungen entwickeln, die er in die Meditation einbrachte:

- Ich werde vielleicht Konkurs anmelden müssen, vielleicht aber auch nicht. Und selbst wenn ich es tun muß, gibt es immer noch andere Möglichkeiten, mich finanziell über Wasser zu halten.
- Ich werde vielleicht umziehen müssen in eine billigere Wohnung, vielleicht aber auch nicht. Meine Familie muß vielleicht ihren Lebensstil ändern, aber das kann für uns alle sogar sein Gutes haben.

- Vielleicht wird meine Frau mich verlassen, vielleicht aber auch nicht. Sollte sie mich verlassen, so gibt es immer noch andere Menschen in meinem Leben, die mir wichtig sind.
- Irgendwann mal werde ich sterben, aber ich muß dann nicht unbedingt bankrott sein, und erst recht muß ich dann nicht vereinsamt sein, sondern ich kann vieles tun, um diese Dinge zu beeinflussen.

Jedesmal wenn der Schmerz als Mahnsignal hochkam, konzentrierte er sich auf diese gesünderen Ansichten. Er besprach sie auch mit seiner Frau, wodurch ihre gegenseitige Beziehung sich von Grund auf veränderte. Seine Frau sagte, sie habe überhaupt nicht die Absicht gehabt, ihn wegen finanzieller oder gesundheitlicher Schwierigkeiten zu verlassen, und außerdem half sie ihm dabei, über die eventuell verbleibenden finanziellen Auswege nachzudenken.

In dem Maße, wie seine Schmerzen zu- und abnahmen, fiel ihm eine deutliche Beziehung zwischen seinen Denkinhalten und Schmerzensgraden auf. Er malte sich ferner aus, wieder Golf zu spielen, und erlebte, daß er die Schmerzen, die beim Gehen auftraten, dadurch lindern konnte, daß er an dem Gedanken festhielt, er trainiere für das Golfspielen. Allmählich verringerte er seinen Schmerzmittelbedarf, und zwar nicht weil er meinte, er müsse das tun, sondern einfach weil er weniger brauchte. Er erkannte auch, daß seine Schmerzen morgens beim Aufwachen am schlimmsten waren. Wir rieten ihm, seinen Wecker eine Stunde früher klingeln zu lassen, damit er sein Schmerzmittel schon einmal einnehmen konnte und erst später aufstehen mußte. Nicht unter Schmerzen aufstehen zu müssen ließ ihn den ganzen Tag besser dran sein.

Sie sehen, daß es für diesen Patienten nicht einfach *das* Patentrezept gab. Vielmehr war es sein eigener Wille, seinen Schmerz zu erforschen und unsere Verfahren anzuwenden, der ihm die Fähigkeit verschaffte, sein Befinden ganz entscheidend zu verbessern.

Die letzte Meditationsübung in diesem Kapitel hat die Verringerung der Angst vor dem Tode zum Ziel. Wenn Sie sich damit lieber noch nicht auseinandersetzen wollen, ist das jederzeit zu verstehen. Gehen Sie an dieses Thema erst dann heran, wenn Sie dazu wirklich bereit sind. Sofern Sie mit den ersten vier Meditationsübungen gearbeitet haben, haben Sie bereits jetzt große Fortschritte gemacht auf dem Wege zu gesünderen Auffassungen über sich selbst und die Beschaffenheit Ihres Universums. Arbeiten Sie mit diesen Meditationen so weiter, wie es Ihren Bedürfnissen und Wünschen entspricht. Beachten Sie immer ganz genau, auf welcher Energiestufe Sie sich nach dem Meditieren befinden, und richten Sie die Intensität Ihrer Meditationsarbeit danach.

Meditation zur Verringerung der Angst vor dem Tode

Ich bin davon überzeugt, daß es uns großen Nutzen bringt, wenn wir das Meditieren einsetzen, um uns mit einem der größten Hindernisse im Leben auseinanderzusetzen: mit der Angst vor dem Sterben. Wenn Sie noch nicht bereit sind, sich jetzt darauf einzulassen, dann lassen Sie diese Übung einfach aus. Kommen Sie darauf zurück, wenn Sie soweit sind. Das kann schon in wenigen Tagen sein oder in ein paar Wochen, oder in einigen Monaten; aber es kann auch mehrere Jahre dauern. Sie können den ganzen Komplex überspringen und doch mit diesem Buch weiterarbeiten. Schlagen Sie einfach das Kapitel 5 auf Seite 130 auf, das sich mit dem Zweijahresgesundheitsplan befaßt.

Der Tod ist eines der heikelsten und kontroversesten Themen, die wir im Patientenseminar des Simonton Cancer Center behandeln. Jedesmal wird ein Teil der Anwesenden depressiv, wenn dieses Thema angeschnitten wird. Diesem Deprimiertsein zu begegnen und es durchzuarbeiten braucht viel Zeit und Kraft. Ich empfehle Ihnen deshalb, Ihre innere Stimme zu befragen, ob Sie jetzt dazu bereit sind. Lassen Sie sich zunächst zur Ruhe kommen, und fragen Sie dann Ihre innere Weisheit, ob es für Sie an der Zeit ist, das Thema Tod durchzunehmen. Wenn die Antwort eindeutig ja ist und wenn sie mit einem starken Gefühl der Gewißheit einhergeht, dann können Sie getrost mit diesem Abschnitt weitermachen. Wenn die Antwort nein heißt oder wenn Sie sich unsicher fühlen, dann möchte ich Ihnen nochmals empfehlen, lieber mit dem nächsten Kapitel fortzufahren. Kehren Sie an diese Stelle zurück, wenn Sie das bestimmte Gefühl haben, nun sei es für sie das richtige. Wenn Sie mit einem Psychotherapeuten zusammenarbeiten, sollten Sie bei der Bearbeitung des Themas Tod und Sterben seine Hilfe unbedingt in Anspruch nehmen.

Der Sinn des Eindringens in das Todesthema ist die Verringerung der Angst vor dem Tode, wodurch Kräfte frei werden, die Ihnen hier und heute mehr Energie zum Leben verleihen sollen. Sie können Ihre Ängste abbauen, indem Sie Ihre weniger gesunden Auffassungen vom Sterben und vom Tod umwandeln in gesündere Auffassungen davon. Die Visualisierung hilft Ihnen bei diesen Veränderungen genauso wie in der Meditationsübung über Krebs und Krebstherapie.

Zunächst ist es wichtig zu erkennen, daß die in unserer Kultur vorherrschenden Vorstellungen vom Tod recht ungesund sind. In unserer Kultur glaubt man, das Sterben sei eine lange, schmerzhafte Erfahrung, auf die wir keinen wesentlichen Einfluß haben. Der Tod ist danach eine Niederlage; er ist das Schlimmste, was uns passieren kann. Machen Sie sich die Mühe, diese Auffassungen mit den fünf Maultsby-Fragen zu testen (vgl. Seite 87). Beachten Sie auch, daß unsere Kultur mit Vorliebe *einen* bestimmten seelischen Mechanismus benützt, um mit dem Tode umzugehen, nämlich die *Verleugnung*. Die meisten von uns befassen sich insofern mit dem Tod, als sie sich vorgaukeln, es gebe ihn nicht. Sie tun dies, obwohl jeden Tag Hunderttausende von Menschen auf der Erde sterben! Nehmen Sie sich einen Augenblick Zeit und machen Sie sich bewußt, daß Sie nun darangehen, diese ungesunden Auffassungen, die uns unsere Kultur auferlegt hat, abzulegen.

Wenn Sie Ihre eigenen Auffassungen vom Sterben und vom Tod ins Auge fassen wollen, sind drei Gebiete zu untersuchen:

1. Ihre Meinung übers Sterben und über den Tod im allgemeinen
2. Ihre Meinung darüber, wie Ihr eigenes Sterben sein wird
3. Ihre Meinung über ein Leben nach dem Tode.

Benützen Sie die ersten vier Testfragen auf Seite 87, um den Gesundheitsgehalt Ihrer Auffassungen zu bewerten. (Die fünfte Frage ist hier nicht sinnvoll, weil «Tatsachen» über das Leben nach dem Tode nicht faßbar sein können).

Elisabeth Kübler-Ross, Raymond Moody und andere Autoren, die sich mit den Themen Sterben und Tod befassen, haben uns in den letzten zwanzig bis dreißig Jahren sehr viel Neues gelehrt. Ich möchte von ihrer Arbeit profitieren und Ihnen ein paar allgemeingültige, gesunde Auffassungen vorlegen:

1. Man kann sein Sterben ebensosehr beeinflussen wie sein Leben. Wenn Sie auf eine bestimmte Art sterben wollen, dann ist es wichtig, auf eben diese Art zu leben.
2. Der Tod ist eine kurze Übergangsphase zwischen dem leiblichen Leben, wie wir es kennen, und einer Existenz, die nach ihm kommt. Der Tod ist das Ende der leiblichen Existenz, wie die Geburt deren Anfang war.
3. Nach dem Tode wird Ihr Wesen oder Ihre Seele weiterleben, und zwar in einer Form, die wünschenswert ist.

Um Ihnen dabei zu helfen, Ihre gegenwärtigen Auffassungen in diese oder in ähnlich gesunde Auffassungen umzuwandeln, gebe ich Ihnen nachstehend die Meditationsübung weiter, die wir in unseren Patientenseminaren einsetzen. Wenn Ihr Partner oder Ihre Partnerin bereit ist, die Übungen zusammen mit

Ihnen zu machen, dann werden Sie wahrscheinlich diese Meditation sehr nützlich finden, um ein Thema zur Sprache zu bringen, vor dem Sie beide Angst haben. Allein schon diese Gedanken offen auszusprechen kann die Verbindung und den Austausch zwischen Ihnen nur verbessern.

Die fünfte Meditation

Mehr Genesungsenergie durch weniger Todesfurcht

Nun hast du dich bequem niedergelassen. Du sitzt oder liegst. Jetzt atmest du langsam ein und aus, ein und aus – ein paar Male – ganz tief und ruhig ein und aus.

Während du ausatmest, sagst du in Gedanken zu dir selbst: «Loslassen. Alles ganz locker loslassen.»

Du kannst auf deine Atmung achten und beim Ausatmen die Worte wiederholen «Alles loslassen». Vielleicht merkst du jetzt schon, wie sich Teile deines Körpers leicht entspannen, während andere etwas mehr Zeit dazu brauchen.

Und wenn du soweit bist, kannst du deine Augen schließen.

Während du nun weiterhin tief, langsam und ruhig atmest, richtest du deine Aufmerksamkeit auf mögliche Verspannungen in deinem Kopf und auf deiner Stirn... und während du ausatmest, laß deinen Kopf und deine Stirn sich entspannen...

Und während du atmest, ein... und aus, sag in Gedanken zu dir selbst: «Alles loslassen»... und richte deine Aufmerksamkeit auf dein Gesicht... und laß auch dort mögliche Spannungen sich lösen und dein Gesicht sich entspannen...

Und während du weiter atmest, tief, langsam und ruhig, laß deinen Körper sich weiter lösen. Laß deinen Nacken und deine Schultern sich entspannen... und deine Arme und Hände sich entspannen... und deinen Rücken sich lösen... ganz entspannt... und du kannst die Entspannung hineinnehmen in deine Brust... und in deinen Bauch... und in dein Becken... Und dies erlaubt es deinem Herzen, deiner Lunge und deinem Magen – und all deinen inneren Organen –, sich ebenfalls zu entspannen... und noch tiefer... und noch weiter sich zu lösen... während du atmest... tief, langsam und ruhig... und während du dich dabei ausruhst... und ganz gelöst von oben nach unten weitergehst und deine Hüften sich lockern läßt...

und deine Beine... die Oberschenkel und die Waden... und deine Füße...

Nun ist dein Körper entspannt. Atme weiter tief, langsam und ruhig. Wenn du bereit bist, kannst du anfangen, dir vorzustellen, du näherst dich dem Tode...

Wo bist du?... Wie alt bist du?

Du kannst dir die Umgebung vorstellen, wo du gern sein möchtest, wenn der Tod kommt... Stell dir dich selbst in dem Alter vor, das du haben möchtest, wenn der Tod kommt...

Nun stell dir vor, du bewegst dich näher und näher auf den Tod zu... Stell dir dich selbst auf dem Totenbett vor. Wer ist sonst noch da? Was wird gesprochen?

Atme tief und ruh dich aus... bleibe entspannt...

Stell dir vor, du liegst auf deinem Totenbett... Stell dir vor, diejenigen sind bei dir, die du gerne um dich haben möchtest... Und stell dir vor, du und deine Nächsten tauschen Worte der Liebe aus, und du wirst von deinen Nächsten getröstet...

Was willst du sagen, was willst du tun, um bereit zu sein loszulassen? ... Was immer das für Dinge sind; du sollst wissen, daß du sie jetzt sagen oder tun willst...

Stell dir vor, du bewegst dich noch näher an den Tod heran... Nun kommst du in den eigentlichen Vorgang des Sterbens... Deine Kraft, dein Wesen, deine Seele beginnt, deinen materiellen Körper zu verlassen...

Spüre die Energie, wie sie von deinen Füßen heraufkommt. Öffne dich dieser Energie, indem du zuläßt, daß sie durch deinen Körper emporfließt, und du spürst, wie sie deinen Körper oben durch deinen Kopf verläßt... du fliegst hin zum Licht... immer zum Licht... Du bewegst dich im Einklang mit den liebevollen und schöpferischen Kräften des Universums... Schau auf die Bilder, die dir wohltun... Stell dir vor, du treibst im Strom der Welt... Atme tief... Schwing mit deinem Atem.

Das Universum atmet dich ein, es nimmt dich auf... du verläßt deinen Körper und fliegst hin zum Licht... Du wirst eins mit den liebevollen schöpferischen Kräften, die uns alle erschaffen haben... Und du kannst dich ausruhen... ruhe dich aus...

Da du dich nun vereinigst mit den schöpferischen Kräften des Universums, hast du eine neue Sicht. Du kannst auf dein Leben zurückblicken... Was hättest du gerne öfter getan? Was hättest du lieber nicht oder weniger oft getan?

Nun magst du beschließen, in Zukunft in deinem irdischen Leben, das ja immer noch andauert, mehr das zu tun, was dir Freude bringt, und weniger das, was dir Schmerzen bereitet. Was willst du tun, um mehr Freude in dein irdisches Leben zu bringen? Was könnte dein erster Schritt zu diesem Ziel hin sein?

Und nun, wo du dich gerade von deinem irdischen Körper frei fühlst, kannst du beginnen zu forschen... Stell dir vor, du bist im Begriff, geboren zu werden... Wo möchtest du sein? Wer möchtest du sein? Was wäre in deinem neuen Leben wichtig?

Indem du nun beginnst, neue Entscheidungen zu treffen und allseits Wandel zu erleben, stirbst du dem Alten ab und wirst geboren für das Neue... Du stirbst deinen alten Erfahrungen ab und deinen alten Überzeugungen, und du wirst in neue Erfahrungen und neue Überzeugungen hineingeboren... Du mußt wissen, daß sich dies immer wiederholt... daß du immer dem Alten abstirbst und für das Neue geboren wirst... Du läßt immer diese Gegenwart fallen und gehst weiter zur nächsten...

Und nun kannst du dich bereitmachen, in deinen normalen Wachzustand zurückzukehren. Erinnere dich an die guten Gedanken und die Gefühle, die du gern beibehalten möchtest... Erinnere dich an deine Entscheidungen über Änderungen in deinem Leben, und erinnere dich daran, was du als erstes tun möchtest und wann... Denk daran, daß du neue Auffassungen vom Sterben und vom Tod betrachtet hast, die dir mehr Energie und Begeisterung geben werden, um hier und heute das Leben weiterzuleben... und bring diese Gedanken mit dir herüber, wenn du nun wiederkehrst...

Wenn du bereit bist, achte wieder auf deine Atmung... Spüre das Licht im Raum um dich herum... Höre die Geräusche um dich herum... Wenn du bereit bist, öffne deine Augen.

Meine Erfahrung mit der hier geschilderten Meditationsübung ist, daß sie für alle, die bereit sind, daran teilzunehmen, erhebend und energiespendend wirkt. Wenn Sie sie schwierig gefunden haben, bitten Sie Ihren Psychologen um Hilfe, oder besprechen Sie Ihre Gefühle in Ihrer Selbsthilfegruppe oder mit irgend jemandem, den Sie als wichtigen Teil Ihres Unterstützungssystems betrachten. Das ist jetzt ein guter Zeitpunkt, um zu üben, wie man die Hilfe erlangt, die man braucht.

Ganz gleich, ob Sie an dieser Meditationsübung aktiv teilgenommen oder sie nur durchgelesen haben, überlegen Sie bitte, ob Sie für heute mit dem Lesen Schluß machen wollen.

Kapitel 5

Der Zweijahresgesundheitsplan

Zielsetzungen für die Genesung

Ich hoffe, ich habe Ihnen die Idee vermitteln können, daß die Arbeit mit geistigen und spirituellen Vorgängen äußerst wichtig ist. Allerdings würde man aus dem Gleichgewicht geraten, wenn man sich nur mit mentalen und spirituellen Dingen auseinandersetzte. Es ist ebenso notwendig, daß wir mit den Füßen auf dem Boden der Realität bleiben. Hier kommt der Zweijahresgesundheitsplan zum Zuge: Seine Erstellung erfordert viel gründliches Nachdenken, aber er hat ein praktisches Ziel, nämlich Ihr tägliches Tun in sechs verschiedenen Tätigkeitsbereichen innerhalb von zwei Jahren günstig zu verändern. Wenn Sie nur darüber meditieren würden, was Sie gerne tun möchten, dann würden Sie sehr wenig erreichen. Der Zweijahresgesundheitsplan wird Ihnen hingegen helfen, Ihre Absichten in die Realität umzusetzen.

Als Kaufmann, der gewohnt war, mit Plänen, Tabellen und Graphiken zu arbeiten, fand Reid großen Gefallen am Entwerfen und Durchführen des Gesundheitsplans. Sogar wenn Sie sich elend fühlen, wird Ihnen das Anpeilen und das Erreichen von Zielen ein echtes Erfolgsgefühl und einen spürbaren Gesundheitsschub vermitteln.

Die Ziele, die Sie sich im Zweijahresgesundheitsplan setzen, sind prinzipiell als Minimum konzipiert, das Sie erreichen wollen. Hetzen Sie sich nicht, Ihren Plan zu erstellen. Setzen Sie sich Ziele mit der Einstellung, daß Sie das aufschreiben, was Sie sicher und mindestens tun *werden*, nicht was Sie tun *möchten* oder gar tun *sollten*. Nehmen Sie sich die Zeit, alle Ihre

Überzeugungen betreffend jedes der sechs Tätigkeitsgebiete zu untersuchen, und bewerten Sie den Gesundheitswert dieser Überzeugungen mit Hilfe der fünf Maultsby-Fragen (Kapitel 4, Seite 87). Nehmen Sie sich für die laufende Woche nicht mehr vor, als Ziele für die ersten drei Tätigkeitsgebiete zu setzen. Lassen Sie sich mehrere Wochen Zeit, um den Zweijahresplan fertigzustellen. Sie können jederzeit darauf zurückkommen, wenn Sie mit Reids Briefen arbeiten. Natürlich steht es Ihnen frei, Ihren Gesundheitsplan laufend abzuändern; nehmen Sie ihn einfach als Rahmen für Ihren nächsten, verbesserten Plan.

Halten Sie sich bitte an das Muster auf Seite 135, wenn Sie die nachstehenden Anweisungen lesen. Am Ende dieses Kapitels ist ein leerer Plan abgedruckt, den Sie in mehreren Exemplaren fotokopieren können, so daß Sie mehrere Entwürfe machen können, bis Sie sich auf Ihren eigenen Zweijahresgesundheitsplan festlegen.

Wie Sie Ihren Gesundheitsplan erstellen

Schritt eins

Wir haben die Tätigkeiten im Leben etwas willkürlich in sechs Kategorien aufgeteilt: Lebenszweck, Spiel, Bewegung, Gesellschaft, Ernährung und Kreativität. Lesen Sie bitte genau die nachstehenden Definitionen der sechs Kategorien, bevor Sie die Übung beginnen.

1. *Lebenszweck:* Alle Tätigkeiten, die eine Antwort auf die Frage «Warum bin ich hier?» ergeben, gehören hierher. Dazu mag Ihr Beruf gehören, Ihre Rolle in der Familie, Ihre körperlichen, spirituellen oder gesellschaftlichen Aktivitäten oder einfach all das, was Ihrem Leben Sinn und Schwung gibt.

2. *Spiel:* Jede Tätigkeit, die Ihnen das Gefühl von Freude vermittelt oder die mit «Spaß haben» verbunden ist, gehört in diese Kategorie.

3. *Bewegung:* Jede körperliche Betätigung, die darauf abzielt, den Körper widerstandsfähiger zu machen, bzw. die Zeit, die man damit verbringt, sich eine solche Tätigkeit vorzustellen, wenn man sie momentan nicht ausüben kann.
4. *Gesellschaft:* Die Zeit, die Sie mit Angehörigen und Freunden verbringen, oder mit ihrem Psychologen oder Geistlichen, in Ihrer religiösen Gemeinde oder Ihrer Selbsthilfegruppe.
5. *Ernährung:* Diese Kategorie umfaßt nicht nur das Essen selbst, sondern alles, was Sie zu Ihrer Ernährung unternehmen – wie Kochen, Vitamine einnehmen, Diätkurse besuchen oder jegliche Ausbildung oder Lektüre mit dem Thema Ernährung.
6. *Kreativität:* Meditation und Visualisierung gehören zu dieser Kategorie, genau wie jede Form der willentlichen Entspannung, Seminare und Kurse, sowie die Lektüre von Texten, die sich mit dieser Materie befassen.

Schritt zwei

Nehmen Sie ein Blatt Papier zur Hand und schreiben Sie die sechs Kategorien darauf. Dann schreiben Sie darunter Ihre Tätigkeiten auf, die für Sie in diese Kategorien fallen. (In Wirklichkeit könnten bestimmte Aktivitäten verschiedenen Kategorien zugeteilt werden. Teilen Sie sie einfach so zu, wie Sie wollen; es gibt keine richtige oder falsche Zuordnung). Schätzen Sie nun die Zeit, die Sie heute jede Woche für jede einzelne Tätigkeit aufwenden. Sie werden wahrscheinlich über einige Ihrer eigenen Antworten staunen. Sieht Ihre Zeitaufteilung so aus, als ob Sie ein ausgewogenes Leben führten? Entspricht sie den Wertvorstellungen, die Sie zu haben glauben? Gibt sie Ihre wahren Prioritäten wieder?

Viele Patienten stellen fest, daß sie 90 Prozent ihrer Zeit mit Dingen verbringen, von denen sie denken, sie *sollten* sie tun, und nur 10 Prozent mit Dingen, die sie tun *wollen.* Sie brauchen ein besseres Gleichgewicht zwischen ihren Verpflichtungen und ihren Wünschen. Ein Überwiegen der Pflichterfüllung kann zu Depression und Hoffnungslosigkeit führen, während unsere Wünsche uns auf natürliche Weise ins Gleichgewicht bringen.

Wenn Sie zwei Jahre vorausblicken, was möchten Sie in der Zeit am liebsten ändern? Sie brauchen im Moment noch keine genauen Aussagen darüber zu machen; aber einige langfristige Leitlinien allgemeiner Natur aufzustellen, das ist schon sehr wichtig.

Schritt drei

Nun geht es darum, die Tätigkeitskategorien in eine Rangordnung zu bringen, und zwar auf der Basis Ihrer *Lust*, sich mit ihnen abzugeben, und Ihrer *Erfahrungen* mit ihnen. Zum Beispiel: wenn Sie den Löwenanteil Ihrer Energie in der Kategorie «Gesellschaft» aufwenden, aber eigentlich möchten Sie sich lieber mehr um Ihre Ernährung kümmern, dann sollte die Ernährung höhere Priorität bekommen.

Wenn Sie aber Ihrer Ernährung nie besondere Beachtung geschenkt haben und ein Mensch sind, der einfach ißt, um nicht zu verhungern, dann glauben Sie nicht auf einmal, Sie müßten dieser Kategorie eine hohe Priorität geben. Vergeben Sie die höchste Priorität an eine Tätigkeitskategorie, an der Sie bereits interessiert sind und die Sie mögen.

Tragen Sie die Kategorie in der Reihenfolge ihrer Priorität in die Tabelle ein, so wie es auf der Seite 135 angedeutet ist. (Eine leere Tabelle finden Sie am Ende dieses Kapitels.)

Schritt vier

Nun gehen Sie daran, detailliertere Ziele zu setzen. Setzen Sie zuerst für Ihre erste Kategorie, also die mit der höchsten Priorität, ein Dreimonatsziel. Ich empfehle meinen Patienten immer, als Ziel die *Hälfte* dessen aufzuschreiben, was sie gegenwärtig in dieser Kategorie tun. Zum Beispiel, wenn Sie sich auf Ernährung konzentrieren wollen und Sie nehmen gegenwärtig acht gesunde Mahlzeiten pro Woche ein, dann setzen

Sie als Dreimonatsziel vier gesunde Mahlzeiten ein. Vergessen Sie nicht: Wir legen nicht Maximal-, sondern Minimalwerte fest – Sie wollen das Ziel ohne Rücksicht auf die Umstände leicht erreichen können. Es ist wichtig, daß die Ziele so gesetzt werden, daß man sich Mühe geben muß, um sie zu verfehlen.

Nach dem Dreimonatsziel setzen Sie sich ein Sechsmonats- und ein Neunmonatsziel, immer noch nur für die erste Tätigkeitskategorie. Wenn das Dreimonatsziel vier gesunde Mahlzeiten ist, dann könnte das Sechsmonatsziel sechs sein und das Neunmonatsziel acht – so weit, wie Sie heute schon sind.

Auf den ersten Blick mag diese Art der Zielsetzung seltsam aussehen; ich möchte Ihnen erklären, warum diese Vorgehensweise zum Erfolg führt. Sie setzen die Ziele nicht, um sich Beschränkungen aufzuerlegen, sondern um davon auf jeden Fall zu profitieren. Fast automatisch werden Sie mehr zustande bringen, als Sie sich vorgenommen haben. Sie müssen auch beachten, daß Sie krank sind und möglicherweise nicht ganz so viel tun können wie in der Vergangenheit. Die Minimalziele geben Ihnen Beweglichkeit. Sie helfen Ihnen auch zu würdigen, was Sie gegenwärtig tun.

Diese Methode der Zielsetzung vermeidet auch angstmachende Gedanken wie «Ich muß mich beeilen und ein paar Veränderungen vornehmen, sonst sterbe ich». Indem wir ein sanftes Vorgehen wählen, können wir uns mit solcher Verzweiflung und Angst auf gesunde Art auseinandersetzen. Die Methode verhindert auch, daß Sie einer Tätigkeit, die für Sie neu ist, zum Beispiel der Bewegung, oberste Priorität geben und sich unvernünftige Ziele setzen. Dies heißt nicht, Sie sollten nie Sport treiben, sondern Sie sollten ihn allmählich aufnehmen. Natürlich können Sie so trainieren, wie Sie dies für richtig halten; richten Sie sich aber auf die Frist von zwei Jahren aus – was Sie in zwei Jahren auf diesem Gebiet tun wollen und wie Sie auf gesunde Weise dorthin kommen. Sie brauchen sich nicht unter Druck zu setzen, um schon morgen am Ziel zu sein.

Persönlicher Zweijahresgesundheitsplan

Kategorie	3 Monate	6 Monate	9 Monate	12 Monate	15 Monate	18 Monate	21 Monate	24 Monate
Ernährung	4 gesunde Mahlzeiten pro Woche	6 gesunde Mahlzeiten pro Woche	8 gesunde Mahlzeiten pro Woche	vorerst nur bis hier ausfüllen				14 gesunde Mahlzeiten pro Woche
Gesellschaft		1 Stunde pro Woche	2 Stunden pro Woche					6 Stunden pro Woche
Spiel			30 Minuten pro Woche					7 Stunden pro Woche
Lebenszweck								5 Stunden pro Woche
Kreativität								20 Minuten Meditation pro Tag, 6 Tage pro Woche
Bewegung								15 Minuten pro Tag, 3 Tage pro Woche

Wenn Sie die Ziele sanft angehen, dann wird die Zielerfüllung selbst auch mehr Vergnügen bereiten. Sie wollen sich schließlich nicht noch mehr Verpflichtungen aufhalsen! Lassen Sie Ihre Phantasie spielen, um Ihre gesunden Veränderungen lustbetont oder spannend zu gestalten. Versuchen Sie, alle Ziele als Wünsche zu formulieren. Fangen Sie zum Beispiel nicht mit Jogging an, wenn Sie das Laufen verabscheuen, auch wenn jemand Ihnen sagt, Jogging sei ein hervorragendes Training. Suchen Sie sich etwas aus, das Sie gern tun – egal, was Fitneßexperten dazu meinen –, Sie sollen das Gefühl haben, sich etwas Gutes zu gönnen, wenn Sie sich die Zeit für ihre Leibesübungen nehmen.

Schließlich sollten Sie eine wichtige Kategorie nicht vergessen, die wir hier gar nicht aufgeführt haben: *Erholung*. Achten Sie genau darauf, wann Sie Ruhe brauchen. Nehmen Sie Ihre Grenzen wahr, die körperlichen, mentalen und emotionalen. Achten Sie sensibler auf das Feedback, das Ihnen Ihr Körper und Ihre Gefühle laufend geben.

Vorerst haben Sie nur ein einziges Dreimonatsziel, nämlich das, welches Sie sich für die Tätigkeitskategorie mit der höchsten Priorität gegeben haben.

Schritt fünf

Nun sind Sie bereit, die Ziele für Ihre zweitwichtigste Kategorie aufzuschreiben. Das erste Ziel in dieser Kategorie ist Ihr Sechsmonatsziel, das zweite Ihr Neunmonatsziel. Das reicht für den Moment; gehen Sie weiter zu Ihrer drittwichtigsten Kategorie.

Schritt sechs

Das erste Ziel, das Sie sich in Ihrer drittwichtigsten Kategorie notieren, ist ein Neunmonatsziel. Das ist vorderhand das einzige Ziel in dieser Kategorie.

Vervollständigung des Zweijahres-gesundheitsplans

Die drei ersten Kategorien sind alles, womit Sie im Moment arbeiten sollten, und ich rate Ihnen, höchstens Neunmonatsziele für jede Kategorie zu formulieren. Mit der Zeit können Sie den Rest des Zweijahresplanes ausfüllen. Geben Sie sich ein paar Wochen Zeit, um die restlichen Ziele für die drei ersten Kategorien und die Ziele für die Kategorien mit Rang vier bis sechs festzulegen. Denken Sie daran: Das erste Ziel in jeder Kategorie entspricht der Hälfte dessen, was Sie heute schon tun. Wenn Sie in einer Kategorie noch gar nichts tun, dann fangen Sie mit einem wirklich minimalen Ziel an. Machen Sie die Ziele leichter erreichbar als verfehlbar, und formulieren Sie sie so konkret, daß ihre Erreichung meßbar ist. Denken Sie daran, Sie wollen Ziele setzen, bei denen Sie sich fast anstrengen müßten, um sie zu verfehlen. Revidieren können Sie Ihre Ziele später immer noch.

Ich empfehle Ihnen, Ihren Plan mindestens alle drei Monate zu überprüfen. Hängen Sie ihn weithin sichtbar auf – an der Kühlschranktür oder am Badezimmerschrank. Wenn die ersten neun Monate vorüber sind, werden Sie feststellen, daß Sie sehr anders über das Leben denken. Einige unserer Patienten arbeiten seit fünfzehn Jahren mit ihrem Gesundheitsplan, und es geht ihnen gut.

Seit zwanzig Jahren habe ich die Gelegenheit, viele Patienten dabei zu beobachten, wie sie ihr Leben umorganisieren und dabei eine dauerhafte Remission auch fortgeschrittener Krebserkrankungen erleben. Was auch immer zu Beginn in ihrem Gesundheitsplan den höchsten Stellenwert hatte, mit der Zeit fand eine Verschiebung statt; die anderen Kategorien wurden wichtiger, und die ursprünglich wichtigsten wurden etwas unwichtiger. Die Patienten eignen sich eine ausgewogenere Grundeinstellung zum Leben allgemein an.

Zu Beginn zeigt sich die Tendenz zu mehr Intensität, Strenge und missionarischem Eifer bei den Tätigkeiten unserer

Patienten. Wenn ihr Befinden dann längere Zeit gut ist, erlauben sie sich allmählich eine entspanntere und vertrauensvollere Haltung. Sie denken meist, daß das, was sie erreicht haben, überhaupt nichts Besonderes ist, und sie sagen oft, daß jeder Mensch wieder gesund werden kann. Das einzige, was sie unbedingt brauchen, ist ein starkes Engagement, diese fundamental heilsamen Schritte in Richtung Gesundheit auch wirklich zu vollziehen.

Und nun wollen wir uns einige der häufigsten Fragen und Schwierigkeiten ansehen, die sich aus der Arbeit mit dem Gesundheitsplan ergeben:

Gesellschaft

Auf diesem Gebiet ist es wichtig, keine Ziele zu setzen, deren Erfüllung von der Initiative anderer abhängt. Zum Beispiel: wenn Sie mehr Zeit damit verbringen möchten, mit Ihren erwachsenen Kindern zu reden, dann sollte das Ziel nicht heißen: «Die Kinder bitten, mich einmal pro Woche anzurufen», weil sie dies vielleicht nicht tun. Statt dessen sollte Ihr Ziel eher lauten: «Versuchen, mit jedem meiner Kinder einmal pro Woche Kontakt aufzunehmen.» Dies hängt von Ihrer eigenen Initiative ab, nicht von der Ihrer Kinder.

Viele Patienten setzen sich als Ziel, soundso oft pro Woche um Hilfe zu bitten. Dies kann für Sie sehr schwierig werden, denn krebsanfällige Menschen haben oft das tief verwurzelte Gefühl, sie verdienten keine Hilfe. Es ist wichtig, daß Sie die Gewohnheit ablegen, immer alles selber tun zu wollen. Wenn Sie sich dies als Ziel setzen, dann muß Ihnen klar sein, daß Sie es bereits erreicht haben, wenn Sie um Hilfe bitten. Es kommt nicht darauf an, ob der oder die Angefragte die Hilfe auch gewährt.

Wenn Sie vorhaben, einer Krebs-Selbsthilfegruppe beizutreten, dann setzen Sie sich nicht einfach den Beitritt als Ziel, sondern planen Sie, wie oft pro Woche oder pro Monat Sie daran teilnehmen möchten. Oder nehmen Sie sich vor, eine bestimmte Anzahl Sitzungen mit der Gruppe zu machen und sich dann zu entscheiden, ob Sie dabeibleiben oder aufhören möchten. Je spezifischer Ihre Ziele sind, desto einfacher wird es, deren Erreichung zu messen.

Einige Menschen glauben, daß das Anfordern von Hilfe sie dazu zwingt, offener und unverblümter zu werden, als sie dies von Natur aus sind. Wenn Sie immer etwas reserviert gewesen sind, dann handeln Sie nach Ihrem eigenen Rhythmus. Es ist sehr wichtig, daß Sie sich selbst gegenüber möglichst offen werden und daß Sie mit den Gefühlen arbeiten, die dabei entstehen.

Sie können dies tun, ohne Ihre Intimsphäre aufzugeben. Auch eine Selbsthilfegruppe kann Ihren Wunsch nach Zurückgezogenheit respektieren; möglicherweise sind andere gleichgeartete Teilnehmer dabei, die Ihre Anwesenheit sehr schätzen werden.

Ernährung

Die richtige Ernährung ist ein wichtiger Bestandteil des Genesungsprozesses, weil unsere natürliche Selbstheilkraft unter anderem von der aufgenommenen Nahrung abhängt. Die Ernährungsempfehlungen, die wir am Simonton Cancer Center anbieten, sind einfach und allgemein anerkannt. Seit den späten siebziger Jahren empfehlen wir die «Dietary Guidelines for Americans», die das Amt des Surgeon General herausgibt. * Einige Jahre später wurden sie auch von der Amerikanischen Krebsgesellschaft und vom National Cancer Institute offiziell anerkannt.

* Entsprechende Informationen bietet die kostenlose Broschüre *Ernährung bei Krebs: Ein Ratgeber nicht nur für Betroffene*, zu beziehen über die Deutsche Krebshilfe e. V., Thomas-Mann-Straße 40, D-53111 Bonn. Vergleichbare Unterlagen erhält man bei der Österreichischen Krebshilfe, Krebshilfe-Zentrum, Theresiengasse 46/Ecke Kreuzgasse, A-1180 Wien, und in der Schweiz bei der Schweizerischen Krebsliga, Monbijoustrasse 61, Postfach 8219, CH-3001 Bern.

Im wesentlichen handelt es sich um folgende Grundregeln:

- mehr Obst und Gemüse, vor allem frisches;
- eher weißes Fleisch als rotes Fleisch;
- mehr Faser- und Ballaststoffe;
- weniger Zucker, weniger Salz, weniger Fett und Öl;
- wenig Koffein, höchstens zwei Tassen Kaffee pro Tag;
- wenig Alkohol, höchstens 2 dl Wein oder 5 dl Bier pro Tag.

Beachten Sie, daß dies nur sehr allgemeine Richtlinien sind, die breite Wahlmöglichkeiten offenlassen.

Am Simonton Cancer Center sind wir vor allem an der *Einstellung* der Patienten zu ihrer Ernährung interessiert. Ich finde, die Einstellung ist wichtiger als das, was die Patienten nun im einzelnen zu sich nehmen. Wenn Sie Ihre Ernährungsweise ändern, tun Sie das mit Begeisterung und Interesse? Oder halten Sie das für eine unschöne Begleiterscheinung Ihrer Krankheit, eine lästige Verpflichtung oder einen Verzicht auf etwas, was Sie gerne getan haben? Wenn Sie nach einer strikten Diät leben und glauben, Sie müßten sie durchstehen, egal, was dabei herauskomme, dann tun Sie sich damit vielleicht keinen Gefallen. Es ist gesünder, wenn Sie sich vornehmen, eine bestimmte Zeitlang eine gegebene Diät auszuprobieren, um dann beurteilen zu können, ob sie Ihnen hilft oder nicht.

Ich habe Patienten gehabt, die darauf beharrten, eine bestimmte Diät einzuhalten, die offensichtlich eine schädliche Wirkung auf ihren Körper hatte. Es ging ihnen gesundheitlich immer schlechter, bis ihr Zustand gefährlich wurde; in gewissen Fällen starben die Patienten sogar. Andere Patienten, die ich betreute, lebten nach derselben Diät und wurden gesund.

Sie sollten besonders darauf achten, daß Sie nicht etwa die Diät als Strafe für vergangene übermäßige Eßgenüsse mißbrauchen. Sie sollten sich auf Belohnung einstellen, nicht auf Strafe. Geben Sie sich eine gesunde Ernährung als Belohnung dafür, daß Sie sich so gut um sich selbst kümmern, und als Unterstützung in dieser schwierigen Zeit.

Wenn Sie chronisch hungrig oder müde sind, wenn Sie sich

laufend Askese auferlegen müssen, um die Diät einzuhalten, oder wenn Sie immer wieder die Diät brechen, dann seien Sie sehr vorsichtig. Haben Sie keine Angst davor, die einmal gewählte Diät zu ändern. Sie kann Ihnen eine Zeitlang gute Dienste geleistet haben, aber möglicherweise ist es heute besser, ein anderes Programm zu wählen, das Ihren jetzigen Bedürfnissen besser angepaßt ist.

Das Grundlegende ist, daß Sie auf Ihren Körper achten – hören Sie darauf, was er Ihnen zu sagen hat. Reid beispielsweise ist eine Weile lang Vegetarier gewesen, hat dann aber herausgefunden, daß er in seiner Ernährung etwas Fleisch braucht. Das heißt nicht etwa, daß alle Menschen Fleisch brauchen; es heißt nur, daß Reid glaubte, dank Fleischgenuß mehr Energie zu haben und sich besser zu fühlen. Er experimentierte auch mit Vitaminen, zunächst nach einem ärztlich verschriebenen Programm, später hielt er sich an die Reaktion seines Körpers und an sein eigenes Gefühl.

Wenn Sie in Therapie sind, dann beobachten Sie mal, inwiefern diese durch Ihre Ernährung beeinflußt wird. Das Pflegepersonal, das die Behandlung durchführt, kennt manche Tips, wann man essen soll, welche Speisen sich am besten mit der Behandlung vertragen und ähnliches. Dann können Sie, mit etwas Erfahrung, Ihre Reaktion fein einstellen.

Denken Sie daran, daß der Körper anpassungsfähig ist und sich auch ständig verändert. Was Ihnen heute gut schmeckt, mag Ihnen morgen nicht munden. Was Sie vor Jahren nicht mochten, kann Ihnen nun plötzlich schmecken. Essen Sie das, was Ihnen im Moment paßt! Das klingt so einfach, trotzdem vernachlässigen viele Menschen diese einfache Möglichkeit, sich die richtige Ernährung auszusuchen.

Bewegung

Bewegung ist wichtig, aber eines unserer größten Probleme ist es, daß die Patienten gerne übertreiben. Häufig nehmen sie sich Fitneßprogramme vor, die zu anspruchsvoll und zu starr sind.

Setzen Sie Ihre Ziele in diesem Bereich so, daß Sie sicher sind, daran Freude zu haben, und zwar auf längere Sicht. Stellen Sie sich vor, wo Sie in zwei Jahren sein wollen, und bewegen Sie sich sanft in diese Richtung.

Sie wollen durch körperliche Aktivität Ihre Immunmechanismen anregen, aber sich dabei nicht verbrauchen, indem Sie zu viel zu schnell tun. Lernen Sie, sanft in Ihr Training hineinzugehen und dabei auf die Rückmeldungen Ihres Körpers zu hören. Die ersten neunzig Sekunden des Trainings sind die wichtigsten, denn wenn Sie sich sofort überanstrengen, dann werden Sie den Rest der Übungen nicht machen können. Seien Sie also speziell am Anfang vorsichtig, und überwachen Sie dabei vor allem Ihre Atmung.

Die wirksamste Technik, die ich über die Jahre an mir selbst und mit meinen Patienten angewendet habe, besteht darin, daß ich beim Üben ein Zwiegespräch anfange. (Häufig trainiere ich allein, dann wird es ein Selbstgespräch). Sobald ich mit Sprechen Mühe bekomme, verlangsame ich mein Tempo oder mache eine kurze Pause, bis ich mich wieder normal unterhalten kann. Es ist wie gesagt vor allem während der ersten neunzig Sekunden wichtig, dieses Signal zu beachten. So weiß ich immer genau, ob ich versuche, zu viel zu schnell zu tun, und es ist viel einfacher, als meinen Puls zu überwachen.

Gewisse Mitmenschen werden Sie wohl für etwas wunderlich halten, wenn Sie dauernd mit sich selbst sprechen – wichtiger ist aber, daß es nützlich ist.

Ich habe vielen Patienten mit fortgeschrittenem Krebs dabei geholfen, ihre Trainingsprogramme zu entwickeln, indem ich ihnen gezeigt habe, wie man speziell die Atmung und Anzeichen von Unwohlsein überwachen kann. Damit konnten auch sie die körperliche Bewegung als gesundheitsförderndes Verfahren einsetzen.

Sogar wenn Sie bettlägerig sind, ist es nützlich, sich *vorzustellen*, einer körperlichen Tätigkeit nachzugehen, die Freude macht. Zusätzlich können Sie sich im Bett gezielt bewegen, allerdings nicht über die Schmerzgrenze hinaus. Wenn Sie aufstehen, um zur Toilette zu gehen, zählen Sie dies als Training. Halten Sie am Bild der Freude an der körperlichen Betätigung fest; es stellt eine Verbindung zum Leben dar.

Sie konzentrieren sich auf die Stimulierung Ihrer Selbstheilungspotentiale durch körperliche Bewegung, nicht auf größtmögliche Fitneß. Es ist von entscheidender Bedeutung, daß Sie sich während des Trainings und nachher echt wohl fühlen. Beachten Sie, daß Unwohlsein oder Schmerz Signale sind, langsamer zu machen oder auch aufzuhören.

Spiel

Viele Patienten sind davon überrascht, daß das Spielen ein Gebiet ist, in dem sich nur schwer Ziele setzen lassen. In unserer Kultur wird das Spielen nicht ernst genommen, und Krankheit in der Familie hat meist zur Folge, das Spielen weiter zu beschneiden. Es ist sogar schon vorgekommen, daß Patienten und ihre Angehörigen kritisiert worden sind, weil sie sich zu sehr amüsierten: «Du nimmst deine Krankheit nicht ernst genug», oder «Wie kannst du dich amüsieren, wenn dein Lebenspartner sterbenskrank ist?» Und doch ist das Spielen eine der Hauptstützen der Kreativität, die wiederum für den Genesungsprozeß wesentlich ist.

Als spielerische Übung schlage ich Ihnen vor, eine Liste von vierzig Lustbarkeiten aufzustellen, die Ihnen Spaß machen, wobei die Hälfte davon weniger als je zehn Mark kosten sollte. Es ist wichtig, eine lange Liste von Möglichkeiten zu haben, denn gerade dann, wenn Sie das Spielen am dringendsten brauchen, werden Sie die größte Mühe haben, sich etwas einfallen zu lassen, das Spaß macht. Dazu kommt, daß Ihnen heute nicht das gleiche Spaß macht wie gestern. Eine Frau hat mir einmal gesagt, daß das Kochen für sie Arbeit bedeutet, wenn es darum geht, der Familie abends etwas zum Essen auf den Tisch zu stellen, daß Kochen für sie aber ein Vergnügen sei, wenn sie im Urlaub interessante neue Rezepte ausprobiere. Was dem einen Freude macht, findet der andere nicht unbedingt lustig, darum ist es wichtig, daß Sie nicht einfach die Dinge aufschreiben, die allgemein als vergnüglich angesehen werden, sondern Ihre persönliche Liste aufstellen. Und schließlich sollten Sie aufpassen, daß Sie das Spielen nicht gar so ernst betreiben: Wir haben alle schon einmal verbissen dreinschauende Leute auf Tennisplätzen gesehen, die anscheinend lieber sterben als verlieren würden.

Ich werde auch oft gefragt, wieviel man spielen soll. Ich rate den Patienten, was ich auch für mich vor Jahren entdeckt habe, nämlich eine Stunde täglich, siebenmal pro Woche, Wochenenden, Feiertage und Urlaubszeiten eingeschlossen. (Bevor ich die Wichtigkeit des Spielens erkannt hatte, waren meine Urlaubswochen mit Stundenplänen ausgefüllt und mit Dingen, die viel Organisation erfordern – genau wie meine Arbeit.) Eine Stunde täglich spielen mag ein angemessenes Zweijahresziel sein. Wieviel spielen Sie denn heute?

Am Simonton Cancer Center haben wir mit Hilfe von Patienten eine ganze Liste von möglichen spielerischen Tätigkeiten zusammengestellt. Wenn Sie Ihre eigenen Ideen niedergeschrieben haben, können Sie diese nachfolgend abgedruckte Liste verwenden, um Ihre Phantasie anzuregen.

Spieleliste

Freunde besuchen	den Kindern beim Sport zusehen
Bridge spielen	mit den Kindern einen Ausflug machen
draußen sein	ein langes Zwiegespräch mit dem Ehepartner
gärtnern	schwimmen
aufs Land fahren	Kreuzworträtsel lösen
kochen	die Familiengeschichte aufschreiben
sticken	
nähen	
zum Fußballspiel gehen	

Monopoly
Weihnachtslieder singen
Musik hören
reiten
malen
Denksportaufgaben lösen
Motorrad fahren
Metallskulpturen machen
töpfern
rodeln
fingermalen
mit Bauklötzen spielen
sexuelle Phantasien ausleben
Flugzeugmodelle bauen
fotografieren
einen Schneemann bauen
Strandburgen bauen
Vögel beobachten
den Hund ausführen
einen Drachen steigen lassen
bildhauern
Schlauchboot fahren
einen Spaziergang am Bach entlang machen
ins Kino gehen
Backgammon spielen
tanzen
eine Kunstausstellung besuchen
Kirchenlieder hören oder singen
etwas Neues kochen
Golf spielen
ein Laientheater besuchen
ein neues Ladengeschäft erforschen
eine Kaffeepause machen
Minigolf spielen
Popcorn machen
etwas reparieren
jemandem einen Witz erzählen
ein Feuer machen
radfahren
Kaulquappen bei der Entwicklung zusehen
nach dem Regen jäten
den Rasen mähen
ein Fernsehspiel ansehen
Musterhäuser ansehen
fein essen gehen
auf der Veranda sitzen
seilspringen
Squash spielen
ins Theater gehen
Kleinigkeiten einkaufen
Autorennen ansehen
Bonsai ziehen lernen
Frisbee spielen
Bingo spielen
Pinball spielen
Puzzles legen
Billard spielen
Fische füttern
dem Sonnenauf- oder -untergang zusehen
tischlern
im Zelt übernachten
Schach spielen
in den Zoo gehen
in die Oper gehen
in der Brandung toben

eine Fahrt ins Grüne machen
wandern
Kröten beim Fliegenfangen zusehen
mit Ton Dinge formen
den Wolken zusehen
zeichnen
Freunde einladen
Eile mit Weile spielen
Halsketten machen
mit den Kindern Ball spielen
Warenhauskataloge studieren
Gesellschaftsspiele machen
Papierflugzeuge falten
das Auto putzen
Karten spielen

Kreativität

Wie Sie bereits wissen, ist der Einsatz von Meditation und Visualisierung ein wichtiger Teil der Arbeit, die Sie mit dem vorliegenden Buch leisten werden. Aber Sie haben kein Interesse daran, daraus eine lästige Pflicht zu machen. Wenn Sie glauben, daß Meditation etwas werden könnte, das Sie nur ungern jeden Tag tun, dann nehmen Sie sich einfach anfangs etwas weniger vor, jeden zweiten Tag oder sogar noch weniger. Wenn Sie eben erst angefangen haben, die Möglichkeiten Ihrer Kreativität zu erforschen, dann wissen Sie möglicherweise nicht einmal, wo Sie in zwei Jahren damit stehen möchten. Einige unserer Patienten setzen sich deshalb auf diesem Gebiet sehr allgemeingehaltene Ziele. Zum Beispiel: «1. Ich möchte Meditation und Visualisierung besser verstehen lernen und mir die nötigen Techniken aneignen; und 2. Ich möchte Meditation und Visualisierung in mein Leben einbauen.»

Wenn Sie allmählich besser verstehen, wie Ihr Geist funktioniert und wie Sie lernen, dann werden Sie entdecken, daß es sehr viele Tätigkeiten gibt, die eigentlich zur gleichen Kategorie gehören. Es kommt vor, daß Patienten mit ihrer Kreativität auf Umwegen Kontakt bekommen, zum Beispiel beim Lesen eines Buches über die mentalen Aspekte von Golf oder Tennis. Dabei sehen sie die Ähnlichkeiten mit dem, was wir ihnen für ihre Gesundheit zu tun vorschlagen. Ich spiele selbst mehrere

Musikinstrumente zum Vergnügen, aber wenn ich ein neues Stück lerne, so wird mir erst richtig klar, wieviel bewußte Anstrengung und Konzentration auf einzelne Noten erforderlich sind bis zu jenem wunderbaren Moment, wo alles in meinem Unbewußten zusammenkommt und ich das Stück ohne Stokken spielen kann. Denselben Vorgang erleben wir, wenn wir neue Anschauungen gewinnen.

Lebenszweck

Einige Patienten halten ihre Arbeit oder ihren Beruf für die eigentlichen Daseinszwecke, aber bei vielen ist dies nicht der Fall. Auch Sie finden womöglich, daß Ihr Hobby oder Ihre ehrenamtliche Tätigkeit oder Ihre Freunde oder Ihre Angehörigen viel mehr mit Ihrem persönlichen Daseinszweck zu tun haben als Ihr Broterwerb. In Reids Briefen werden Sie sehen, wie diese Frage für ihn mit der Zeit immer wichtiger wurde.

Ihre innere Weisheit wird Ihnen bei der Klärung Ihrer Ziele wertvolle Hilfe leisten. Einige Menschen denken fälschlicherweise, sie seien durch die Krankheit völlig anders geworden, mit neuen und «nobleren» Lebenszielen. Doch tatsächlich wird der Lebenszweck, den Sie entdecken werden, meist eng verwandt sein mit dem, was Sie heute bereits tun – denn wir sind nicht rein zufällig da, wo wir sind. Wir befinden uns bereits auf dem Weg, wir müssen uns einfach noch etwas bewußter werden, unser Denken fein einstellen und neu konzentrieren. Ein Mann, der seinen Beruf als primären Lebensinhalt ansieht, muß möglicherweise noch entdecken, welche Einzeltätigkeiten für ihn die befriedigendsten sind und wie er dafür sorgen kann, daß diese häufiger vorkommen. Eine Frau, deren Leben darauf ausgerichtet war, ihren Kindern eine gute Mutter zu sein, kann sich verlassen fühlen, wenn die Kinder erwachsen sind. Sie könnte sich bewußt werden, daß der wichtigste Teil des Mutterseins das Vorbild ist, das sie vorlebt. Sie kann weiterhin ein Vorbild sein, auch wenn die Kinder ausgeflogen sind, und damit bleibt sie Mutter auf einer höheren Ebene.

Bleiben Sie sich bewußt, daß Ihr neuer Lebenszweck Ihre früheren Erfahrungen nicht entwertet. Es ist normal, wenn der Lebenszweck sich über das gesamte Leben hinweg wandelt. Einige dieser Wandlungen sind kaum wahrnehmbar. Es kommt auch vor, daß die äußerlich sichtbaren Veränderungen gering sind, während die inneren Wandlungen Umwälzungen gleichkommen.

Wir arbeiten intensiv mit dem Lebenszweck, weil Krankheiten oft zu kritischen Zeitpunkten in unserem Leben auftreten, also wenn der Lebenszweck sich verändert – wenn der bisherige Schwerpunkt, beispielsweise als Berufsperson, Elternteil, Ehepartner, unser Leben nicht mehr ausfüllt. Zu solchen Zeitpunkten müssen wir unseren Lebenszweck den neuen Gegebenheiten anpassen. Die Lebenszweckbestimmung ist Teil unseres Überlebensmechanismus.

Wenn Sie sich gelähmt fühlen bei dem Gedanken, einen «bedeutenden» Lebenszweck benennen zu sollen, dann fragen Sie sich einfach: «Was ist heute meine stärkste Verbindung zum Leben?» Was gibt Ihnen das Gefühl, besonders vital, lebendig und mittendrin zu sein?

Ein kritisches Gleichgewicht

In den letzten drei Kapiteln haben Sie drei der grundlegenden Methoden kennengelernt, deren Anwendung wir am Simonton Cancer Center lehren: Kommunikation (mit Ihrer Bezugsperson und anderen Mitmenschen), Meditation (und Arbeit mit Ihrer inneren Weisheit) sowie die Erstellung eines Zweijahresgesundheitsplanes. Ihr Können beim Meditieren und bei der Arbeit mit Ihrer inneren Weisheit wird zunehmen, je länger Sie sich damit auseinandersetzen. Ihr Plan wird Ihnen helfen, auf Kurs zu bleiben, bewußter zu leben und weisere Entscheidungen zu treffen.

Ich bin davon überzeugt, daß Tempo und Dauer Ihrer Genesung – kurzfristig oder langfristig – von Ihrer Vorstellungskraft, Ihrer Grundhaltung, Ihren Überzeugungen, Ihren Entscheidungen und Ihrem Lebenswillen abhängen. Sie werden anfangen, die körperlichen, geistigen und spirituellen Seiten Ihres Lebens ins Gleichgewicht zu bringen, und ich glaube, Sie werden dabei glücklicher werden und das Leben spannender und lebenswerter finden. Die Veränderungen werden sich positiv auf Ihre Gesundheit auswirken. Weder Reid noch ich können Ihr Leben ins Gleichgewicht bringen, aber wir können Ihnen dabei helfen.

Persönlicher Zweijahresgesundheitsplan

Kategorie	3 Monate	6 Monate	9 Monate	12 Monate	15 Monate	18 Monate	21 Monate	24 Monate

Kapitel 6

Einführung in Reid Hensons Briefe

Wie Reid Hensons Erfahrung Ihnen helfen kann

Reids Briefe bieten Ihnen die Gelegenheit, einen tiefen Einblick in die innersten Gedanken und Gefühle eines anderen Krebspatienten zu bekommen, und bieten obendrein den Vorteil, daß Reid Sie auch noch gleich darauf hinweist, was für seine Genesung wichtig war. Diese Briefe sind ein einzigartiges Kompendium. Ich kenne nichts Vergleichbares.

Der Ursprung

Nach seiner wundersamen Genesung im Jahre 1981 machte Reids Geschichte die Runde, und viele Leute wurden neugierig. Andere Krebserkrankte riefen an oder besuchten ihn, und Reid pflegte mit jedem einzelnen stundenlang zu reden. Sie stellten immer die gleichen Fragen: Was soll ich tun, um gesund zu werden?

Reid kannte die Antwort auf diese Frage nicht; er wußte nur, was er selbst getan hatte. Es widerstrebte ihm, anderen Menschen zu sagen, was sie mit ihrem Leben anstellen sollten, vor allem wenn er wußte, daß sie lebensbedrohlich krank waren.

Doch hatte Reid schon immer den Drang gehabt, etwas zu schreiben, nur wußte er nicht, was. Er wachte häufig frühmorgens um fünf mit dem Gefühl auf, er müsse jetzt in sein Arbeitszimmer gehen und etwas schreiben, aber lange Zeit tat er das nicht. Eines Morgens nun, als er wieder diesen Drang verspürte, stand er auf, setzte sich an seinen Schreibtisch und ergriff den Schreiber. Er schrieb stundenlang, wie damals, als sein Sohn verhaftet worden war und er seine Gedanken über Kindererziehung niedergeschrieben hatte. Dies war die Geburtsstunde der Briefe, die nachstehend abgedruckt sind.

Nachdem Reid etwa fünfzehn Briefe geschrieben hatte, gingen ihm die Ideen aus. Er dachte, mehr hätte er nicht zu sagen. Später erkannte er, daß er einige Seiten seiner Krebserfahrung mißverstanden hatte und daß ihm darum die Energie und die Weisheit ausgegangen waren, so daß er keine Briefe mehr schreiben konnte.

Als seine Einsichtsfähigkeit wieder zunahm und indem er weiterhin sich selbst und seine Umgebung untersuchte und beobachtete, meldete sich bei ihm wieder jener seltsame Schreibdrang, und schon stellten sich auch neue Einfälle ein.

Reid hat mir diese Briefe gegeben mit der Bitte, ihm dabei zu helfen. Wir sahen sie sorgsam durch und arbeiteten monatelang daran, ehe wir begannen, sie an andere Krebspatienten zu verschicken. Das ging sehr schnell von Mund zu Mund, so daß bald Menschen aus allen Ländern uns baten, ihren Namen auf Reids Versandliste zu setzen. Wir verschickten die Briefe auch an einige der Krebspatienten, die beim Simonton Cancer Center anriefen. Innerhalb eines Jahres bekam Reid frappierende Rückmeldungen; Patienten schrieben ihm, daß sie die erstaunlichsten Veränderungen ihres Gesundheitszustandes und ihres Lebens erfahren hätten.

Ich glaube, jeder Mensch kann von Reids Bereitwilligkeit lernen, das Wundersame zu erforschen und zu erleben. Die Reaktionen auf seine Briefe legen dafür ein eindeutiges Zeugnis ab. Reid erzählt Ihnen, was er getan hat, und nicht etwa, was Sie tun sollen. Vergessen Sie nie: Was dem einen nützt, kann dem anderen schaden. Sie müssen Ihren eigenen Weg gehen, nicht den eines anderen. Lassen Sie sich durch Reids Erfahrungen und durch die anderer Menschen auf Ihrem Weg helfen, aber folgen Sie nicht blind deren Fußstapfen.

Mit das Beste an Reids Briefen ist, daß er uns zwar an seiner Erfahrung mit Krebs teilhaben läßt, daß aber zugleich seine Botschaft auch Menschen anspricht, die völlig andere Probleme haben. Menschen, die drogensüchtig sind, die eine Scheidung durchmachen, die kürzlich einen lieben Angehörigen verloren haben, und solche, die an allen möglichen Krankheiten leiden, von Allergien bis Aids, haben gefunden, daß Reids Briefe gesundheitsförderliche Veränderungen in ihrem Leben angeregt haben. Da ich selbst mich vor allem auf die Behandlung von Krebspatienten verstehe, werden sich meine Kommentare vor allem an diese richten. Hingegen glaube ich, daß Ihnen die Briefe in jedem Fall Hilfe und Trost bringen, unabhängig von Ihrer speziellen Problematik.

Der Zweck der Briefe

Ich habe die Erfahrung gemacht, daß viele Patienten zwar durchaus willens sind, sich zu ändern, um ihr Leben zu retten, aber dieses Umdenken ist oft nur vorübergehend oder es kommt schubweise. Die Genesung von Krebs erfordert aber eine grundsätzliche und dauerhafte Umstellung. Im tiefsten Sinne ist die Heilung von Krebs die Heilung Ihres Lebens, und das ist ein langfristiges Unterfangen, nicht etwas, das man über Nacht erledigen kann.

Ich habe erlebt, daß Patienten, die ihre Grundüberzeugungen überprüfen und Themen wie ihren Lebenszweck und ihren Glauben an Gott neu untersuchen, eine Lebenswende erfahren, die ihnen ein neues körperliches, geistiges und spirituelles Gleichgewicht bringt, das gesundheitsfördernd ist. Sich ein solches gedeihliches Umfeld zu schaffen bedarf oft wiederholter, positiver und produktiver Anreize über eine lange Zeit. Mit anderen Worten, Sie brauchen fortdauernd Ermutigung, die Sie dazu anhält, positiv im Interesse Ihrer Gesundheit aktiv zu sein. Genau diese Anreize hoffen wir Ihnen durch die Briefe von Reid zu vermitteln.

Langfristiges Überleben

Ich sage manchmal, daß das einzige, was langfristig Überlebende gemeinsam haben, eben die Tatsache ist, daß sie langfristig überleben. Da jeder von uns einzigartig ist, ist auch unsere individuelle Entwicklung einzigartig, und das gilt natürlich auch für jeden langfristig Überlebenden.

Unsere Gesellschaft hat eine große Fertigkeit entwickelt, über Krebspatienten Zahlenmaterial zusammenzutragen und Statistiken darüber zu veröffentlichen, wie viele von ihnen überleben, wie viele sterben, wie hoch die Krebsrate in gewissen Gegenden ist und so weiter. Das Problem ist, daß diese Statistiken für Sie als Einzelperson nicht brauchbar sind. Sie wissen nicht, auf welcher Seite der Statistik Sie schließlich einmal gezählt werden, darum ist das Zahlenmaterial für Ihren Fall bedeutungslos. Wenn auch nur eine einzige Person von tausend irgendeine seltene Krankheit überlebt, und diese eine Person sind Sie, dann ist die Krankheit für Sie hundertprozentig heilbar.

Ich schlage vor, Sie vergessen die Statistiken, die Sie über die Art von Krebs gehört haben, den Sie durchmachen. Sie sind nicht gleichzusetzen mit all den anderen, die diesen Krebs haben – Sie sind Sie, ein einzigartiges Individuum. Sie tun wichtige Dinge, um die Wirksamkeit der gewählten Behandlungsmethode zu steigern. Sie setzen geistige und spirituelle Kräfte ein, damit die Behandlung anschlägt. Wir haben zwar inzwischen Statistiken über die Wirksamkeit der geistigen Vorgänge, aber für den spirituellen Ansatz fehlen solche noch vollständig. Wir wissen noch nicht, wie sich die Hereinnahme von spirituellen Elementen in den Zahlen niederschlägt. Hingegen denke ich, daß Sie viel eher ein Wunder oder eine spontane Heilung erleben werden, wenn Sie daran glauben, daß so etwas überhaupt und also auch für Sie möglich ist! Ich habe dies im Laufe der Jahre mit einem Patienten nach dem anderen erlebt. Vielleicht glauben Sie noch nicht an Wunder und können sich nicht vorstellen, ein solches zu erleben, aber wir werden daran arbeiten, genau wie wir dies mit Ihren Krebsvorstellungen getan haben.

Reids Briefe eröffnen Ihnen die Möglichkeit, Krebs und Krebsheilung auf eine Weise, die für Sie sinnvoll und nützlich ist, neu zu bewerten. Ich möchte die Betonung auf das Wort «nützlich» legen. Dies ist kein Philosophiebuch, sondern eine praktische Anleitung. *Benutzen* Sie sie, das Lesen allein genügt nicht. Wenn Sie das Buch nur lesen, ist es bei weitem nicht so wirkungsvoll, wie wenn Sie das Gelesene auch in die Praxis umsetzen.

Praktische Umsetzung

Als ich Reid zum erstenmal traf, fiel mir sofort seine große Angst auf, und ich war darüber sehr besorgt. Ich kann mich noch heute genau an seinen angstvollen Gesichtsausdruck von damals erinnern. Gut, diese Angst feuerte ihn zum Handeln an, aber für seine Genesung war es wesentlich, diese Angst aufzulösen. Massive Angst ist ein gefährlicher Streßfaktor und kann tödlich sein. Sie zu überwinden ist unerläßlich für die Genesung. Reid war willens, die Überzeugungen, auf denen seine Ängste fußten, zu ändern. Er war auch sehr engagiert, alles Weitere zu tun, was für seine Heilung nötig war.

Sie mögen von Ihrer Angst vor dem Krebs und dem Sterben überwältigt und gelähmt sein. Um aus diesem Loch herauszukommen, sollten Sie die in diesem Buch beschriebene Arbeit ausführen, und zwar in dem für Sie angemessenen Tempo. Regelmäßige Meditation kann Ihnen täglich eine Pause verschaffen, während der Sie Ihren Kummer beiseite lassen und sich auf gesundmachende Gedanken konzentrieren können. Wenn Sie die Meditationsübungen von Kapitel 4 noch vor sich haben, dann empfehle ich Ihnen, dies jetzt durchzunehmen, bevor Sie Reids Briefe lesen. Meditation und Visualisierung können sehr nützlich sein, wenn Sie die Themen von Reids Briefen studieren wollen. Ihre innere Weisheit kann Ihnen auch sehr weiterhelfen, wenn Sie also erst noch in Kontakt kommen wollen mit Ihrer inneren Weisheit, dann wäre jetzt der richtige Zeitpunkt, sich darauf zu konzentrieren.

Ich hoffe, Sie haben inzwischen auch begonnen, Ihre Spielliste zusammenzustellen. Es ist wesentlich, daß Sie sich Zeit zum Spielen nehmen, sogar dann, wenn Sie sich diesbezüglich in Ihrem Zweijahresgesundheitsplan kein eigentliches Ziel gesetzt haben. Tun Sie etwas, was Ihnen Spaß macht, vor, während und nach Ihrer Arbeit an Ihrer Genesung.

Vorschläge für die Arbeit mit den Briefen

Reid und ich bitten Sie, die Briefe so zu benutzen, wie sie gemeint sind. Wenn Sie sie einfach nur durchlesen, werden sie Ihnen viel weniger geben, als wenn Sie etwas schöpferischer mit ihnen umgehen.

Als Reid anfing, die Briefe zu verschicken, tat er das in einem wöchentlichen Rhythmus. Damit hatte jeder Empfänger sieben Tage Zeit, jeden Brief mehrmals zu lesen; eine ganze Woche lang konnte er über den Inhalt nachdenken und mit den Ideen und Vorschlägen experimentieren.

Sie haben nun in diesem Buch alle Briefe gesammelt vor sich, aber wir schlagen Ihnen trotzdem vor, sich für jeden Brief eine Woche Zeit zu lassen, bevor Sie den nächsten in Angriff nehmen. Jeder Brief enthält Kernsätze, die sich auf Grundüberzeugungen beziehen, die bei Ihrem Perspektivenwandel eine wesentliche Rolle spielen können. Wenn Sie die Briefe der Reihe nach einfach durchlesen, könnten Sie von all dem Neuen überrollt sein und viel überlesen. Wenn Sie sich aber jeweils mit nur einem Brief auseinandersetzen, wird es Ihnen viel leichter fallen, die Schwerpunktthemen anzugehen und Ihre bisherigen Auffassungen in einer Art zu verändern, die für Ihre Gesundheit förderlich ist.

Sie brauchen immer einige Zeit, um ein neues Konzept in

Ihre Gedankengänge einzubauen. Ihre Sicht wird sich allmählich wandeln, und dabei ergeben sich neue Gesichtspunkte, von denen aus das nächste Konzept ins Blickfeld rückt.

Wenn Sie sich aber doch entschließen weiterzulesen – ich bin sicher, viele von Ihnen möchten gleich weiterlesen –, denken Sie daran, warum wir Sie bitten, bei jedem Brief zu verweilen und mit den Briefen in der vorgegebenen Reihenfolge zu arbeiten. Die Briefe sind so aufgebaut, daß sie Ihnen dabei helfen, schrittweise ein neues, festes Fundament zu legen, von dem aus Sie Ihr Leben neu sehen und gestalten können.

Schon das bloße Lesen der Briefe – einer pro Woche – wird nützlich sein. Noch wirksamer wird es aber, wenn Sie aktiv mitmachen und den Gehalt des Geschriebenen in Ihr Denken einbauen. Machen Sie sich Notizen. Schreiben Sie ins Buch hinein. Führen Sie ein Tagebuch. Sprechen Sie was aufs Tonband. Sorgen Sie dafür, daß dies zu einer tagtäglichen, aktiv betriebenen Übung wird. Ihr Wille, diese Arbeit zu tun, Ihr Vorsatz zu genesen, die Zeit, die Sie aufwenden, und die Intensität, mit der Sie mitmachen, das alles ist entscheidend.

Bestimmt werden Sie finden, daß einige Briefe für Sie wertvoller sind als andere. Vielleicht möchten Sie auf diese Themen, die Ihre eigentlichen Interessen und Bedürfnisse ansprechen, mehr als eine Woche verwenden.

Wenn Sie zu schwach sind, um die Briefe zu lesen, bitten Sie jemanden, sie Ihnen laut vorzulesen oder auf Kassette aufzunehmen. Wenn Sie zu schlecht dran sind, um Notizen zu machen, sprechen Sie Ihre Gedanken auf Band. Wenn Ihr Zustand Sie auch daran hindert, meditieren Sie über die Briefe und sprechen Sie Ihre innere Weisheit an, um sie tiefer zu erforschen. Es mag Ihnen nützen, die Meditationsübungen des Kapitels 4 ein- oder mehrmals pro Woche zu wiederholen und aufzuschreiben, was für bildliche Vorstellungen sich eingestellt haben. Achten Sie darauf, ob die Bilder sich verändern, nachdem neue Informationen dazugekommen sind. Denken Sie auch daran, daß Sie die Bilder beliebig ändern können, wann immer Sie wollen. Notieren Sie die Bilder und halten Sie diejenigen fest, die Ihnen bei der Genesungsarbeit speziell viel Kraft gegeben haben.

Es kann vorkommen, daß Sie an gewissen Stellen völlig anderer Meinung sind als Reid. Es ist nicht notwendig, mit ihm einer Meinung zu sein, um gesund zu werden. Vielmehr ist die Ablehnung einer Meinung eine intensive Form des Mitmachens. Aber gehen Sie nicht einfach über Reids Meinung hinweg, sondern schreiben Sie sich auf, wieso Sie nicht einverstanden sind.

Vielleicht kommt es auch mal vor, daß Sie nicht recht wissen, ob Sie mit Reid übereinstimmen oder nicht. Auch das ist gut. Experimentieren Sie mit einigen der Dinge, die er ausprobiert hat, und warten Sie ab, ob für Sie etwas Positives dabei herauskommt.

Jeweils nach einem oder mehreren Briefen, die einem bestimmten Themenkreis gewidmet sind, kommentiere ich Reids Verhalten und biete Ihnen weitere Möglichkeiten an. Mit Hilfe meiner Kommentare und Vorschläge können Sie überprüfen, wie Sie mit der Arbeit vorankommen. Anders als bei den Briefen brauchen Sie hier nicht eine Woche abzuwarten, sondern können die Kommentare direkt nach dem vorangehenden Brief lesen oder auch schon zwischendurch konsultieren, wenn Sie eine Textstelle besonders schwierig finden.

Sie werden sehen, daß die Themen und Aussagen in den Briefen und im Kommentar wiederholt werden. Das ist Absicht. Ich weiß, daß es oft schwierig ist, sich zu konzentrieren, wenn es einem nicht gut geht. Darum habe ich Sie gebeten, jeden Brief mehrmals zu lesen, und darum wiederholen und betonen wir besonders wichtige Aussagen. Wir wollen sichergehen, daß Sie mehr als eine Gelegenheit haben, die Schlüsselgedanken zu erfassen und in sich aufzunehmen.

Aus meiner Sicht finde ich es einfach großartig, daß Reid mit der Veröffentlichung seiner Briefe einverstanden ist, denn dies macht sein Leben und sein Denken allen zugänglich. Er steht offen und ehrlich dazu, wer er war und ist, und er setzt sich freiwillig der Kritik seiner Mitmenschen aus, nur um seine Erfahrungen mitzuteilen und damit anderen helfen zu können. Ich rechne fest damit, daß Sie jeden seiner Briefe in Ihr Herz schließen werden, als ob Reid ein enger persönlicher Freund wäre, der Ihnen eine besondere persönliche Botschaft überbringt.

Reid und ich haben den Wunsch, daß Sie wissen, wie sehr wir Sie dabei unterstützen wollen, daß Sie wieder gesund werden. Und was noch viel wichtiger ist: wir glauben, daß das ganze Universum hinter Ihnen steht, um Sie in Ihrer Anstrengung zu unterstützen. Sie selbst sind da, um Ihren eigenen Beitrag zu leisten, was auch immer dieser Beitrag sein wird. Es ist im ureigensten Interesse des Universums, daß Sie Ihre ganz eigene und ganz einzigartige Freude und tiefe Befriedigung erleben. Wir hoffen, daß wir Ihnen dabei helfen können, und wir hoffen, daß Sie in dieses spannende Abenteuer mit Staunen und Neugier hineingehen.

ZWEITER TEIL

Die Briefe von Reid Henson

Erster Brief

Wie ich zu einem Schüler des Lebens wurde

Lieber Freund,

ich freue mich, Sie mit Gedanken vertraut zu machen, die mir dabei geholfen haben, meine Grundhaltung und meine Ansichten vom Leben wesentlich umzuformen. Zuerst fand ich es schwierig, die Dinge von einem anderen Blickpunkt aus zu betrachten, als ich das seit Jahren gewohnt war.

Ich brauchte viel Zeit, bis ich erkannte, daß Änderungen nötig waren, und bis ich dies auch akzeptierte. Ich glaube, dies kam von meinem Widerstreben, der Wahrheit über mein innerstes Selbst ins Auge zu sehen. Obwohl ich fand, ich hätte viele unerwünschte Eigenschaften, sehe ich im nachhinein, daß ich auch viele gute Seiten hatte und habe. Aber aus irgendeinem Grunde dominierten meine negativen Seiten zu Beginn meiner Krebserfahrung mein Bewußtsein. Dies machte es für mich eher unangenehm, mich selbst genauer unter die Lupe zu nehmen.

Wenn ich heute darüber nachdenke, dann scheint es mir klar, daß meine Furcht vor der Veränderung weitgehend die Furcht vor meinem innersten Selbst widerspiegelte. Ich hatte den Verdacht, daß da im tiefsten Inneren bei mir etwas sei, das zu sterben verdiente, und ich war nicht imstande, ihm ins Auge zu schauen. Ich sah den Tod näherkommen und dachte, es müßte doch etwas geben, was ich ändern könnte und das den Tod aufhalten würde. Um den Tod abzuwenden, mußte ich mich ändern; dennoch hatte ich vor der Veränderung Angst, weil ich nicht wußte, wozu die Änderungen in meinem Leben führen würden. Beide Alternativen schienen mir gleich furchterregend, aber mein Tod doch noch etwas mehr als eine Umkrempelung meines ganzen Lebens. Ich kann heute sehen, daß meine Angst vor dem Tode einer der stärksten Anreize war, mein Leben zu verändern.

Eine Idee, die ich äußerst hilfreich fand, um gesundheitsfördernde Änderungen vorzunehmen, war es, die Sicht eines «Schülers des Lebens» einzunehmen. Als Lebensschüler wurde ich ein eigenständiger Beobachter von mir selbst, von «Reid». So war es mir möglich, jedes Ereignis in «Reids» Leben als eine Lerngelegenheit aufzufassen. Anstatt jedes Ereignis als entweder gut oder schlecht zu beurteilen, versuchte ich, objektiv zu bleiben und festzustellen, daß gewisse Ereignisse einfach schwieriger waren als gewisse andere. Ich versuchte mir auch immer zu vergegenwärtigen, daß ich nicht alle Tatsachen kannte. Ab und zu vergaß ich, die Schülerrolle zu spielen, aber ich konnte immer noch nachträglich untersuchen, was ich hätte lernen können. Ich begann zu erkennen, daß die Dinge sich nicht immer so entwickelten, wie ich es erwartet hatte.

Ich lernte begreifen, daß meine neue Sichtweise mich davon befreite, die Welt verändern zu wollen – also Ereignisse, Menschen oder was auch immer zu beeinflussen. Ich fing an, von allen Aspekten des Lebens zu lernen. Ich fing auch an, die anderen Menschen als Mitschüler zu sehen, egal, wie sie sich selbst sahen. Dies machte es einfacher für mich, die anderen so zu akzeptieren, wie sie eben sind.

Diese Veränderungen stellten sich nicht über Nacht ein, aber sie kamen, und es gibt keinen Zweifel, daß die Veränderungen, die ich durchmachte, für mich gut waren. Indem ich die Schüler-Perspektive einnahm, konnte ich mich allmählich in einem angenehmeren und erfreulicheren Rhythmus durchs Leben bewegen. Schüler zu sein schien wenig Streß mit sich zu bringen, denn ich konnte das Leben frei erfahren, ohne das Gefühl, ich müßte kontrollieren, was ohnehin unkontrollierbar ist. Ich brauchte eine Veränderung meiner selbst, hatte aber in der

Vergangenheit meine Zeit und Energie mit dem untauglichen Versuch vergeudet, andere zu ändern oder die vergangenen und zukünftigen Ereignisse meines Lebens zu beeinflussen.

Bevor ich ein Lebensschüler wurde, war ich immer sehr ängstlich vor jeder Entscheidung, die ich zu treffen hatte, und es gab kaum ein Entrinnen aus diesen selbstgemachten Ängsten. Ich erkannte schließlich, daß ich als Schüler von allen Entscheidungen profitieren konnte, egal *wie* sie im Einzelfall ausfielen, solange ich von der Erfahrung lernte.

Ich fand, ich machte mehr Fortschritte mit weniger Streß, wenn ich jeweils nur die Entscheidung betrachtete, die gerade gefällt werden mußte, wenn ich mich auf die Gegenwart konzentrierte und eine klare Wahl traf. Ich erkannte, daß jede Entscheidung wiederum ihre Konsequenzen haben würde, daß man aber diese Konsequenzen später bewerten und von ihnen lernen sollte, um dann wiederum neu zu entscheiden.

Dies verringerte die Streßmenge in meinem Leben, weil es mir gestattete, mich jeweils auf die aktuell wichtigen Dinge zu konzentrieren, wobei ich wußte, daß nicht alles so kommen würde, wie ich es erwartete. Ich erkannte, daß es in der Zukunft zu weiteren Entscheidungen kommen würde, deren Gegenstand ich noch nicht kennen konnte, und daß die Entscheidungen der Vergangenheit nicht mehr beeinflußt werden können. Deshalb waren die einzigen Entscheidungen, mit denen ich mich auseinandersetzen konnte, die im Hier und Jetzt vor mir liegenden.

Ich versuchte gezielt, bewußter einen Moment nach dem anderen zu erleben, indem ich mich fragte: «Was passiert gerade jetzt?» und: «Was kann ich jetzt damit anfangen?» Oft war dann das einzige, was ich momentan tun konnte, innerlich Abstand zu nehmen, «Reid» zu beobachten und zu lernen.

Indem ich mich allmählich immer besser darauf einstellte, das Leben nur zu erfahren, statt zu versuchen, es zu kontrollieren, fühlte ich mich auch immer wohler mit dem «Unbekannten». Dies half mir dabei, mein bisheriges Wissen und Verständnis in unbekanntes Territorium auszudehnen. Ich konnte neue Informationen, die meine Ansichten zum Thema Leben ändern könnten, in Ruhe sammeln, auswerten und speichern.

Als ich mich immer tiefer in meine Schülerrolle einlebte, wurde ich immer vertrauter mit dem Gedanken, den Tod einfach auch als eine Veränderung anzusehen. Ich wurde immer überzeugter, daß der Tod nur ein vorübergehender Wandel ist, durch den ich in eine neue Schule umgeschult würde, die wiederum damit fortfahren würde, mir die notwendigen Lektionen vorzulegen. Ich begann zu erkennen, daß Gott auf diese Weise sehr gut für mich vorgesorgt hatte. Dies gab mir das Vertrauen, daß Gott weiter für mich sorgen würde, was auch immer als nächstes käme. Meine Furcht vor dem Wandel und meine Furcht vor dem Tode sind schließlich verschwunden.

Da ich Krebs hatte, setzte ich mich mit vielen Ideen, Ansichten und Erfahrungen auseinander. Ich handelte. Ich wählte aus, bewertete, lernte und wählte wieder aus.

Kommentar zum ersten Brief

Das «Schüler»-Konzept entspricht mehreren von Reids wesentlichen Vorstellungen: Er glaubt, daß man etwas aus dem Leben lernen kann; er glaubt daran, daß es eine schöpferische Kraft im Universum gibt, die versucht, uns mittels unserer Lebenserfahrungen etwas beizubringen, und er glaubt, daß diese schöpferische Kraft gütig und liebevoll ist und darum diesen Lernprozeß eigens geschaffen hat, um uns und unserem Universum zu dienen. Solche Vorstellungen sind natürlich für Reid in seiner Krebserfahrung hilfreiche und gesunde Überzeugungen.

Das «Schüler»-Konzept gehört zu den großen geistigen Überlieferungen, aber für Reid war es neu. Es wurde für ihn zu einer wichtigen Hilfe, weil es ihm gestattete, seine Krankheit und sein Leben von einer objektiven Warte aus zu sehen. Wenn man objektiv ist, befindet man sich in einem emotional neutralen Status, was, wie wir bereits erörtert haben, die Heilungsmechanismen des Körpers günstig beeinflußt.

Wenn Sie das Lebensschüler-Konzept für Ihren eigenen Gebrauch prüfen möchten, dann beachten Sie bitte, daß es Reid erlaubte, sein Leben umfassender zu erfahren, weil er sich gewissermaßen die Erlaubnis gab, *alle* Gefühle und Gedanken, die in ihm hochkamen, vorbehaltlos zu erleben. Er meinte nicht mehr, daß er sie in Schach halten oder vermeiden müsse, um von ihnen nicht überwältigt zu werden. Statt dessen durfte er sie fühlen und denken und konnte trotzdem durch sein objektives Beobachten eine sichere Distanz wahren.

Dies kann für Sie ein wichtiges Arbeitsgebiet sein, weil Sie als Krebspatient möglicherweise darum kämpfen, Ihr Leben unter Kontrolle zu bringen, oder weil Sie finden, Ihr Körper habe Sie verraten. Wenn Sie finden, Ihr Leben sei außer Kontrolle geraten oder Sie seien im Begriff, die Kontrolle zu verlieren, dann unternehmen Sie eine konzertierte Anstrengung, mehr Vertrauen in sich selbst und in Ihre Heilkräfte zu entwickeln. Gehen Sie dabei in kleinen Schritten vor, um Ihr Leben und Ihre Gesundheit zu beeinflussen, statt zu versuchen, alles auf einmal in den Griff zu kriegen.

Ich kann mich in jene von Ihnen einfühlen, die gerne schnell die Kontrolle erlangen würden, weil sie denken, daß sie auf diese Weise sofort gesundheitliche Erfolge erzielen könnten. Ich erkenne diese Schwierigkeit bei meinen Patienten leicht, weil ich sie von mir selber kenne. Ich neige auch dazu, Dinge zu schnell und übertrieben zu tun: Ich übertreibe beim Spielen, beim Training, bei der Arbeit. Ich habe eine lange Zeit gebraucht, um mein Leben ins Gleichgewicht zu bringen, und es gerät immer wieder mal aus der Balance. Ich kann mich glücklich schätzen, daß ich Menschen um mich habe, die mich daran erinnern, wenn ich in die Irre gehe, und die meine Anstrengungen zur Wiedergewinnung des Gleichgewichts unterstützen. Mein wichtigstes Hilfsmittel ist aber doch mein eigenes Bewußtsein.

Der Lebensschüler-Ansatz ist eine ausgezeichnete Methode, um das Bewußtsein zu schärfen. Hier sind ein paar einfache Dinge, die Sie tun können, um den Schüler-Ansatz zu üben:

- *Führen Sie ein Tagebuch!* Am Ende eines jeden Tages schauen Sie zurück auf die Gedanken und Gefühle, die im Laufe des Tages bei Ihnen aufgekommen sind. Schreiben Sie auf, was Sie dabei lernen, wenn Sie eine solche Rückschau halten auf Ihre Gedanken und Gefühle. Machen Sie sich besonders klar bewußt, auf welche Weise Ihre Gedanken und Überzeugungen Gefühle erzeugen.

  Oder schauen Sie als Lebensschüler zurück auf Ihre Erfahrungen mit Krebs. Schreiben Sie auf, was Sie jetzt über das bislang Gelernte denken und fühlen. Bewahren Sie Ihre Notizen auf, um Ihren Fortschritt später nachvollziehen zu können, wenn Sie noch mehr gelernt haben. Denken Sie daran: Ihre Gefühle sind ein Produkt Ihrer Überzeugungen und Gedanken. Wenn Sie sich also besser fühlen wollen, müssen Sie gesünder denken.
- Wenn Sie es nicht schon längst getan haben: *Stellen Sie sich eine Liste der Dinge zusammen, die Ihnen guttun.* Fragen Sie sich direkt: «Was kann ich tun, damit ich mich besser fühle?» Tun Sie heute eines dieser Dinge, indem Sie es wie ein Lebensschüler angehen. Betrachten Sie dies als vertrauensbildende Übung, die Ihnen zeigt, daß Sie Ihre Gefühle beeinflussen können, indem Sie handeln und gesunde Ansichten anwenden.

Reid konnte sein Leben nicht besser kontrollieren als zuvor, nachdem er ein Lebensschüler geworden war, hingegen wurde er seine Kontrolliersucht los, indem er das Leben von einem objektiveren und neutralen Standpunkt her wahrnahm. Aus seiner neuen Auffassung, daß das Leben der große Lehrmeister sei und er dessen Schüler, resultierte eine gesundheitsförderliche unbewußte Einstellung zu den Ereignissen des Lebens.

Sobald Sie die Schülerperspektive wählen, kann sie Ihnen die

Freiheit geben, *alle* Ihre Gedanken und Gefühle zu akzeptieren, vor allem auch die schwierigen, negativen. Sobald Sie sich frei genug fühlen, auch negative Gedanken und Gefühle zu erleben, haben Sie eine Chance zu ergründen, wie Sie auf diese gekommen sind – eine Einsicht, die Sie verpassen würden, wenn Sie sich negativen Gedanken und Gefühlen widersetzten oder sie verdrängten.

Das Endziel ist auszuwählen, welche Gedanken Sie beibehalten und welche Sie ändern wollen. Sie können dies dadurch erreichen, daß Sie laufend Ihre Meinungen überprüfen und sie so umformen, daß sie positive oder zumindest neutrale Gefühle erzeugen. Ein Schritt in dieser Richtung ist der, sich darin zu üben, erbauliche Gedanken zu haben. Immer wenn Sie dies tun, hilft es Ihnen, sich in einen entspannten oder neutralen Zustand zu bringen, was sich positiv auf Ihre Gesundheit auswirkt.

Hier eine praktische Übung dazu:

- *Experimentieren Sie diese Woche mit der Wahrnehmung von negativen Gefühlen* – insbesondere von Wut, Angst oder Hoffnungslosigkeit. Wenn Ihnen bewußt wird, daß Sie eines dieser Gefühle erleben, halten Sie inne und schreiben sofort die Vorstellung auf, die dieses Gefühl hervorgerufen hat. Erinnern Sie sich daran, das Ziel ist nicht, das Gefühl zu unterdrücken, sondern, mit ihm zu arbeiten. Benützen Sie die Übung für die Entwicklung der emotionalen Stabilität im Kapitel 4, sooft Sie sie brauchen.

Reid brauchte lange, machte viele Erfahrungen und bekam eine Menge professionelle Hilfe, bis er imstande war, seine ungesunden Ansichten, Gedanken und die daraus sich ergebenden Gefühle zu beeinflussen. Nehmen Sie sich dafür Zeit, erledigen Sie die Arbeit in Ihrem eigenen Rhythmus, achten Sie darauf, wie Sie sich fühlen, und tun Sie nur das, wozu Sie jeweils gerade Lust und die nötige Energie haben.

Zweiter Brief

Vorwürfe, Zuständigkeit und Kontrolle

Lieber Freund,

bis ich meine Mittel und Fähigkeiten auf die wirklichen Probleme mit mir selbst konzentriert hatte, habe ich keine großen Fortschritte gemacht. Indem ich anderen Menschen die Schuld zuschob, drückte ich mich jahrelang davor. Ich hatte die ständige Gewohnheit, andere Menschen für die Probleme verantwortlich zu machen, die ich im Leben hatte. Ich weiß, daß dies ein allgemeiner menschlicher Zug ist, aber ich stellte fest, daß das für mich sehr ungesund war, denn es gab mir das Gefühl, ein hilfloses Opfer zu sein und allen möglichen Dingen ausgeliefert zu sein, die sich meiner Einflußnahme entzogen.

Das war gefährlich, weil ich, während ich anderen für meine mißliche Lage die Schuld gab, kaum oder keine Fortschritte bei der Lösung meiner eigenen Probleme machte. Die ungelösten Probleme häuften sich derweil an, und ihre Last wurde mit der Zeit immer drückender. Es wurde mir klar, daß die Schuldzuweisung an die Adresse anderer mein Leben nicht verbessert hatte und daß sie dies wahrscheinlich auch in Zukunft nicht tun würde.

Wenn ich auf mein Leben vor der Krebserfahrung zurückblicke, stelle ich erstaunt fest, wie schwierig es für mich gewesen sein muß, mich mit einer ganzen Reihe von Situationen auseinanderzusetzen. Ich glaubte offenbar, ich sei ein Versager, wenn ich die auftretenden Probleme nicht lösen konnte. Diese Ansicht war sehr streßträchtig, denn es war unmöglich, alle anderen Menschen, die mir meine Probleme «verursachten», «umzufunktionieren».

Da ich dachte, ich wüßte immer, was das Beste wäre, war es für mich naheliegend, anzunehmen, daß nicht ich, sondern andere Menschen oder Umstände die Ursache aller Mißstände sein mußten. Was auch immer, wer auch immer das oder der oder die Schuldige war, sollte dafür zur Rechenschaft gezogen werden. Oft war ich ungehalten darüber, daß ich meine Zeit damit verschwenden mußte, Dinge richtigzustellen, die von Anfang an richtig hätten sein können.

In vielen Fällen war ich völlig sicher, genau zu wissen, was gut, am besten oder sogar für alle Beteiligten ideal wäre. Natürlich kannte ich nicht wirklich alle Absichten, Prioritäten oder gegenseitigen Beziehungen der Menschen oder Tatsachen, die an den jeweiligen Umständen beteiligt waren. Es fiel mir aber sehr leicht, diesen Mangel an Information oder Verständnis einfach zu übersehen.

Als ich dann allerdings begann, meine Idee vom Schüler des Lebens auf meine Vorwürfe anzuwenden, sahen die Dinge plötzlich ganz anders aus. Als Schüler konzentrierte ich mich ja auf das Lernen, nicht auf das Anschuldigen. Das bedeutete, daß ich meine Aufmerksamkeit eher auf das richtete, was passierte, als auf das, was meinen Vorstellungen entsprechend hätte passieren sollen. Da ich von allem, was ich sah, lernte, schien es widersprüchlich, negativ (im Sinne von anschuldigend) über die Menschen und Dinge zu denken, bei denen ich in die Lehre ging.

Ich sah natürlich noch immer Dinge, die nicht richtig liefen, aber von einer etwas positiveren Warte aus. Ich fand, daß der Begriff der Verantwortlichkeit viel bessere Dienste tat als der Begriff der Schuld. Sie mögen denken, das sei Haarspalterei, aber bitte schenken Sie Ihre Aufmerksamkeit den beiden folgenden wichtigen Argumenten:

- Wenn ich jemanden in einer bestimmten Situation als *tadelnswert* ansah, dann hegte ich dieser Person gegenüber auch negative Gedanken und meinte, sie müßte für ihre schlimmen Taten bestraft werden.

- Wenn ich aber dieselbe Person als *verantwortlich* ansah, stand sie in einem etwas positiveren Lichte da; man kann schließlich, auch wenn man verantwortlich ist, richtig oder falsch handeln.

Indem ich nun übte, den Begriff «verantwortlich» anstelle des Wortes «schuldig» zu verwenden, wurde mir klar, daß die Begriffe «Verantwortung» und «Autorität» zusammengehören. Wenn ich jemandem wegen meiner elenden Lage oder meines Unglücks Vorwürfe machte, dann räumte ich automatisch dieser Person Autorität ein über meine Person! Wenn ich die Autorität über bestimmte Bereiche meines Lebens an andere abtrat, dann gab ich damit also unabsichtlich meine eigene Freiheit und meine Verantwortlichkeit für mich selbst auf.

Schließlich erkannte ich, daß ich anderen genau die Kontrolle überließ, die ich eigentlich für mich selbst beansprucht hatte. Da ich meine eigene Neigung, alles kontrollieren zu wollen, bereits etwas aufgegeben hatte, konnte ich sehen, daß die Übernahme der vollen Verantwortung für meine Erfahrungen meinen Lernprozeß vereinfachte. Gesehen mit den Augen eines Schülers des Lebens, ergab das für mich Sinn.

Als ich noch die Angewohnheit hatte, andere zu verurteilen, sah die Lage oft hoffnungslos aus, ich sah mich außerstande, unter den Umständen, wie ich sie wahrnahm, etwas Sinnvolles zu tun. Das Anschuldigen schien in mir einen unbewußten Vorgang auszulösen, der negative Gefühle heraufbeschwor, die besagten, daß jemand bestraft werden sollte.

Die wirklich alarmierende Erkenntnis war aber die, daß jede Selbstbezichtigung dieselben unbewußten Kräfte auf mich selbst losließ. Ich lernte begreifen, daß der Tadel ein zweischneidiges Schwert ist. Wenn ich jemanden wegen meiner schlimmen Lage anschuldige, dann ist mein Groll gegen die betreffende Person gerichtet, und ich finde, sie sollte bestraft werden. Und wenn ich mich selbst beschuldige, dann bin ich gleichzeitig die Quelle und das Ziel von Tadel und Strafe. Ich sah ein, daß es unproduktiv ist, andere oder mich selbst anzuschuldigen, und daß ich dadurch nur runtergemacht und depressiv werde.

Sogar nachdem ich erkannt hatte, daß es unproduktiv ist, mir selbst oder anderen Vorwürfe zu machen, fiel es mir schwer, einen neuen Standpunkt einzunehmen. In dieser Zeit lernte ich, meine Schüleridee noch wirkungsvoller einzusetzen. Ich experimentierte mit dem Gedanken, daß keiner der Menschen, denen ich Vorwürfe machte, diese überhaupt verdiente. Sie taten nur das, was ihnen bei ihrem momentanen Wissensstand und ihrem Verständnis das Beste erschien. Während ich mit diesem Gedanken spielte, merkte ich, daß wir alle im selben Boot sitzen. Ich sah die ganze Menschheit hier auf Erden lernen und auf der Suche nach einem Verständnis des Lebens. Darum wurden Schuld und Tadel für mich mit der Zeit zu einem weniger nützlichen Konzept, weil doch alle genau wie ich zum Lernen hier sind. Dies bedeutete gleichzeitig, daß es auch nicht nötig war, mich selbst zu beschuldigen. Ich war ein Schüler, und Schüler lernen zumindest teilweise aus ihren Fehlern. Einen Fehler zu machen ergab den Anstoß zu einem Lernprozeß und wirkte nicht länger als Auslöser von Schuldgefühlen.

Wenn ich heute daran zurückdenke, so scheint mir, daß meine Neigung, mich selbst zu beschuldigen, zu einem großen Teil auf meiner fixen Idee von umfassender Kontrolle beruhte. Da ich dachte, ich hätte die Kontrolle oder sollte sie zumindest haben, schien es nur logisch, daß ich mich für alles, was nicht richtig lief, schuldig fühlte. Ich sollte imstande sein, alles perfekt zu machen, und wenn dies nicht ging, dann machte ich mir Vorwürfe. Kein Wunder, daß das Leben für mich eine Last wurde! Ich hätte in Utopia leben müssen, um alle die Dinge zu vermeiden, für die ich mich tadeln konnte.

Mit der Zeit erkannte ich, daß ich keine vollständige Kontrolle über mein eigenes Leben ausüben kann, weil ich laufend mit anderen Menschen und Tatsachen zu tun bekomme, über die ich keine Gewalt habe. Es war offenbar widersprüchlich zu denken, ich könnte mein eigenes Leben kontrollieren, wenn ich nicht die Dinge kontrollieren konnte, die mein Leben ständig irgendwie beeinflußten. Was ich hingegen in meiner Gewalt hatte, war die *Art und Weise*, mit der ich auf die Umstände und ihre Entwicklung einging.

Mit der Zeit ließ meine Manie nach, mir selbst (und anderen) Vorwürfe zu machen. Ich konzentrierte mich immer mehr darauf, auf das Leben einzugehen wie ein Schüler, der beobachtet, wie es sich entfaltet. Dieselben alltäglichen Dinge passierten, aber ich sah sie nun als Lerngelegenheiten und nicht mehr als Anlaß, mich oder andere zu kritisieren. Als ich immer mehr von diesen Lernmöglichkeiten auszuschöpfen lernte, bemerkte ich, daß ich mich rasch veränderte und weiser wurde. Das Leben wurde immer interessanter und spannender. Und ich fühlte mich auch immer besser.

Dritter Brief

Schuld, Irrtum und Wachstum

Lieber Freund,

eines Tages kam mir während einer besonders gehaltvollen Gebets- und Meditationsphase eine bemerkenswerte Einsicht. Als ich aus meinem tief entspannten Zustand wiederauftauchte und aufstand, um ein paar Notizen zu machen, fing ich plötzlich an, komplexe Diagramme zu zeichnen und seitenlange Texte zu schreiben, alles über das Thema «Schuld».

Ich schrieb eine Reihe von Notizen, und jede führte weiter zur nächsten: «Wenn ich schuldig bin, so soll ich bestraft werden. Die Schwere der Strafe sollte der Schwere des Vergehens entsprechen. Mein Verhalten hat dazu geführt, daß das Leben anderer ruiniert wurde; darum sollte mein Leben ruiniert werden. Ich sollte Probleme bekommen, die noch schlimmer sind als die der Menschen, deren Leben ich ruiniert habe. Ich habe Leukämie. Dafür ist keine wirksame Behandlung bekannt. Mein Leben soll zu Ende gehen. Mein Sterben hat begonnen. Die Waagschalen der göttlichen Gerechtigkeit werden nun ausgeglichen.»

Mein ganzes Denken in bezug auf meine Krankheit schien auf der Vorstellung «Auge um Auge, Zahn um Zahn» zu beruhen. Die Strafe sollte nichts weniger als mein Leben zerstören, und Leukämie schien dazu wie geschaffen.

Es war schockierend, solche Gedanken in mir selbst zu entdecken. Ich hatte mich davor gefürchtet, in mein Unbewußtes einzutauchen, weil ich vermutet hatte, etwas Schreckliches aufzudecken, und siehe da, ich hatte recht.

Auf der anderen Seite flößte es mir aber auch Mut ein, denn hier hatte ich etwas Greifbares, woran ich arbeiten konnte. Es wurde mir klar, daß meine Schuldgefühle eine der Wurzeln meiner schwierigsten Probleme waren. Darum beschäftigte ich mich der Reihe nach mit allen Themen, bei denen ich mich schuldig fühlte.

Ich entdeckte, daß ich mich für alle möglichen Dinge als schuldig betrachtete, insbesondere für meine Scheidung, den Tod meines kleinen Sohnes und die Drogensucht meines älteren Sohnes. Nun begann ich, meine Verantwortlichkeit in jedem einzelnen Fall neu unter die Lupe zu nehmen.

Was meine Scheidung betraf, so erkannte ich nun, daß ich freiwillig die Frauen ausgesucht hatte, mit denen ich ein Verhältnis anfing, daß ich mich freiwillig dazu entschlossen hatte, eine davon zu heiraten, und daß ich mich dann freiwillig von ihr getrennt hatte. Ich war verantwortlich für alles, was ich in dieser Ehe getan oder unterlassen hatte. Ich hatte immer das getan, was ich bei meinem jeweiligen Verständnis für das Beste hielt, und ich bin sicher, daß dies auch für meine Exfrau zutrifft. Niemand hatte einen Nutzen von meinen Schuldgefühlen wegen der Scheidung.

Mein zweites Kind aus dieser Ehe starb bei der Geburt. Da meine Frau noch im Krankenhaus lag, ging ich allein zu einem Beerdigungsinstitut, um einen Sarg für unser Baby auszusuchen. Dann fuhr ich Hunderte von Kilometern im Zug mit unserem toten Kind, um es in meine Heimatstadt zu bringen. Dann kam die Beerdigung und die Zeremonie am Grab. Ich bin sicher, daß Sie meinen tiefen Schmerz nachfühlen können. Ich konnte einfach nicht verstehen, warum ein kleines Kind bei der Geburt sterben muß. Warum war das geschehen? Hatte ich etwas Falsches getan? Warum fühlte ich solche Schuld?

Es hatte allerdings Anzeichen dafür gegeben, daß das Ungeborene sich nicht normal entwickelte. Nun begann ich darüber neu nachzudenken. Vielleicht wußte eine Weisheit, die weit über die meine hinausging, daß dieser kleine Körper für das Leben auf diesem Planeten nicht geeignet war. Ich akzeptierte schließlich seinen Tod als ein Vorkommnis in meinem Leben, das erlebt und ergründet werden sollte. Ich erkannte beim Zurückblicken auf diese Tragödie, daß ich mit größerer Achtung vor der Kraft, die das Universum und alles in ihm erschaffen hat, weiterleben konnte. Irgendwie schien mir, daß eine Kraft, die das Universum erschaffen konnte, in keinem Fall unrecht haben könne. Ich müßte also einfach darauf vertrauen lernen – auch wenn ich den Grund, warum mein kleiner Sohn gestorben war, nicht verstehen konnte –, daß eine höhere Macht ihn irgendwie in seine Obhut genommen hatte.

Später nahm ich das, was mit meinem ersten Sohn und seiner Drogenabhängigkeit passiert war, genauer unter die Lupe. Ich hatte geglaubt, ich hätte sein Leben ruiniert und seine Sucht sei auf meinen Fehler zurückzuführen. Ich hatte gedacht, ich sei ein schlechter Ehemann gewesen, was zur Scheidung geführt habe, welche wiederum seine Sucht verursacht habe. Nun versuchte ich mich selbst so zu sehen, wie ich das neuerdings mit den anderen tat: Ich hatte das Beste getan, was mir beim damaligen Verständnis möglich war. Natürlich hatte ich Fehler gemacht, sehr viele sogar, aber ich muß doch einwenden, daß ich weder selbst Drogen konsumiert noch je meinem Sohn welche gekauft habe. Er hatte es schwierig gefunden, sich mit den Realitäten des Lebens auseinanderzusetzen, und er hatte die Droge als Fluchtmittel gewählt. Es war *seine* Wahl. Obwohl seine Art zu leben überhaupt nicht meinen Vorstellungen entsprach, wußte ich, daß ich keine Macht über sein Leben hatte (ja nicht einmal über mein eigenes).

Indem ich diese Themen neu untersuchte, erkannte ich das Schuldgefühl als ein Produkt meines Gewissens. Dieses veranlaßt mich, die Entscheidungen der Vergangenheit neu zu beurteilen, und führt mich so dazu, in Zukunft bessere zu treffen. Schuldgefühle können ein wichtiges Alarmsignal sein, das mir mitteilt, daß eine Entscheidung, die ich treffen will, nicht mit meinem Gewissen im Einklang stünde.

Ich gewann ferner die Einsicht, daß ich vielen Faktoren, die jeweils auf eine Situation wirkten, nicht die gebührende Wichtigkeit zugestanden hatte. Deshalb hatte ich mich für Schwierigkeiten schuldig gefühlt, auf die ich eigentlich kaum Einfluß hatte. Natürlich kam mir einige Verantwortlichkeit zu, aber auch andere Menschen, Umstände und Ereignisse waren mitverantwortlich. Die Situationen waren also eindeutig nicht voll unter meiner Kontrolle gewesen.

Ich glaube, Sie verstehen jetzt, warum ich meine Schuldgefühle als einen der wichtigsten Auslöser meiner Erkrankung betrachte. Es war interessant zu sehen, wie meine Gesundung parallel zu meinen Fortschritten bei der Bewältigung meiner Schuldgefühle ablief.

Viele Menschen, mit denen ich gesprochen habe, glauben, ich sollte die Rolle jedes einzelnen und seine zumindest teilweise Verantwortung für seine Krebserkrankung nicht so betonen, weil dies beim einzelnen zu einer noch größeren Last an Schuldgefühlen führen könnte. Ich denke so nicht! Als Schüler des Lebens habe ich die Verantwortung für mein Leben und meine Gesundheit gewählt, und damit kamen auch die Verantwortlichkeit und die Autorität, etwas für beides zu tun. Es lief ja doch darauf hinaus, daß ich mir meine gottgegebene Entscheidungsfreiheit zurückgab. Dieser Entschluß hat meine Schuldgefühle nicht verschlimmert, sondern im Gegenteil mein Verständnis für das Leben vertieft und mich von Schuldgefühlen befreit, die ich jahrelang mit mir herumgetragen hatte. Ich sah nun meine Irrtümer als falsche Entscheidungen, wie sie eben ein Schüler treffen darf, der noch am Lernen und Wachsen ist. Ich erkannte, daß es für mich viel besser ist, Irrtümer als einen natürlichen Teil des Lernprozesses anzusehen, statt mich schuldig und bestrafenswert zu fühlen. Ich erkannte ebenfalls, daß das Verantwortungsgefühl viel produktiver ist als der hoffnungslose Ausblick, der sich ergibt, wenn man sich als Opfer fühlt.

Kommentar zum zweiten und dritten Brief

Das Zuteilen von Schuld scheint im christlich geprägten Abendland ein verbreitetes Hobby zu sein. Wir verbringen alle sehr viel Zeit damit zu ermitteln, wer recht hat und wer unrecht.

Reid nutzte seinen Lebensschüler-Ansatz, um aus dem Beschuldigen herauszukommen und sich in eine Denkweise zu begeben, die für ihn ergiebiger war. Als Lebensschüler betrachtete er Vorwürfe als eine Lektion, die ihm das Leben brachte. Aus verschiedenen Gründen ist dies eine sehr lohnende Haltung.

Aus seiner Schülerperspektive konnte er die Vorwürfe objektiv wahrnehmen – er brauchte sich nicht zu verurteilen, sondern konnte das Wesen der Vorwürfe beobachten.

Wie Reid betont hat, ist es wichtig, daß Sie nicht aufhören sollten, andere Leute für Ihre Krankheit verantwortlich zu machen, nur um sich statt dessen mit Selbstkritik zu überschütten. Wenn Sie irgendwelche Schuldgefühle haben, dann ist das ein Warnzeichen dafür, daß Sie sich selbst unnötig bestrafen. Wenn Sie glauben, Krebs sei eine Art Strafe, dann ist es sehr wichtig, daß Sie diese Auffassung durch eine gesündere ersetzen. Benützen Sie dafür die erste Meditationsübung im Kapitel 4. Machen Sie eine bewußte Anstrengung, den Krebs nicht als Strafe zu sehen, sondern als eine Rückmeldung des Körpers auf negativen Input, als eine Botschaft, die Sie verwerten können, um besser leben zu lernen. Der Begriff der negativen Rückmeldung ist gesund, weil er das Gefühl abbaut, Krebs beherrsche Ihr ganzes Leben. Ihre Lebenserfahrung *ist* nicht Krebs; sie *umfaßt* Krebs. Weiterhin zu glauben, Krebs sei eine Bestrafung, wäre Ihrer Gesundheit abträglich.

Wie Reid uns ferner gezeigt hat, sind weder Vorwürfe noch Schuldgefühle produktiv, hingegen ist das Übernehmen von Verantwortung fruchtbar. Die Verantwortung gibt Ihnen die Kraft, etwas für Ihre Genesung zu tun, während Vorwürfe und

Schuldgefühle Sie in einen starren Käfig von Wut und Hoffnungslosigkeit einsperren. Wenn wir Tadel und Schuldgefühle vom Schüler-Standpunkt her angehen, werden wir objektiver. Wir merken, daß wir Schuld und Vorwürfe vor allem durch den falschen Umgang mit dem Wort «sollen» schaffen. Wir sagen: «Ich sollte dies oder das tun.» «Er hätte dies oder das nicht tun sollen.»

Als Übung, um Ihre Gedanken und Gefühle zu Ihrer Krankheit zu erkennen, schreiben Sie auf, wem Sie die Schuld an Ihrer Erkrankung geben und wie Sie über diese Person, diese Sache oder diesen Umstand denken. Sie können nun einmal übungshalber nach Herzenslust andere Menschen beschuldigen, weil sie Streß in Ihr Leben gebracht haben. Sie können Ihre Vorfahren beschuldigen, weil Sie Ihnen eine gewisse Krebsanfälligkeit vererbt haben. Sie können Ihre Umwelt beschuldigen. Sie können sich selbst beschuldigen. Möglicherweise wußten Sie nicht einmal, daß Sie innerlich jemanden beschuldigen, bis jetzt, wo Sie die Wahrheit suchen. Tun Sie dies als eine kreative Übung, um Ihre verborgensten Gefühle und Gedanken aufzudecken. Tun Sie nichts weiter mit Ihrer Liste, als die Gedanken und Gefühle zu beobachten, die beim Hinschreiben aufkommen.

Wenn Ihre Liste fertig ist, werden Sie entdecken, daß sogar dann, wenn Sie glauben, ein bestimmter Mensch oder Umstand sei unmittelbare Ursache Ihrer Krankheit, diese Information Ihnen überhaupt nichts nützt. Heute ist all das, was da war, überholt, und das einzige, womit sie sich konkret auseinandersetzen können, ist die Gegenwart. Deshalb kann es für Sie günstig sein, den Standpunkt einzunehmen, niemand und nichts sei an Ihrer Krankheit schuld, nicht einmal Sie selbst. Sehen Sie Ihre Krankheit als das, was sie jetzt ist und was Sie gerade erfahren, ohne sie mit irgend jemandem oder irgend etwas in Verbindung zu bringen. Sie sehen den Krebs am besten als das, was er praktisch ist, statt als Auswirkung bestimmter Ursachen. Wenn Sie von dem Satz «Krebs ist das, was ich momentan erlebe», ausgehen, dann können Sie sich wirkungsvoller in Richtung Genesung bewegen, ohne auf Schuld und Vorwürfen festzusitzen. Mit anderen Worten, *halten Sie sich nicht so sehr damit auf, was Sie krank gemacht hat. Konzentrieren Sie sich statt dessen darauf, was Sie gesund machen kann.*

Die «Beschuldigungsübung» muß nicht mit tierischem Ernst betrieben werden. Sie können daran auch Ihren Spaß haben. Machen Sie eine Liste von allem, was seit Ihrer Geburt schiefgelaufen ist. Neben jede Eintragung schreiben Sie den Namen der Person, der Sie am liebsten die Schuld an dieser Panne in die Schuhe schieben möchten. Dann schreiben Sie auf, was diese Person heute für Sie tun müßte, um alles gutzumachen. Dies erlaubt es Ihnen, die Vorwürfe gefühlsmäßig zu erleben und gleichzeitig ihren objektiven Inhalt zu erkennen.

Wie Reid kommen Sie vielleicht zu dem Schluß, daß Schuldgefühle aus der Annahme kommen, irgend jemand habe die Führung inne – zum Beispiel fragen Sie sich: «Wer war federführend für das, was mit meiner Gesundheit und meinem Leben passiert ist?»

Wenn Sie der Meinung sind, alles sei steuerbar, dann würde dies bedingen, daß Sie finden, alles in Ihrem Leben laufe so ab, wie Sie es für ideal halten. Wenn aber Ihre Erfahrung nicht mit diesem Bild übereinstimmt, dann fühlen Sie sich machtlos und sind geneigt, jemandem dafür die Schuld zu geben. Achten Sie genau auf Ihre Vorstellungen und Gefühle beim Thema Kontrolle, und stellen Sie fest, ob sie mit Schuldzuweisungen verbunden sind.

Mit der Zeit mögen Sie bemerken, daß die Anwendung des Konzepts der *Verantwortlichkeit* für Ihre Gedanken und Ihr Handeln Sie in die Lage versetzt, die Kräfte zu mobilisieren, die Sie brauchen, um Ihre Gesundheit zu beeinflussen. Sie mögen sich dann einflußreich finden – oder wenigstens zufrieden damit, machtlos zu sein. Sie werden ein besseres Gefühl dafür bekommen, was Sie verändern können und was nicht. So oder so werden Sie wahrscheinlich das Beschuldigen verlernen. Und denken Sie daran, am besten räumt man Schuld und Vorwürfe aus dem Weg, indem man sich immer vor Augen führt, daß wir alle immer das Beste tun, was wir mit unserem Wissen und unserem Verständnis jeweils tun können. Dies ist eine wichtige Erkenntnis.

Vierter Brief

Bösartige Überzeugungen und bösartige Wirklichkeit

Lieber Freund,

ich habe im Laufe der Zeit viele Selbsthilfebücher gekauft und benutzt, um im Berufsleben erfolgreich zu sein. Diese bekamen einen neuen Zweck, als ich das Gelernte mit meiner Krebserfahrung in Zusammenhang brachte. Ich habe mir zwar nicht die Mühe gemacht, jedes einzelne dieser Lernprogramme neu durchzuarbeiten, aber ich kann mich an kein einziges erinnern, das nicht auf der Kraft der eigenen Überzeugungen fußte. Es ist ein zentrales Thema in vielen dieser Kurse, daß es auf unsere Einstellung ankommt, ob wir in unserem Leben das haben, was wir als Erfolg bezeichnen.

Ich möchte mit Ihnen die Überzeugungen durchgehen, die ich am Anfang meiner Krebserfahrung hatte: Vor allem glaubte ich, ich hätte viele Normen übertreten, die ich für Gottes Gesetze hielt. Ich hielt mich für schuldig, deshalb fühlte ich die Notwendigkeit einer angemessenen Strafe. Ich glaubte, ich hätte das Leben eines Menschen ruiniert, nämlich das meines Sohnes; darum verdiente ich, daß mein eigenes Leben beendet würde. Deshalb war eine «unheilbare» Krankheit gerade das richtige für mich, und keine ärztliche Behandlung würde etwas nützen und somit die Erfüllung der «göttlichen Gerechtigkeit» verhindern.

Weil ich dachte, ich hätte mit Gott Streit, sah ich mich allein in einer feindlichen Welt, wo ich irgendwie für eine lange Reihe von Missetaten, deren ich mich schuldig fühlte, bestraft würde.

Gelinde ausgedrückt, hatte ich einige ziemlich schlecht durchdachte und stark beängstigende Ansichten über die Welt und über das Wesen der schöpferischen Kraft. Ich brauchte darum viel Zeit, bis ich meine alten Überzeugungen und die Art, wie der Geist Überzeugungen einsetzt, begriffen hatte.

Es schien mir dann besonders nützlich, einmal alles aufzuschreiben, was ich in verschiedenen Lebensbereichen für die absolute Wahrheit gehalten hatte. Ich verwende das Wort «Überzeugung» für meine Wahrnehmung oder Auslegung einer bestimmten Seite des Lebens. Solche Überzeugungen speichere ich auf einer unbewußten Ebene, und sie funktionieren von da her automatisch. Daß sie unbewußt sind, bedeutet, daß mir ihre Existenz und ihr Funktionieren nicht klar sind. Auf der anderen Seite rufen Überzeugungen Gedanken und Gefühle hervor, die ich bewußt erkennen kann. Auf diese Weise kann ich also meine Überzeugungen analysieren.

Diese Definition des Wortes «Überzeugung» verhalf mir zu der Erkenntnis, daß unbewußte Strukturen bei meiner Krankheit eine wichtige Rolle spielen. Ich entdeckte den Grund dafür, daß ich neue und gesunde Gedanken oft nicht lange festhalten konnte, nämlich die Tatsache, daß ich meine unbewußten Überzeugungen noch immer nicht aufgelöst hatte und folglich diese weiterhin wie gewohnt stark wirken konnten. Ich sah ein, daß viele der Überzeugungen, die ich früher für wichtig gehalten hatte, unzuverlässig und für meine Krebserfahrung schädlich waren. In der Tat stellten sich einige von ihnen als so schlecht heraus, daß ich sie als «bösartig» bezeichnen würde; ich bin davon überzeugt, daß sie mit der Zeit bösartige (maligne) Körpersymptome erzeugt haben. Wie ich es heute sehe, waren vor allem jene besonders schädlich, die Schuldgefühle und einen daraus abgeleiteten Bestrafungszwang beinhalteten. Es wurde mir klar, daß ich versuchen mußte, meine unbewußten Überzeugungen neu zu untersuchen und wo nötig zu verändern.

Da ich fest daran glaubte, daß meine Überzeugungen auch bei meiner Genesung eine wesentliche Rolle spielten, verbrachte ich viel Zeit damit, meine Gedankengänge zu studieren und zu ergründen, wie Überzeugungen geschaffen und dann unbewußt gespeichert werden. Ich kam zu folgenden Schlüssen:

- Mein Geist ist ein unendlich komplizierter Mechanismus, und es liegt außerhalb meiner Fähigkeiten, ihn völlig zu verstehen.
- Meine Überzeugungen sind in Form von Strukturen in meinem Unbewußten gelagert, spielen automatisch zusammen und erzeugen Gedanken und Gefühle.
- Wenn ich mir bewußt bin, was ich denke, kann ich meine Gedanken verstärken oder abschwächen. Wenn ich bewußt denke – mit anderen Worten: wenn ich mich wie ein Schüler des Lebens verhalte –, dann kann ich «Reids» Gedankengänge beobachten. Ich kann wählen, welche Gedanken ich verstärken will, indem ich mit ihnen einverstanden bin, und welche ich dämpfen will, indem ich sie ablehne. Dadurch kann ich wählen, welchen von «Reids» Überzeugungen oder Gedanken ich erlauben will, sich auf «Reids» Leben auszuwirken. (Zuerst war es mir allerdings unmöglich, dafür mehr als ein paar Minuten lang wachsam genug zu bleiben.)
- Meine spirituelle Seite überträgt meine Entscheidungen auf eine Weise, die mir auch unerklärlich ist, in meine physische Realität.

Trotz des Fortschritts in meinem Verständnis dieser Vorgänge brauchte ich enorm viel Zeit, um durch Selbsthypnose und Meditation die vielen Facetten meines Geistes zu verfolgen. Es schien mir ein ganzes Leben in Anspruch zu nehmen, das vielfältige Labyrinth von unbewußten Vorgängen und Überzeugungen zu erforschen. Ich glaubte, ich hätte dafür nicht genügend Zeit.

Als ob das nicht schon genug gewesen wäre, tauchte ein weiteres gigantisches Thema auf. Ich fragte mich: «Wie kann man einem Geist, der falsche und ungesunde Überzeugungen aus der Vergangenheit hortet, nun plötzlich zutrauen, daß er sich für wahre und gesunde neue Überzeugungen entscheidet und diese umsetzt?» Dies schien mir fast unmöglich. Der einzige Geist, der mir zur Verfügung stand, mein eigener, hatte sich ja in der Vergangenheit auf entscheidende Weise geirrt. Ich traute meinem Geist nicht mehr über den Weg, nachdem ich einige seiner Überzeugungen analysiert hatte.

Körperlich ging es mit mir zu jener Zeit rapide bergab. Ich lief bei dem Versuch, eine geistige Lösung meines Gesundheitsproblems zu finden, gegen eine Mauer. Ich fand, die Antworten müßten von der spirituellen Seite her kommen, denn sie war das einzige, was ich noch nicht ernstlich untersucht hatte.

Fünfter Brief

Eine Antwort auf Krebs, stärker als der Krebs

Lieber Freund,

die meisten Leute finden es unmöglich, wenn ich sage, ich betrachte heute meine Krebserkrankung als einen Segen, denn sie sei der Hauptanlaß gewesen, mich näher zu Gott zu bringen. Ich sehe den Krebs, genau wie andere Widrigkeiten in meinem Leben, als Geschenk Gottes, das mir hilft, meine Rolle im Leben und mein Verhältnis zu Gott besser zu verstehen.

Grundsätzlich, glaube ich, habe ich eine Antwort auf den Krebs gewählt – nämlich Gott –, die weit stärker ist als der Krebs. Ich dachte, es müßte für Gott einfach sein, meinen Krebs zu heilen. Wenn er doch alles erschaffen hat, was es auf der Welt gibt, dann müßte er doch sicherlich auch neue Zellen in meinem Körper schaffen können.

Ich sah diese Reaktion auf die Widrigkeiten meines Lebens – nämlich Gott zu wählen – als viel wichtiger an als das spezifische Problem (Krebs), aufgrund dessen ich mich zu dieser Reaktion durchgerungen hatte. Irgend etwas zwang mich zu diesen Gedanken und zu vielen anderen neuen Erkenntnissen. Als es klargeworden war, daß meine Mitmenschen mein Gesundheitsproblem nicht für mich lösen konnten, wandte ich mich an Gott, und er antwortete. Ich glaube, dieser Wandel ist der Grundstein meiner Genesung.

Sobald ich erst einmal meine spirituelle Seite in das Problem hineingebracht hatte, erfuhr ich, daß das Spirituelle den menschlichen Geist transformieren kann. Erst da erkannte ich, daß ich nicht alle Seiten meiner Krankheit zu erforschen brauchte, um gesund zu werden. Mein Ansatz wandelte sich von der mentalen Analyse zum Vertrauen in die spirituelle Dimension.

Dadurch wählte ich eine Antwort auf den Krebs, die mich befähigte, als «Lebensschüler» in dieser Krankheit die Gelegenheit zu sehen, einige dringend notwendige Lektionen zu lernen.

Eine meiner wichtigsten Erkenntnisse war, wie eng beschränkt mein Menschendenken doch war. Mein Geist kann verschiedene Überzeugungen miteinander verknüpfen und dadurch schöpferisch erscheinen, aber allmählich erkannte ich, daß diese vermeintlichen Neuschöpfungen eigentlich nur neue Kombinationen von dem waren, was längst in meinem Geist war. Ich erkannte auch, daß spirituelle Eingebungen von seiten jener schöpferischen Kraft leicht durch die bei mir bestehenden Überzeugungen eingeschränkt oder verdreht werden konnten. Es schien so, als blockierte mein Geist alle Dinge, für die er noch nicht bereit war.

Als diese geistige Beschränktheit offenbarer wurde, fühlte ich tief in mir, daß irgendeine Art spirituellen Kontakts wesentlich würde. Bei der Suche nach einer Lösung meiner gesundheitlichen Probleme setzte ich Meditation, tiefe Entspannung und auch Gebete ein. Aber da verließ ich mich immer noch auf meine geistigen Kräfte, obwohl ich auch nach einer scheinbar trügerischen spirituellen Realität suchte.

Ich hatte immer irgendwie an Gott geglaubt, konnte aber zeitlebens mit «Spiritualität» nichts anfangen; darum hatte ich mich entschieden, das ganze Thema zu ignorieren. Es war mir bewußt, daß ich mich eines Tages mit meiner persönlichen Spiritualität auseinandersetzen müßte, aber ich hatte dabei keine Eile. Mein Krebs hat das geändert. Die körperlichen Anzeichen bedeuteten, daß ich bald vor meinem Schöpfer stehen würde, ob ich nun dazu bereit war oder nicht. Es war eindeutig höchste Zeit, mich vorzubereiten.

Sechster Brief

Religion als Eingangstor

Lieber Freund,

als Kind besuchte ich ziemlich regelmäßig den Kindergottesdienst, allerdings mit wenig Begeisterung. Ich lernte, was ich alles tun «sollte», aber ich konnte es nicht auf Dauer in mein Verhalten umsetzen. Darum empfand ich etwas wie Mißerfolg und ein schlechtes Gewissen.

Ich erinnere mich daran, um verschiedene Dinge gebetet zu haben, die dann aber doch nicht eintraten. Ich fühlte mich außerstande, den Glauben für mich wirken zu lassen, er hielt mich vielmehr von vielen Dingen ab, die ich gerne getan hätte. Ich konnte an ihm keinerlei Vorteile entdecken. Schließlich beschloß ich, Religion sei nichts für mich.

Damals dachte ich, daß Religion und Gott ein und dasselbe seien. Als ich Religion auf die kleine Flamme stellte, schob ich auch Gott auf die kleine Flamme. Ich begann, jeden Gedanken an Gott oder an spirituelle Dinge tunlichst zu vermeiden, wenn ich über die Gestaltung meines Lebens nachdachte.

Meine Erfahrung mit Krebs führte mich dazu, Religion und Gott doch wieder in Betracht zu ziehen. Ich sah auch den klaren Unterschied zwischen den beiden Begriffen. Ich sehe in Gott die allgegenwärtige schöpferische Kraft des Universums, während die Religionen verschiedene Deutungen dieser Kraft bieten. Beide sind miteinander verwandt, aber doch verschieden.

Die Religion half mir dabei, die Kluft zwischen meiner intellektuellen Hybris und meinem Wissen um und Kontakt zu Gott zu überbrücken.

Ich hatte mich mit hohem Zeitaufwand auf mentale Vorgänge konzentriert. Damals las ich darüber auch viel Interessantes, traf viele faszinierende Menschen und hatte einige Erfahrungen, die ich als bemerkenswert bezeichnen würde. Eine Weile lang dachte ich, ich mache gute Fortschritte. Doch dann wurde mir klar, daß ich mich im Kreise bewegte, begrenzt durch die Beschränkungen meines Intellekts. Als ich mich mit Gottesvorstellungen auseinandersetzen wollte, merkte ich, daß mich meine alten Überzeugungsstrukturen und meine Tendenz, alles selber tun zu wollen, behinderten. Ich wollte noch immer von einem unabhängigen Standpunkt aus mit Gott verkehren.

Ich studierte eine Reihe von spirituellen Persönlichkeiten und verschiedene Religionen, zog aber keinen großen Nutzen aus dieser Anstrengung. Es war mir damals nicht klar, wie, und ob überhaupt, alles zusammenpaßte: Geist, Überzeugungen, Gott, Spiritualität und Religion. Hingegen wurde meine Gesundheit immer schlechter, und ich bekam das Gefühl, ich hätte nicht mehr viel Zeit. Wenn die Religion Hilfe bringen sollte, dann mußte sie dies bald tun.

In dieser Zeit war ich mir völlig unklar über die Bedeutung von Wörtern wie «Gott», «Schöpfung», «Geist», «Leben» und dergleichen. Ich hatte zwar einige Bücher über diese Themen gelesen, aber die Autoren waren sich alles andere als einig. Dies führte zu noch mehr Verwirrung, weil ich mich nicht entscheiden konnte, wer nun «recht» hatte.

Obwohl ich einige östliche Religionen studiert hatte, war mir klar, daß mein Wissen über Religion beschränkt war. Weil mir aber die Zeit auszugehen schien, fand ich mich gezwungen, rasch eine Religion auszuwählen und mich in sie zu vertiefen. Ich fand, es sei am besten, eine mir vertraute Religion zu wählen und meine Energien darauf zu konzentrieren. Weil ich aus Florida stamme und in Tennessee wohne, schien es mir vernünftig, das Christentum zu wählen. Außerdem hatte ich niemanden finden können, der ein beispielhafteres Leben geführt hätte als Jesus. Ich brauchte ein Vorbild, und er war das beste, das ich finden konnte. Ich wußte auch, daß Christus ein Heiler war, und ich brauchte und wollte seine Hilfe.

Sicher erkennen Sie klar, daß ich den Wert anderer Religionen nicht abstreite; ich wählte nur eine aus, die am besten in meine mentale, soziale und kulturelle Situation paßte.

Die Konzentration auf eine einzige Religion bedeutete, daß ich nun meine Energie für eigentliche Resultate verwenden konnte, statt meine Zeit – und ich war nicht sicher, wieviel davon ich noch hatte – für die lange Suche nach der «richtigen» Religion zu verbrauchen. Ich kann Ihnen deshalb nur berichten, was mir das Christentum gegeben hat; über die anderen Religionen weiß ich zuwenig. Das Christentum hat aber so viel Gutes in mein Leben gebracht, daß ich keinen Anlaß sehe, weiter zu suchen. Ich glaube, dies ist der springende Punkt bei der Bewertung einer jeden Religion.

Ich meine, daß die meisten Religionen das Gottesbewußtsein und die Entwicklung einer Verbindung zu Gott zum grundlegenden Ziel haben. Jede Religion hat auch ihren besonderen Inhalt – Glaubenssätze, Gottheiten, Rituale und so weiter. Jeder Gläubige wählt davon einige, viele oder alle Elemente für sich aus. Ich sehe das so, daß diese Dinge dazu dienen, unseren Geist auf Gottes «Wellenlänge» einzustellen. Eigentlich treffen wir mit unserem Geist die Entscheidung, die spirituelle Entwicklung zuzulassen. Dies macht es für uns leichter, Dinge wie Verbundenheit, Führung, Segen, Vergebung oder was immer wir in der Religion suchen, zu erhalten.

Eine andere Auffassung von Religion ist die, daß sie uns einen Rahmen gibt, innerhalb dessen Gottes Geist mit dem unseren spirituell, mental und physisch verkehren kann. Als sich mein Glaube änderte, wurde mein Geist für spirituelle Möglichkeiten offener. Als meine wundersame Heilung am 23. September 1981 eintrat, spürte ich so etwas wie eine Bewußtwerdung und Interaktion mit der spirituellen Seite des Lebens, eben mit Gott. Diese Erfahrung war der Anfang vom Ende meiner intellektuellen Hybris und der Ursprung meines Glaubens an spirituelle Dinge.

Die Religion hat mir geholfen, meine Begriffe von Gott, dem Universum und der Schöpfung mit neuem Sinn zu erfüllen und sie zu definieren. Die Auslotung dieser Begriffe führte zu Veränderungen in meinen Lebenszielen und in meinen Überzeugungen.

Viele halten das Christentum einfach für eine Sammlung von formellen religiösen Glaubenssätzen. Obwohl es viele Glaubenssätze umfaßt, halte ich das Christentum heute eher für eine Lebensweise, die durch eine neue spirituelle Realität charakterisiert wird, die mich von innen her führt. In der Tat wird der Sinn meines Lebens von dem Geist in mir definiert und nicht mehr von meinem Intellekt. Mein Geist ist heute eher ein Empfänger von Überzeugungen und nicht mehr, wie früher, der Schöpfer von Überzeugungen. Ich benutzte die Religion als Werkzeug, um in meinem Leben zu tieferer Spiritualität zu gelangen. Über lange Zeit «hoffte» ich, statt zu glauben. Es wäre für mich viel einfacher gewesen, eines Morgens mit einem schönen neuen Strauß von Glaubenssätzen aufzuwachen, aber das passierte mir einfach nicht. Ich habe mich lange Zeit angestrengt um das Zusammengehen mit etwas bemüht, das für mein Gefühl eine Form von unsichtbarer spiritueller Führung war.

Ich glaube, daß der allmähliche Wandel meiner Überzeugungen spirituell gelenkt war. Ich weiß, daß ich nicht auf der Basis meiner alten Überzeugungen «den Knoten gelöst» habe. In der Tat waren meine alten Überzeugungsmuster vehement gegen jegliche Form von Religion eingestellt. Trotzdem bekam ich immer und immer wieder das, was ich brauchte, und zwar oft scheinbar ohne besonderen Anlaß.

Die Religion ist für mich weiterhin von Wert und geleitet mich näher zu Gott. Zudem ist meine Spiritualität immer tiefer und beherrschender geworden, je vollständiger ich die Grundlagen der Religion verstanden habe, für die ich mich entschieden habe. Dies ist ein fortlaufender Prozeß. Mein Verständnis scheint zu wachsen, je mehr ich die Lehren studiere und auf mein Leben anzuwenden versuche; dennoch bleibt eine meiner ersten Erkenntnisse – nämlich wie wenig ich im Vergleich zu Gottes Weisheit weiß – unverändert bestehen. So wie mein Verständnis gewachsen ist, ist auch Gott für mein Bewußtsein immer wichtiger geworden, und die Unzulänglichkeit menschlichen Denkens wird mir immer deutlicher. Ich bin zu dem Schluß gekommen, daß es für mich nicht nötig ist, Gott und seine Wege zu verstehen. In der Tat finde ich, es sei weiser, Gottes Führung zu folgen, statt «Reids» Überzeugungen. Gottes Führung erfahre ich dann, wenn ich nach der Bibellektüre meditiere. Die Einsichten werden mir durch die feine innere Stimme meiner Seele mitgeteilt. Gelegentlich habe ich hingegen auch eine vernehmbare Stimme gehört. Meist stehen diese Lenkungsimpulse nicht im Einklang mit menschlicher Logik, aber sie sind vereinbar mit den durch die Bibel verkündeten Lehren.

Kommentar zum vierten, fünften und sechsten Brief

Zuerst möchte ich den Gedanken abhandeln, Krebs habe Macht. Genau wie Reid messen viele Krebspatienten der Macht des Krebses selbst große Wichtigkeit bei. Die einen Patienten finden, sie müßten eine Behandlungsmethode finden, die noch mächtiger ist als Krebs; die anderen strecken gleich die Waffen, weil sie denken, der Krebs sei so mächtig, daß er sie ohnehin umbringen wird.

Rufen Sie sich in Erinnerung, daß die in unserer Kultur vorherrschenden Auffassungen über den Krebs schlicht unwahr sind und nicht auf Tatsachen beruhen. Sie wissen ja, daß Krebsgewebe aus schwachen, verwirrten und deformierten Zellen besteht. Wenn Sie alle Anstrengungen, die Sie für Ihre Genesung unternehmen, gegen die Krebszellen in Ihrem Körper einsetzen, können Sie erleben, daß die Macht des Krebses vergleichsweise gering ist. Wenn Sie zudem glauben, daß Ihre Angehörigen und Freunde Ihre Anstrengung unterstützen, oder wenn Sie glauben, daß Ihr Schöpfer Sie unterstützt, dann haben Sie sich die Kraft gegeben, die notwendig ist, um zu genesen. Vergessen Sie nicht, daß eine ungesunde Art, mit dem Streß des Lebens umzugehen, das Hauptproblem beim Krebs ist. Diese ungesunde Art entstammt den ungesunden Überzeugungen, die Sie nun ändern können.

Und sogar dann, wenn Sie nicht bewußt versuchen, Ihre Gesundheit zu beeinflussen, können Sie wenigstens «auf Leerlauf umschalten», womit Sie jederzeit etwas Gutes für sich tun. Sie brauchen keine gigantische Anstrengung zu machen, um Ihre Gesundheit positiv zu beeinflussen. Sie können dann und wann einen kleinen Schritt tun und sich dann wieder entspannen oder es sich einfach ein bißchen gemütlich machen.

Dies alles sollten Sie im Kopf haben, wenn Sie über die Macht des Krebses nachdenken, und Sie sollten von dieser Macht schon heute etwas zurückfordern.

Wenn Sie Ihren Ansichten vom Leben auf den Grund gehen, werden Sie entdecken, was Sie im tiefsten Grunde über ihre Krankheit denken. Denn Ihre Grundüberzeugungen beeinflussen alle Aspekte Ihres Lebens auf entscheidende Weise.

Sogenannte Grundüberzeugungen betreffen das Wesen des Menschen, das Wesen der Welt, das Wesen des Universums und das Wesen der Kräfte, die alles regieren und regulieren. Ihre Grundüberzeugungen sind das, was Sie für wahr halten angesichts aller Dinge, die es überhaupt gibt. Ihre Grundüberzeugungen umfassen aber auch alle Seiten des Lebens und deren wechselseitige Verbundenheit.

Es gibt keine anerkannte Methode, den objektiven Wahrheitsgehalt oder die Genauigkeit der Grundüberzeugungen eines Menschen festzustellen. Doch können Sie immerhin mit der Bestimmung des relativen Gesundheitswertes einer jeden Überzeugung Erfahrungen sammeln, indem Sie Maultsbys Fünf-Fragen-Test aus dem Kapitel 4 einsetzen. (Die ersten vier Fragen gelten für Grundüberzeugungen.)

Einige von Ihnen bemühen sich wahrscheinlich noch immer, ihre Grundüberzeugungen näher zu bestimmen. Ihnen möchte ich jetzt eine kleine Starthilfe geben: Fragen Sie sich in diesem Augenblick, wie Sie sich fühlen, wenn Sie an Ihre Genesungschancen denken: *Sind sie hoffnungsvoll oder hoffnungslos?*

Nun wollen wir sehen, was Ihre Gefühle über Ihre Überzeugungen verraten. Hoffnung spiegelt die Überzeugung wider, daß erwünschte Dinge auf Sie zukommen. Hoffnungslosigkeit hingegen entstammt der Überzeugung, daß Ihre Wünsche unerreichbar sind und daß Sie keine Chance haben. In der Hoffnungslosigkeit kommt eine unbewußte Haltung innerer Sperre und Starre zum Ausdruck. Hoffnung dagegen bedeutet Offenheit und Flexibilität.

Können Sie jetzt erkennen, was Ihre unbewußte Haltung gegenüber Ihrer Krankheit über Ihre Überzeugungen verrät?

Bei der Arbeit an den Grundüberzeugungen kommt man meist auf die Kernfrage: «Bedeute ich dem Universum (oder Gott) überhaupt etwas?» Ich möchte Ihnen ans Herz legen, ehrlich zu denken, daß dies der Fall ist. Bejahen Sie diese Ansicht immer wieder und passen Sie auf, was dann geschieht.

Gehen Sie mit sich sanft um, wenn Sie Ihre Grundüberzeugungen erforschen. Überhaupt wäre es gut, wenn Sie ab sofort und für immer mit sich sanfter umgingen.

Da Spiritualität, Religion und Wunder für viele Leute strittige Themen sind, glaube ich, daß die Wahl des richtigen Zeitpunkts wesentlich ist. Es ist wichtig, daß Sie sich erlauben, auf Ihre eigene Weise vorzugehen und in Ihrem eigenen Tempo. Da spirituelle Dinge oft indirekt oder in überraschendem Zusammenhang auftauchen – durch Ernährung, Bewegung, Beziehungen zum Beispiel –, finde ich es unproduktiv, wenn Sie sich zwingen, sie jetzt zu erforschen, außer Sie wären daran echt interessiert. Konzentrieren Sie sich immer nur auf das, was für Sie momentan wichtig ist.

Und denjenigen unter Ihnen, die sich jetzt für spirituelle Fragen interessieren, schlage ich vor: Stellen Sie sich ihnen mit Neugier und Begeisterung!

Ich habe die Erfahrung gemacht, daß das Geschehen des Heilens nicht für eine bestimmte Personengruppe, eine bestimmte Denkungsart oder eine bestimmte Religion reserviert ist. Menschen aus aller Herren Ländern, von verschiedener Religion und mit einem breiten Fächer von Überzeugungen und Gewohnheiten sind auf wunderbare Weise geheilt worden. Dasselbe ist bei Kranken geschehen, die zwar keine Religion ausüben, aber doch spirituell veranlagt sind – und auch bei solchen, die von Spiritualität überhaupt nichts halten.

Die Gedanken, die Reid und ich vortragen, sind nicht neu. Es gibt sie schon seit langem, sie tauchen in den Werken der verschiedensten Autoren auf. Wenn Sie zwar Theologien und Religionswissenschaft ablehnen, aber doch an irgendeiner Art von spiritueller Information interessiert sind, gibt es für Sie eine Unmenge von Literatur. Wenn Ihnen ein religiöser Ansatz nicht liegt, bitten Sie andere um Hinweise, die sich zwar für Spiritualität interessieren, aber nicht eigentlich religiös sind.

Es gibt vielerlei Arten, sich mit Spiritualität zu beschäftigen. Jede Begegnung mit der Natur ist eine Gelegenheit, den Lebensstrom wahrzunehmen oder sich mit ihm eins zu fühlen. Verbringen Sie eine Nacht im Freien. Legen Sie einen Pflanzgarten an. Machen Sie einen Spaziergang. Lassen Sie sich unter freiem Himmel nieder. Betrachten Sie einen Sonnenuntergang von Ihrem Fenster aus.

Jede schöpferische Tätigkeit kann Ihnen eine spirituelle Verbindung zu sich selbst und zu Ihrer Um-Welt vermitteln. Schreiben Sie, malen Sie, zeichnen Sie, backen Sie, singen Sie, tanzen Sie – tun Sie alles, was Ihre freudige Kreativität fördert.

Sportliche Betätigung kann Sie ebenfalls mit dem Strom des Lebens in Berührung bringen. Das ist das Gefühl, das Sie haben, wenn Sie genau das Richtige tun, sich richtig bewegen und das Richtige zum rechten Zeitpunkt tun. Solche Momente können Ihnen den Eindruck vermitteln, mit der ganzen Welt synchron mitzuschwingen.

Jede Erfahrung des Verbundenseins mit einer Kraft, die größer ist als Sie selbst, kann Sie der spirituellen Seite des Lebens bewußt machen. Sie werden häufiger solche Erfahrungen erleben und Ihr Vertrauen in dieses Verbundensein festigen und es einsetzen lernen als Mittel zum Zwecke des Gesundwerdens.

Siebter Brief

Der Zweifel verteidigt die alten Überzeugungen

Lieber Freund,

am Anfang meiner Krebserfahrung ging es mir längere Zeit so, daß ich zwar verschiedene neue Dinge glauben wollte, dabei aber von hartnäckigen Zweifeln gestört wurde. Ich erkannte, daß die Zweifel meinen Fortschritt bremsten, und wurde darüber sehr ungehalten. Natürlich verstärkte dies wiederum den Streß einer ohnehin schon schwierigen Situation. Es fehlte nicht an Zweifeln, an denen ich arbeiten konnte.

Doch bald einmal sah ich ein, daß mein Zweifelsmechanismus eigentlich weder positiv noch negativ ist. Vielmehr ist der Zweifel ein normaler geistiger Vorgang, der auch eine wichtige Funktion hat. Als ich mich genauer beobachtete, stellte ich fest, daß meine Zweifel meine alten Überzeugungsstrukturen schützten. Mein Verstand nahm einfach automatisch an, daß diese richtig seien. Also wurde mir klar, daß der Zweifel nicht etwa Überzeugungen bewerten hilft, vielmehr verteidigt er die bestehenden Überzeugungen, seien sie nun gesund oder ungesund.

Jedesmal, wenn ich etwas las, beobachtete oder erfuhr, das meinen Überzeugungen widersprach, kamen zweifelnde Gedanken auf. Diese Gedanken stellten nicht etwa die Richtigkeit der bestehenden Überzeugungen, sondern vor allem die einer neuen Interpretation oder einer möglichen neuen Überzeugung in Frage. Meine Zweifel lehnten sich zu Beginn dieses Prozesses stark an bestehende Überzeugungen an. Schließlich erkannte ich, daß die Zweifel direkt aus dem bestehenden Überzeugungssystem kommen und deshalb entsprechend parteiisch sind. Ich entdeckte in mir eine starke Abneigung, irgend etwas anzunehmen, was meinen Überzeugungen widersprach.

Andere Krebspatienten haben mir über ähnliche Erfahrungen berichtet. Eine der schwierig zu überwindenden Hürden ist das Dogma von der «Unfehlbarkeit der Ärzte», das heißt von deren Fähigkeit vorauszusagen, wie lange man noch zu leben hat. Ich sah ein, daß es für einen Arzt absolut unmöglich ist zu prophezeien, wann ich sterbe. Überhaupt fand ich, es stehe dem Arzt gar nicht zu, solche Aussagen zu machen – schließlich handelt es sich um eine Angelegenheit zwischen mir und Gott.

Ich möchte schildern, wie ich aus meinem Blickwinkel als Schüler des Lebens mit Statistiken umging. Nehmen Sie an, ein Arzt sagt: «Neun von zehn Menschen, die Symptome wie Sie haben, leben noch sechs Monate oder weniger.» Dann würden meine Gedanken etwa wie folgt laufen: «Der Doktor hat bestimmt statistische Tatsachen richtig aufgeführt, aber ich bin nicht wie die meisten Menschen. Ich bin ich. Vielleicht hatten die anderen, die diese Krankheit hatten, keinen Lebenswillen. Den habe ich. Vielleicht haben die anderen nicht kräftig an ihrem geistigen und seelischen Wohlbefinden gearbeitet. Ich tue das aber. Dieser Arzt weiß nichts über den geistig-spirituellen Zustand derer, die gestorben sind, oder jener, die überlebt haben.»

Es war nützlich, was mir der Arzt über meine Krankheit zu berichten hatte, aber ich relativierte seine Meinung, weil ich verstand, daß er nur eine beschränkte Sicht haben kann. Ich fühlte, daß seine Statistik für mich belanglos sein könnte.

Mein Arzt hatte sich auf das konzentriert, was er zum Zeitpunkt seiner Beobachtung in meinem Körper sehen konnte. Bezüglich dessen, was vorher war oder später sein würde, konnte er nur Vermutungen anstellen. Obwohl solche Beobachtungen oft nützlich sein können, sind sie manchmal irreführend. Der Körper ist ein dynamischer Mechanismus, der sich jeden Moment ändert.

Viele Heilungen geschehen auf eine Weise, die niemand versteht. Gewisse Menschen genesen aus Gründen, die jenseits unseres Menschenverstandes liegen.

Als ich mich nach alternativen Heilungsmethoden umsah, war für mich die Kernfrage, ob ich mich eher auf die Kraft des ärztlichen Handelns oder auf die Kraft der geistig-spirituellen Vorgänge verlassen sollte. Wieder kam mir die Schülerperspektive sehr zustatten. Ich konnte mich frei fühlen, neue Gedanken zu erforschen, indem ich meinen Zweifeln die Lenkung überließ. Ich studierte Erscheinungen wie den Placebo-Effekt und die Wirkung hypnotischer Suggestionen auf den menschlichen Körper, und ich las Fallstudien über den «Lebenswillen». Allmählich wurden meine Zweifel schwächer, und ich fing an, an die Macht des Geistes (mind) und der Seele (spirit) zu glauben.

Für mich ist es überhaupt keine Frage mehr: Der Zweifel ist eine sehr wertvolle und wichtige mentale Funktion. Wenn mein Geist den Zweifelmechanismus nicht besäße, würde ich jede neue Idee, der ich ausgesetzt wäre, sofort glauben. Meine Gedankengänge würden im Zickzack von einer Idee zur anderen hüpfen. Ich hätte in meinem Leben keinerlei Beständigkeit, und ich wäre unfähig, irgend etwas Nützliches zu lernen und zu behalten. Der Zweifelmechanismus schützt meine vorangegangenen Entscheidungen darüber, was wahr ist und was nicht. Er gestattet mir, auf dem aufzubauen, was ich gelernt habe.

Ich habe zwar im Laufe der Zeit viele Überzeugungen gewählt, die mir nicht weiterhalfen, obwohl sie zum Zeitpunkt der Wahl sicher wahr schienen und von mir akzeptiert und im Unbewußten abgespeichert wurden. Lange Zeit sah ich keine Notwendigkeit, meine irrigen Überzeugungen zu ändern oder auch nur meine Überzeugungen zu überprüfen. Der Krebs hat mir einen zwingenden Grund gegeben, meinen Geist und seine Inhalte mit großer Sorgfalt zu betrachten. Ich sah meine Zweifel als Produkt des Schutzmechanismus, der Überzeugungen verteidigt, und diese Erkenntnis verringerte meine Angst, Nervosität und Enttäuschung, wenn ich neue Möglichkeiten erkundete.

Kommentar zum siebten Brief

Wie Reid uns zeigt, kann der Zweifel eine wichtige Rolle spielen, indem er das, was wir glauben, bis zu dem Zeitpunkt verteidigt, wo wir ernsthaft mögliche Meinungsänderungen erwägen. Der Zweifel kann auch sehr nützlich sein, wenn wir unsere eigenen Überzeugungen überhaupt einmal kennenlernen wollen.

Versuchen Sie die folgende einfache Übung: Gehen Sie von der Annahme aus, daß die Welt gut sei, daß es eine liebevolle Macht gebe, die die Welt durchwaltet, und daß diese gütige Kraft Ihnen helfen werde, gesund zu werden. Lassen Sie sich entspannt mit dem Gefühl der Hoffnung auf diese Annahme ein. Beobachten Sie, wie lange es dauert, bis in Ihnen der Zweifel hochkommt. So hat Reid den Zweifel eingesetzt, um zu seinen Überzeugungen vorzustoßen.

Jetzt versuchen Sie es umgekehrt: Nehmen Sie an, die Welt sei schlecht, sie werde von bösen Mächten beherrscht, die Ihnen nicht helfen. Wieder beobachten Sie, wie lange es dauert, bis der Zweifel hochkommt.

Und nun nehmen Sie an, die eine dieser Theorien komme der Wahrheit näher als die andere. Welcher würden Sie lieber Glauben schenken? Ich finde, es ist mit viel weniger Streß verbunden, sich im Glauben an eine gute Welt zu üben, nicht wahr? Und nun sehen Sie sich die Gefühle an, die solche Überzeugungen hervorrufen.

Natürlich ist es nicht einfach, den Begriff «Welt» zu definieren; das geht bestimmt nicht nach dem Schema schwarz oder weiß. Sie brauchen aber nicht das ganze Universum verstehen zu lernen, um mit Ihrer Arbeit fortzufahren. Für heute soll es genügen, wenn Sie eine einzige ungesunde Überzeugung aufspüren, an der Sie festhalten, und sich auf die Veränderung dieser Überzeugung konzentrieren. Jedesmal, wenn Sie einem Gedanken begegnen, der von dieser alten Überzeugung herkommen muß, sagen Sie zu sich selbst: «Ich zweifle an der Richtigkeit dieser Idee, weil ich doch glaube, daß (hier setzen Sie Ihre neue Überzeugung ein) ...» Ungesunde Gedanken können Sie erkennen an den von ihnen hervorgerufenen unguten Gefühlen.

Je mehr Sie feststellen, daß Sie Zweifel an Ihrer Fähigkeit zu genesen oder der Wirksamkeit Ihrer ärztlichen Behandlung haben, desto bewußter sollte Ihnen die Notwendigkeit der Änderung Ihrer Überzeugungen werden. Denken Sie daran, Ihre Überzeugungen erzeugen Ihre Gefühle; also weisen ungesunde Gefühle auf ungesunde Überzeugungen hin, die Sie mit etwas Übung bewußt ändern können.

Und noch einmal zum Schluß: Ihre Reaktion auf das Problem des fortwährenden Sich-selbst-Anzweifelns kann weit wichtiger sein als die Tatsache des Zweifelns an sich.

Achter Brief

Ein Wunder aus Offenbarung und Buße

Lieber Freund,

ich kann mir wirklich nicht erklären, wie oder warum einige Menschen tiefe spirituelle Erlebnisse haben. Es geschieht einfach aus irgendwelchen Gründen, für mich mehrere Male innerhalb der letzten Jahre.

Eine solche Erfahrung machte ich am 23. September 1981. Und das kam so:

Ich war allein zu Hause und arbeitete an einer Übung, die mir ein Psychologe empfohlen hatte, um gewisse mit meinem Vater zusammenhängende Schuldkomplexe abzubauen. Wie mir das der Psychologe angeraten hatte, stellte ich mir gegenüber einen leeren Stuhl auf und bildete mir ein, mein Vater säße dort. Ich begann, ihm etwas sehr Wichtiges zu erzählen, als mir plötzlich aufging, daß ich wohl mein Leben lang zu Unrecht geglaubt hatte, er liebe mich nicht. Ich begann zu weinen und zu schluchzen und empfand große Reue. Es schien mir, Gott habe das Leben in dieser Welt falsch organisiert. Zwischen Seufzern sagte ich immer wieder: «Warum mußte das so sein?»

Nach einer Weile ging ich in einen anderen Bewußtseinszustand über, den ich nur sehr schwer schildern kann. Meine wundersame spirituelle Erfahrung begann. Ich hatte keine Vision, ich hörte keine Stimmen. Aber Worte erschienen auf seltsame Weise in meinem Geist.

Dies sind die Worte, die mir an jenem Tag zuflossen:

ES HATTE NICHT SO KOMMEN MÜSSEN.
DIES IST DER WEG, DEN DU AUSGESUCHT HAST.
DIE TRÄNEN, DIE DU JETZT VERGIESST, SIND DIE TRÄNEN, DIE ICH FÜR DICH VERGOSS, ALS DU AUF IRRWEGEN WARST.
DIES IST NICHT DIE EINZIGE BEZIEHUNG, DIE DU FALSCH VERSTANDEN HAST.
ICH HABE DEIN GEBET UM GESUNDHEIT GEHÖRT; ES WIRD IHM ZU GEGEBENER ZEIT ENTSPROCHEN WERDEN.

Sofort kam in mir der Zweifel hoch. Ich dachte: Ist dies ein Traum? Spielt mir mein Verstand einen Streich? Ist dies tatsächlich real? Aber während diese Zweifel hochkamen, wurden sie abrupt durch die folgenden Worte gestoppt, die in ihrer Art und ihrer Kraft den vorangegangenen sehr glichen:

DIES IST REAL!

Sofort war jeder Zweifel wie weggewischt! Ich wußte, es ist echt. Ich wußte diese Wahrheit in einer Weise, wie ich noch nie etwas gewußt hatte. Ich konnte es nicht erklären. Ich konnte es nicht verstehen. Aber das brauchte ich nicht. Es war einfach wahr.

Zu diesem Zeitpunkt waren meine Blutwerte sehr schlecht. Bald schon bekam ich eine ernsthafte Infektion und mußte ins Krankenhaus. Mehrere Tage später kam mein Arzt herein und stand an meinem Bett, um meine Kurven zu studieren. Tiefe Besorgnis war ihm ins Gesicht geschrieben. Voller Zuversicht sagte ich zu ihm: «Herr Doktor, machen Sie sich keine Sorgen um mich! Ich komme schon wieder in Ordnung.» Er schaute mich an, mit einem Gesichtsausdruck, der besagte: «Wenn der das glaubt, dann ist es wohl am besten, ich sage so wenig wie möglich.» Also sagte er: «Das hoffe ich auch» und ging hinaus.

Das war im Oktober 1981. Am 9. Januar 1982 rief mich derselbe Arzt an, um mir die Ergebnisse meiner neuesten Blutuntersuchung durchzugeben. Er sagte: «Mr. Henson, ich weiß nicht, was Sie gemacht haben, aber ich hoffe, Sie sagen es mir – Ihre Blutwerte sind besser als meine!» Ich legte den Hörer auf und weinte lange, lange.

Ich werde meine Erfahrung und die Botschaft, die ich am 23. September 1981 empfing, nie vergessen. Sie sind meine wertvollste Erinnerung. Ich brauche keine Ärzte, Psychologen, Theologen, Freunde oder Fremde, die mir erklären, was da vorgegangen ist. Ich weiß doch, was geschah! Ich war dabei! Ich habe es selbst erlebt!

Diese Art Erfahrung mag in Ihrem Leben bis jetzt noch nicht vorgekommen sein. Doch haben viele Menschen ähnliche Erlebnisse gehabt. Im Laufe der Jahrhunderte sind viele Menschen so inspiriert worden und schöpften aus solchen Vorkommnissen neue Hoffnung.

Ich glaube, anderen Menschen zu nützen, wenn ich ihnen diese Erfahrung mitteile. Darum habe ich sie so ausführlich geschildert. Wer weiß, wann etwas so Außergewöhnliches Ihr Leben verändern wird? Genauso wie Krebs nicht nur andere befällt, geschehen auch Wunder nicht nur anderen Leuten.

Als ich am Morgen des 23. September 1981 aufwachte, hatte ich noch keine Ahnung, was mir an diesem Tag geschehen würde. Aber ich bin froh, daß ich bis dahin noch nicht aufgegeben hatte, auch wenn es zeitweise echt hart gewesen war. Man sieht ja nun, was ich verpaßt hätte!

Kommentar zum achten Brief

Wir sollten uns zunächst einmal fragen, was das Wort «Wunder» eigentlich bedeutet. Das Wörterbuch definiert Wunder als ein Geschehnis, das anscheinend den bekannten Naturgesetzen widerspricht und von dem deshalb vermutet wird, daß es übernatürlichen Ursachen zuzuschreiben sei, insbesondere einem Akt Gottes. Sie können selbst entscheiden, ob diese Definition auf Reids Heilung paßt.

Für mich hängt der Begriff des Wunders vom Standpunkt jedes einzelnen ab. Ich finde, alles im Leben ist ein Wunder. Es ist ein Wunder, daß die Erde existiert. Es ist ein Wunder, daß es uns Menschen gibt. Die Geburt eines Kindes ist ein Wunder. Die Geburt eines Tieres ist ein Wunder. Alle diese Dinge sind Wunder, weil wir nicht erklären können, wieso sie geschehen – wir können vielleicht teilweise erklären, *wie* sie passieren, aber nicht, *warum*.

Gewisse Leute wählen das andere Extrem und finden, nichts sei ein Wunder, denn alles könne durch unser Wissen erklärt werden.

Einstein hat einmal gesagt, das eigentlich Unglaubliche am Universum sei, daß wir es begreifen können. Für mich bedeutet dies, daß er Erfahrungen mit den Wechselbeziehungen aller Dinge im Universum gehabt haben muß. Ich glaube, wir alle haben ab und zu so einen Einblick, wenn wir das haben, was ich als «Gipfel-Erfahrung» (mountaintop experience) bezeichne – eine dieser Situationen, wo wir tiefen Frieden empfinden und daß alles gut ist, und daß wir uns im Fluß aller Dinge und im Einklang mit der Welt befinden.

Meiner Meinung nach sind solche Erfahrungen wundersam und gleichen der von Reid, als er tief daran glaubte, daß Gott mit ihm gesprochen und ihm gesagt hatte, alles werde gut. Für mich ist die Tatsache, daß er dieses Verständnis hatte, genauso wundersam wie seine anschließende körperliche Genesung.

Sie mögen bemerkt haben, daß Gottes Botschaft einen Ausdruck enthält, den Reid selbst gerne verwendet: «zu gegebener Zeit.» Meine Erfahrung hat gezeigt: Wenn Menschen eine Botschaft von der schöpferischen Kraft des Universums erhalten, dann ist diese in einer Sprache formuliert, die sie gut verstehen, mit den Ausdrücken, die ihnen am meisten bedeuten, mit den Worten, die für sie die gehaltvollsten Assoziationen herstellen. Wenn ich während der Meditation eine Botschaft erhalte, kommt diese nicht in einer Fremdsprache, sondern in meiner Muttersprache. Das bedeutet nicht etwa, daß Gott in meiner Sprache spräche, aber so kommt die Botschaft zu mir herüber.

Aber wir wollen einmal annehmen, rein theoretisch, die Botschaft, die Reid gehört hat, sei nicht von Gott gewesen, sondern direkt seinem eigenen Unbewußten entsprungen. Nun, was ist das Unbewußte? Niemand weiß es genau. Vielleicht ist das Unbewußte die Verbindung zwischen jedem Menschen und den schöpferischen Kräften des Universums. Und *wenn* es nun Reids Unbewußtes gewesen ist? Würde dies einen Unterschied machen? Reid hatte eine Erfahrung, die ihm das Mysterium des Lebens eröffnete, bei der er ein tiefes Gefühl des Wissens und eine intensive Ruhe erfuhr und spürte, daß alles wieder gut werden sollte. Auf der allertiefsten Ebene seines Wesens war die Furcht verschwunden, die ihn zuvor umhüllt hatte. In seinem Herzen und mit seinem Verstand wußte er, daß er genesen würde. Mit diesem Wissen kam auch der entsprechende physiologische Wandel in seinem Körper.

Sogar wenn Reid nochmals einen Rückfall haben sollte, so würde dies die von ihm empfangene Botschaft nicht in Frage stellen. Der Rückfall wäre einfach eine neue Botschaft, eine neue Lektion.

Persönlich glaube ich, daß Reid eine direkte Botschaft von Gott empfangen hat. Gleichzeitig glaube ich aber auch, daß *alles* ein Teil Gottes ist. Wenn also bewiesen werden sollte, daß die Botschaft aus Reids Unbewußtem kam, wäre dies für mich gleichbedeutend, denn wenn alles ein Teil Gottes ist, dann ist auch das Unbewußte ein Teil Gottes. Ich selbst habe zwei ähnliche Erlebnisse gehabt, kenne viele Menschen, die solche gehabt haben, und habe von Hunderten von derartigen Fällen gelesen. Reid und uns allen sind die tiefgehenden Gefühle einer solchen Erfahrung gemeinsam, das starke Gefühl, im Universum sei alles mit allem verbunden, auch unsere Stellung darin, und das damit verbundene Gefühl des wundersamen Friedens und der Freude.

Aber die Erfahrung braucht nicht so tiefschürfend zu sein und kann doch stimmen. Wenn Sie beim Meditieren eine Frage stellen und eine Antwort bekommen, die von einem guten Gefühl begleitet ist, dann haben Sie genau wie Reid zu der Weisheit, die in Ihnen und um Sie herum lebendig ist, Verbindung hergestellt. Anerkennen Sie die Tatsache, daß Sie, wie Reid, möglicherweise an der Botschaft zweifeln. Fragen Sie sich dann, wie Reid, ob die Antwort richtig ist. Wenn Sie wissen, daß sie richtig ist, dann entscheiden Sie sich dafür, entsprechend zu handeln, und nehmen Sie sich einen Zeitrahmen für den ersten Schritt vor. Achten Sie auf Ihr Gefühl, und entscheiden Sie dementsprechend. Machen Sie einen festen Plan, und nehmen Sie sich fest vor, die Botschaft in die Tat umzusetzen. Dies wird Ihnen später helfen, wenn neue Zweifel aufkommen sollten, wie dies häufig vorkommt – vor allem dann, wenn Sie Veränderungen in Ihrem Leben vornehmen wollen, die andere Menschen stören oder verunsichern. Sie können zu Ihrer Entscheidung zurückgehen und von Ihrer Erinnerung daran zehren. Wichtig ist aber vor allem, aufgrund der Botschaft zu *handeln*.

Ich glaube daran, daß der Austausch mit dem Universum möglich und erlernbar ist. Er bedingt aktive Mitarbeit, volle Offenheit und viel Vorstellungskraft. Er bedeutet, aufgrund dessen zu handeln, was wir heute verstehen, und sich für die Möglichkeit offenzuhalten, daß sich das Verständnis später noch weiter verbessert. Bitten Sie in Ihrer Meditation um mehr Verständnis. Bitten Sie um Erlebnisse wie das von Reid. Bestehen Sie nicht auf einem ähnlichen Ergebnis, sondern vertrauen Sie darauf, daß das Ergebnis Ihrer einzigartigen Situation und Ihrem einzigartigen Wesen angepaßt sein wird.

Neunter Brief

Einen Lebenszweck finden

Lieber Freund,

ich glaube, daß mein Fortschritt in Richtung Gesundheit sich beträchtlich beschleunigt hat, seitdem ich entdeckte, daß meine bisherige Lebensauffassung nicht mehr funktionierte, und seit ich mir eine neue gesucht hatte.

Die längste Zeit hätte ich nicht eigentlich sagen können, was der höhere Zweck meines Lebens war. Natürlich gab es viele Dinge, die ich wollte, aber es gab dabei viele Widersprüche, und ich kann mich erinnern, wie enttäuschend es für mich war, keine klaren Prioritäten setzen zu können.

Ich hörte andere Leute über ihre persönlichen Ziele sprechen, konnte aber solche Dinge selbst nie in den Griff bekommen. Wenn ich damals darüber nachzudenken versuchte, erschien alles zu kompliziert. Heute ist mir klar, daß das Ziel, das ich damals anstreben wollte, einfach unter dem Namen «Erfolg» bekannt ist. Ich glaube, ich fand es nötig, mir und anderen Leuten zu beweisen, daß ich ein wertvoller Mensch sei, indem ich mir gewisse materielle Dinge leistete. Ich wollte viel Geld, eine wichtige Stellung bei einer guten Firma, ein schönes Haus, modische Kleider, ein Luxusauto und dergleichen mehr.

Mit der Zeit bekam ich so ziemlich alle materiellen Dinge, die ich mir vorgenommen hatte. Als ich sie aber einmal besaß, erkannte ich, daß sie in bezug auf mein Lebensglück sehr wenig echten Wert hatten. Meine Krebserfahrung ließ dies in einem grellen Licht klarwerden.

Als Ausgangspunkt für meine Suche nach einem neuen Lebensziel brauchte ich zunächst eine breitere Perspektive zum Leben im allgemeinen. Ich wollte herauskriegen, wie ich in das große Ganze aller Dinge hineinpasse, und hoffte dadurch auf meinen echten Lebenszweck zu stoßen. Ich setzte meine «Schülerbrille» auf und entwarf ein Szenario, das mir gestatten sollte, das Leben auf eine neue Weise zu betrachten.

Ich stellte mir vor, Gott sei der Eigentümer dieses Planeten, wie ein Reicher, der ein sehr großes Stück Land besitzt. Aus irgendeinem Grunde lud er mich als Gast auf sein Gut ein, und ich nahm die Einladung an, obwohl ich nicht genau wußte, was Gott mit meinem Besuch im Sinn hatte.

Natürlich sind auf dem Gut auch noch andere Gäste. Sie scheinen in derselben Situation zu sein wie ich. Auch sie sind geladene Gäste. Sie haben nichts mitgebracht, und sie können nichts mitnehmen, wenn sie das Gut verlassen. Einige scheinen länger zu bleiben als andere.

Der Eigentümer sorgt gut für mich und die anderen Gäste. Er gibt uns Luft zum Atmen, Wasser zum Trinken, Speisen zum Essen, Kleidung, Unterkunft und die Gesellschaft anderer Gäste. Offensichtlich ist der Gastgeber sehr großzügig, deshalb scheint es angemessen, sich zu bemühen, ein guter Gast zu sein.

Es scheint auch offensichtlich, daß man als guter Gast versuchen sollte, das schöne Gut nicht zu verwüsten. Ich darf es frei benützen, aber ich sollte es in dem Zustand belassen, in dem ich es vorgefunden habe. Ich sollte die Reichtümer des Gutes nicht verschwenden, und ich sollte seine natürliche Schönheit nicht verschandeln. Kurzum, ich sollte auf das Eigentum des Gastgebers Rücksicht nehmen.

Es scheint mir auch richtig, daß ich zu den anderen Gästen nett bin, auf sie Rücksicht nehme und ihr Wohlbefinden nicht beeinträchtige. Sie haben schließlich zum Gastgeber dieselbe Beziehung wie ich, darum bin ich sicher nicht befugt, ihnen vorzuschreiben, was sie tun sollen – zumal da ich selber nicht recht weiß, was ich tun soll. Aber bestimmt kann ich mich so aufführen, daß ich niemandem schade oder in seinem Tun einenge.

Ich beschloß, daß ich mich ähnlich wie der Gastgeber aufführren wollte. Er ist nett und rücksichtsvoll, indem er für meine Bedürfnisse sorgt und für die der anderen Gäste. Er hat uns offensichtlich viel Freiheit gegeben.

Das Gut ist großartig angelegt, äußerst komplex und völlig ausgewogen. Jeder Teil des Gutes steht in harmonischem Bezug zu jedem anderen Teil, die Gäste eingeschlossen. Das ganze Gut ist lebendig und reagiert auf die geringste Veränderung. Bei der Reaktion auf Veränderungen ist immer Weisheit mit im Spiel. Auch die Weisheit des Eigentümers scheint überall zu sein, wenn das Gut sich an alle Störungen anpaßt und kontinuierlich das Gleichgewicht wiederherstellt, bis absolute Harmonie herrscht.

Dieses Experiment, das Leben auf Erden aus einem neuen Blickwinkel zu betrachten, war zwar nicht in der Lage, mir Gottes Ziele zu erklären, aber es machte möglich, Gott, mich selbst und die anderen Menschen in einer ausgewogenen und hilfreichen Weise zu sehen. Nicht nur bin ich ein Lebensschüler, sondern ich bin auch ein geladener Gast, der Gottes Zielen mehr dienen sollte als seinen eigenen. Nur wenn ich dem harmonischen Willen des Schöpfers diene, verbessere ich damit gleichzeitig meine Lebenserfahrung.

Indem ich beobachtete, wie mein Verstand arbeitet, kam ich schließlich zu der Ansicht, daß er ein Mechanismus ist, der den Zwecken dient, die ich ausgewählt habe. Sobald ich einen Zweck ausgesucht habe, übernimmt mein Verstand automatisch. Sein ganzes Funktionieren ist darauf ausgerichtet, das gewählte Ziel zu aktivieren und zu verwirklichen. Mein Geist ist da sehr wählerisch. Wenn das Ziel einmal bekannt ist, konzentriert er sich ausschließlich auf Dinge, die mich ihm näherbringen können. Er schenkt nicht allen Ereignissen in meinem Leben die gleiche Beachtung, sondern findet die einen wichtiger als die anderen. Nur die Dinge, die etwas mit der Erreichung meiner Ziele zu tun haben, werden überhaupt behandelt. Alle anderen Dinge werden nur registriert und unbewußt gespeichert, bekommen aber keine bewußte Aufmerksamkeit.

Wenn ich mich zum Beispiel entschließe, nach Atlanta zu fahren, dann schaltet mein Geist alle Informationen aus, die er über New York, Chicago und Los Angeles hat. Wenn ich einmal Atlanta gewählt habe, werden alle anderen möglichen Reiseziele völlig irrelevant. Mein Geist stellt nur die Fragen, die sich auf das gewählte Ziel beziehen: Wann fahre ich nach Atlanta? Wie komme ich nach Atlanta? Will ich nach Atlanta fahren oder fliegen? Wo will ich in Atlanta wohnen?

Ganz ähnlich ist es, wenn wir uns einmal auf einen bestimmten Lebenszweck festgelegt haben. Unser Geist wird uns nur noch die Information anbieten, die mit diesem zu tun hat. Als Erfolg mein Lebenszweck war, sah ich alles im Lichte dieses Ziels. Als der Dienst an Gott und seiner Schöpfung zu meinem Lebenszweck wurde, begann ich bei der Suche nach meiner Gesundheit echte Fortschritte zu machen. Ich bemerkte ferner, daß sich mein Leben auch auf anderen Gebieten zu größerer Harmonie entwickelte.

Mein Ziel wurde durch ein Erlebnis, das ich hatte, als ich sterbenskrank in der Klinik lag, noch klarer definiert. Als ich damals auf mein Leben zurückblickte, sah ich mich buchstäblich zweigeteilt: Mein fehlgeleiteter Teil hatte sich völlig von dem Teil abgespalten, der ganz und rein war. Es wurde mir völlig klar, daß die wirklich wesentlichen Dinge in unserem Leben die sind, die wir selbstlos und liebend für andere Menschen tun. Sogar die kleinsten Handlungen, selbstlos und mit Liebe verrichtet, haben eine große Wirkung auf das Universum. Ich glaube, sie werden irgendwo unauslöschlich zu unseren Gunsten registriert. Materielle Dinge sind hingegen nur in der physischen Dimension bedeutungsvoll. Das wertvollste Geschenk kann etwas sein, was gar kein Geld kostet. Auf die Absicht kommt es an.

Obwohl meine Wahrnehmung des Lebenszwecks sich weiterhin wandelt, würde ich ihn momentan so beschreiben, daß ich bei allem, was ich tue, Gottes Liebe ausdrücken will, und daß ich mein Tun so ausrichten will, daß es mit Gott und seiner Schöpfung im Einklang steht.

Ich brauchte sehr viel Zeit, um die entscheidend wichtige Bestimmung eines bedeutungsvollen Ziels für mein Leben zu treffen. Diese Wahl brachte in der Tat unermeßliche Folgen mit sich.

Für mich kam der Wendepunkt, als ich überlegte, was ich aus den Möglichkeiten machen könnte, die mir Gott in diesem Leben gab. Sogar kleine Anpassungen meines Lebenszwecks hatten tiefgreifende langfristige Folgen. Sobald ich mein Ziel klarer definiert hatte, begann ich, mein Dasein anders zu sehen und zu erleben.

Kommentar zum neunten Brief

In der Vergangenheit hatte sich Reid mehr oder weniger als Nabel seiner Welt gesehen, und alles war verfügbar, um seinem Ziel des Erfolgs zu dienen. Als er aber anfing, sich als Gast auf diesem Planeten zu sehen, war er nicht mehr das Zentrum des Universums, vielmehr einfach ein Teil davon. Dies gab ihm eine neue Perspektive. Er konnte sehen, wie seine alltäglichen Tätigkeiten in ein größeres Bild paßten; er begann, seine Zweckbestimmung in einem größeren Rahmen zu sehen. Zunächst einmal versuchte er, einfach ein guter Gast auf dem Planeten zu sein; dadurch tat er den ersten Schritt zur Klärung seines Ziels, nämlich dem Leben – oder Gott – zu dienen.

Wenn Sie versuchen, Ihren Lebenszweck zu entdecken, und sich dabei etwas verloren vorkommen, dann empfehle ich Ihnen, Reids Beispiel zu folgen. Versuchen Sie sich als Gast hier auf diesem Planeten zu sehen. Was für einen Beitrag können Sie anbieten? Was für einzigartige Begabungen haben Sie? Haben Sie diese bisher schon eingesetzt, um Ihr Leben glücklich und erfüllt zu gestalten?

Wenn Sie Ihren Lebenszweck untersuchen, ist eine wichtige Frage die, was Sie für andere tun und wie dies die Dinge beeinflußt, die Sie für sich selber tun. Erinnern Sie sich an Reids Erfahrung mit der Drogenhilfe und mit seinem Beruf – er verbrachte viel Zeit damit, anderen zu helfen, wo er sich doch auf sich selbst hätte konzentrieren sollen. Als Reid seine Gesundheit wiedererlangt hatte, konnte er viele wertvolle Beiträge leisten, wie zum Beispiel Mitmenschen an seiner Krebserfahrung teilhaben lassen.

Ich sage nicht, daß Sie die Sorge für andere nicht zu Ihrem Lebenszweck machen sollten. Wenn dies Ihnen Freude vermittelt, sollten Sie es tun. Tun Sie es einfach nicht zum Schaden Ihrer Gesundheit.

Vielleicht haben Sie sich schon immer um andere gekümmert, aber diese anderen sind nicht mehr da, um Ihre Hilfe anzunehmen – Ihre Kinder sind groß geworden und weggezogen, oder Ihr Ehepartner ist gestorben. Ist die Rolle des Helfers für Sie noch immer wichtig? Dann ziehen Sie andere Wege in Betracht, um Ihren Zweck zu erfüllen. Es gibt so viele Möglichkeiten: Arbeiten Sie in einem Heim für Obdachlose; lassen Sie sich von der Kirchgemeinde die Adresse einer bettlägerigen Person geben, und kümmern Sie sich um diese; bieten Sie Ihre Dienste als Gratis-Babysitter an; setzen Sie sich für eine Müll-Recycling-Anlage ein – die Möglichkeiten sind endlos.

Denken Sie aber auch daran, daß Ihr Lebenszweck sich wandeln kann. Vielleicht war bis jetzt Ihre Rolle eine helfende, aber möglicherweise ist es Zeit, diese Rolle aufzugeben und die anderen sich um Sie kümmern zu lassen.

Wenn Sie große Schwierigkeiten bei der Definition Ihres Lebenszwecks haben, kann es weiterhelfen, wenn Sie die Aufgabe aufteilen und die Teile einzeln lösen. Definieren Sie Ihr Ziel für heute. Vielleicht wollen Sie heute nur ausruhen. Ihr Ziel für heute kann es sein, Ihre Behandlung durch Meditation zu verbessern. Ihr heutiges Ziel mag sein, Ihrer Enkelin einen Brief zu schreiben. Wenn Sie einmal daran gewöhnt sind, Tagesziele zu formulieren, dann können Sie auch anfangen, an Ihrem Lebenszweck zu arbeiten. Welchen Zusammenhang hat das heutige Ausruhen oder die Verbesserung der Behandlung mittels Meditation mit dem übergeordneten Lebenszweck? Vielleicht ist der erste Schritt der Definition Ihres Lebensziels, daß Sie Ihre Krebserfahrung benützen wollen, um Ihr Leben neu schätzenzulernen. Wie paßt der Brief an die Enkelin zu dem höheren Lebensziel? Sie können ihn als Teil davon ansehen, daß Sie Ihre Lebensweisheit Ihren Angehörigen weitergeben möchten, damit deren Leben bereichert wird. Dies sind nur ein paar Beispiele, die Ihnen vielleicht helfen werden, Ihren Lebenszweck zu klären.

Ein anderer Ansatz ist es, einfach zu schauen, woran Sie am meisten interessiert sind oder wo Ihre Talente liegen. Wenn Sie gerne kochen, dann hat Ihr Lebenszweck möglicherweise damit etwas zu tun. Wenn Sie ein guter Schreiner sind, dann umfaßt Ihre Lebensaufgabe vielleicht Holzarbeiten. Wenn Sie ein Computerfreak sind, dann hat Ihre Lebensaufgabe vielleicht mit Informatik zu tun.

Nehmen Sie sich ein paar Minuten Zeit und schreiben Sie auf, wo Sie gut sind und wie Sie Ihre Begabung nutzen könnten, um sich oder anderen zu dienen. In beiden Fällen werden Sie dem Leben dienen, genau wie Reid. Sie sollten auch Ihre innere Weisheit befragen, um herauszufinden, auf welchen Gebieten Sie sich und den anderen am wirksamsten dienen können.

Zehnter Brief

Den Lebenswillen neu stärken

Lieber Freund,

ich glaube, daß zwischen meinem Lebenswillen und meiner Gesundheit ein enger Zusammenhang besteht. Ich glaube ebenso, daß mein Lebenswille durch meine Gedanken und Überzeugungen, aber auch durch meine Freude am Leben beeinflußt wird. Meiner Ansicht nach wurzeln alle diese Dinge in meinen Überzeugungen von Gott, welche die Grenzen festlegen, innerhalb deren ich die Erfahrungen meines Lebens wahrnehmen kann. Ich kann dies zwar niemandem beweisen, aber ich weiß, daß es für mich stimmt.

Wie Sie sich entsinnen werden, schien ich vor meiner Krebsdiagnose ein persönliches Problem nach dem anderen zu haben – Tod meines Söhnchens bei der Geburt, meine Scheidung, die Drogensucht meines älteren Sohnes. Ich konnte kein Ende dieser Schwierigkeiten absehen, und ich war vom Leben allgemein sehr enttäuscht. Ich hatte immer weniger Zuversicht, daß ich alle die schwierigen Probleme würde bewältigen können. Ein Gefühl der Hilflosigkeit war in mein Leben gekommen und mit ihm eines der Hoffnungslosigkeit.

Es ist wichtig zu verstehen, daß ich nicht eigentlich sterben wollte, obwohl meine unbewußten Überzeugungen im Zusammenhang mit Schuld und Sühne eigentlich sagten, daß ich es nicht verdiente, am Leben zu sein. Vielmehr dachte ich, daß ich sehr lange leben würde. Ich war nämlich in bester körperlicher Verfassung, so schien es wenigstens. Ich trieb regelmäßig und intensiv Sport. Ich rauchte nicht. Es gab auch ein paar schöne

Seiten in meinem Leben, aber wirklich nur sehr wenige. Der Hauptteil meines Lebens drehte sich um Arbeit und nochmals Arbeit. Ich erkenne heute, daß meine Karriere für mich ein Fluchtmechanismus war. Solange ich meinen Geist mit beruflichen Problemen beschäftigte, brauchte ich mich nicht mit meinen persönlichen Problemen abzugeben.

Ich hatte wenig Erfahrung im Umgang mit den eigenen Problemen. Gewöhnlich beachtete ich sie einfach nicht. Zurückblickend kann ich sehen, daß ich dazu neigte, mich auf die Probleme zu konzentrieren, von denen ich etwas verstand – das waren geschäftliche Dinge. Es schien mir damals vernünftig, die Auseinandersetzung mit meinen persönlichen Belangen hinauszuschieben. Allerdings funktionierte diese Verhaltensweise längerfristig nicht.

Es scheint mir so, daß die tiefe Unzufriedenheit mit dem Leben (unter anderem bezeichnet man dies auch als Depression) irgendwelche unbewußten «Schalter» betätigt, die den Körper für den Tod vorbereiten – welcher den Menschen von den schlimmen Umständen erlöst, denen er in dieser Dimension begegnet. Meine normalen körperlichen Funktionen veränderten sich. Wesentliche Veränderungen wurden langsam offenbar, und schließlich kam es zur Krebsdiagnose.

Aus meiner Sicht als Schüler des Lebens begann ich nun, mein früheres Leben sehr kritisch unter die Lupe zu nehmen. Ich konnte sehen, daß der Krebs wie eine rote Warnflagge war, die mir anzeigte, daß ein Wandel in meinem Leben dringend notwendig geworden war. Ich erkannte auch, daß es eine der positiven Seiten meiner Krankheit war, daß ich mir nun die Zeit nahm, den Wandel zu vollziehen. Ich hatte einen sehr triftigen Grund, sofort mit der Arbeit an meinen persönlichen Problemen zu beginnen – man hatte mir gesagt, daß ich in Kürze sterben würde.

In mancherlei Weise sehe ich meine Krebserkrankung als natürliches Ergebnis meiner irrigen Zielsetzungen und meiner Mißverständnisse des Phänomens Leben. Diese verursachten Schwierigkeiten, die wiederum eine steigende Flut von Streß und Angst erzeugten. Meine neue Sicht als Schüler des Lebens führte zu neuen Gedanken über meinen Lebenszweck und zu vielen neuen Auffassungen.

Ich hatte es früher beängstigend gefunden, Ideen zu erforschen, die sich «am Rande» befanden, also außerhalb des mir Vertrauten. Ich glaube heute, daß ich nur vor der Entdeckung Angst hatte, daß einige meiner Überzeugungen irrig waren. Dies wäre für mich beunruhigend gewesen, denn ich war damals der Ansicht, ich müßte immer recht haben. Als Lebensschüler konnte ich hingegen problemlos neue Ideen, neuen Denkstoff oder neue Dimensionen erforschen, die ich zuvor noch nie ins Auge gefaßt hatte. Als ich darin geübter wurde, merkte ich, daß diese Art der geistigen und seelischen Forschung anregend, lebendig und wertvoll ist.

Als ich in meiner Schülerrolle Fortschritte machte, berichtigten sich viele meiner früheren Fehlurteile mühelos und wie von selbst. Ich war viel mehr mit dem Verlernen als mit dem Lernen beschäftigt. Als ich meine Verwirrungen schichtweise abschälte, wurde meine neue Ausrichtung, nämlich im Einklang mit Gott und der Schöpfung zu leben, immer deutlicher. Meine Einsicht wurde besser und das Leben immer wundersamer und schöner. Irgendwann verspürte ich eine tiefe Liebe zu Gott, zum Leben und zu den Mitmenschen. Auch wenn ich noch immer ab und zu in meine alten Muster abglitt, so befreite mich die Liebe doch von meinem herkömmlichen irdischen Gesichtspunkt und gab mir eine völlig neue Perspektive, von der ich Freude und Hoffnung ableiten konnte, und mein Lebenswille nahm direkt proportional zu.

Ich beschloß, daß ich – ob ich nun lange leben sollte oder nicht – meine verbleibenden Tage erfreulicher als in der Vergangenheit verbringen würde. Mein Lebenswille wurde von Tag zu Tag stärker. In der Zwischenzeit habe ich länger gelebt, als irgend jemand erwartete, und ich fühle mich besser als je zuvor.

Als ich begann, mich auch um andere Krebskranke zu kümmern, da tat ich dies, indem ich mich so verhielt, daß die anderen aus meinen Erfahrungen lernen konnten. Ich übernahm so keine Verantwortung für sie. Vielmehr sah ich meine Krankheit als eine Möglichkeit, zu lernen und dabei ein nützliches Beispiel abzugeben. Dies mag nebensächlich scheinen, für mich aber war es sehr wichtig. Ohne es eigentlich zu merken, gab ich mir eine Aufgabe, die meine eigennützigen Interessen weit hinter sich ließ. Bei einigen Gelegenheiten, wenn es darauf ankam, hatte ich etwas, von dem ich zehren konnte – ein Ziel, das über mich selbst hinausging, einen Grund, um weiterzumachen. Dies bedeutete einige Male für mich einen wesentlichen Unterschied. Ich fand, die Erfahrung meines Weges sei viel zu schmerzhaft und schwierig gewesen, um einfach so vergeudet zu werden. Ich hatte mich geweigert aufzugeben, auch wenn die Aussichten noch so schlecht waren. Irgendwie dachte ich, ich könnte überleben und das Gelernte anderen zukommen lassen. Aufgrund meiner Erfahrungen bin ich zu dem Schluß gekommen, daß ein eindeutiger Lebenszweck und ein zäher Lebenswille Hand in Hand gehen.

Elfter Brief

Die Verbindung zwischen Geist und Körper

Lieber Freund,

in unserer westlichen Kultur werden Ärzte darin geschult, gewisse Namen von Krankheiten mit bestimmten körperlichen Erscheinungen in Verbindung zu bringen. Dies hilft ihnen dabei, Krankheiten zu erkennen, so daß, aufgrund von Erfahrungen mit ähnlichen Fällen, eine wirksame Behandlung angesetzt werden kann. Dies scheint mir sinnvoll. Wenn ich an einem geschäftlichen Problem arbeite, identifiziere und definiere ich es zuerst, dann suche ich nach den möglichen Ursachen, damit wirksame Lösungen entwickelt und dann in die Tat umgesetzt werden können.

Die Mediziner waren ehrlich, als sie mir sagten, sie hätten für mein Problem keine Lösung. Ich hatte die eindeutigen körperlichen Erscheinungen, die man Krebs nennt. Genauer hieß die Krankheit Haarzellen-Leukämie. Es gab für dieses Problem damals keine wirksame Therapie. Darum mußte in den Augen der Mediziner meine Krankheit tödlich verlaufen.

Die Ärzte beachteten dabei meinen geistigen Zustand kaum und meine spirituelle Verfassung erst recht nicht. Ich weiß, daß dies in unserer Kultur nicht zur Rolle der Ärzte gehört, aber ich glaube, daß sie in der Analyse meiner Krankheit einen Großteil der menschlichen Gleichung außer acht ließen. Ich finde, dies ist eine allgemeine und wesentliche Schwäche unseres Gesundheitswesens.

Da die herkömmliche Medizin keine Hoffnung auf Genesung geben konnte, war es klar für mich, daß ich auf eigene Faust weitergehen mußte, daß ich die Krankheit beurteilen, ihren Ursprung finden und dann etwas dagegen unternehmen mußte. Natürlich hatte ich Angst, daß meine Bemühungen nichts fruchten würden, aber da ich überleben wollte, hatte ich keine Wahl; ich mußte es versuchen. Andernfalls würden die schlechten Prognosen der Ärzte mit Sicherheit eintreffen.

Ich fand es damals sehr ergiebig, meine inneren Vorgänge als eine Zusammenarbeit von unabhängigen körperlichen, geistigen und seelischen Systemen zu sehen, die alle ihre unterschiedlichen Funktionen und Eigenschaften haben. So konnte ich jeden Teil isoliert beobachten und studieren. Mit der Zeit ergab sich ein offenbar vernünftiges Gesamtbild.

Eine der Entdeckungen, die ich bei mir selbst machte, war die, daß ich immer dann, wenn ich mich gestreßt fühlte, irgendeinen inneren Konflikt auszutragen hatte. Zwischen dem, was meiner Meinung nach hätte geschehen sollen, und dem, was tatsächlich geschah, war ein beträchtlicher Unterschied. Ich machte große Anstrengungen, um dahin zu gelangen, wo ich sein wollte. Schließlich erkannte ich, daß dies Streß brachte und deshalb für meine Gesundheit schädlich war. Allmählich entdeckte ich, daß es ergiebiger war, meine «Schülerbrille» aufzusetzen und abzuwarten, was ich aus jeder Erfahrung lernen konnte.

Lassen Sie mich ein Beispiel anführen: Ich habe seit Jahren immer wieder Kreuzschmerzen, darum merke ich Veränderungen in dieser Körperregion sofort. Vor einigen Jahren war ich zum Skilaufen in Colorado. Irgendwie kam ich von der normalen Piste ab und fand mich am oberen Ende einer steilen und schwierigen Abfahrt wieder. Sobald ich an die Möglichkeit eines Sturzes und einer Verletzung dachte, fühlte ich eine Spannung in der unteren Rückenmuskulatur, und Kreuzschmerzen stellten sich ein. Vorsichtig fuhr ich die schwierige Abfahrt hinunter und stellte mich beim Skilift wieder in die Reihe. Als ich da wartete, bemerkte ich plötzlich, daß die Verspannungen und die Schmerzen verschwunden waren, ein klarer Hinweis darauf, daß angstvolle Gedanken und neuromuskuläre Spannung etwas miteinander zu tun haben.

Mein Körper war aufgrund der geistigen Vorgänge in ein chemisches Ungleichgewicht geraten. Die Anpassungen, die mein Körper vornahm, waren im Lichte meiner Gedanken sinnvoll, aber ich hätte ja auch anders denken können. Hätte ich damals schon meine «Schülerbrille» aufgesetzt, dann hätte ich mich auf eine schwierige Skiabfahrt gefreut, indem ich mein Vertrauen in das Leben, in Gott und in mich selbst gesetzt hätte. Es bestand ja durchaus eine gute Chance, daß ich die Abfahrt verletzungsfrei überstehen würde, aber so habe ich die Dinge nicht betrachtet. Hätte ich mehr Vertrauen gehabt, wäre ich wohl ohne Angst und Spannung hinuntergefahren und hätte dabei viel mehr Spaß gehabt.

Lassen Sie mich ein weiteres Beispiel bringen, das Ihnen als Krebspatient bekannt vorkommen wird:

Da es ja im Jahre 1979 für meine Krankheit keine wirksame Behandlung gab, baten mich die Ärzte, bei einer Anzahl von «Experimenten» mitzumachen. Ein bestimmtes Medikament, das sie mir zum Ausprobieren gaben, hatte die Eigenschaft, Krebszellen abzutöten, aber es brachte auch gesunde Zellen um. Es war also sehr gefährlich. Meine Ärzte glaubten, es könnte mir helfen; sie gaben aber auch zu, daß es äußerst schädlich sein könnte. Ich war außerstande, dieses Medikament als «Helfer» zu betrachten. Ich sah es als reines Gift an und empfand das Einnehmen der Pillen als enorm belastend. Es ging mir dabei gesundheitlich immer schlechter.

Ich wußte, daß meine Einstellung mir schadete; darum arbeite ich an ihr mit Selbsthypnose, Gebeten und anderen Methoden. Mit der Zeit veränderte sich meine Einstellung wesentlich. Schließlich gelang es mir, meine Aufmerksamkeit auf die positiven Auswirkungen des Medikaments zu richten, und es wurde immer leichter, es einzunehmen. Meine Ansicht wandelte sich von Furcht und schlimmer Vorahnung zu einem Gefühl zwischen Nüchternheit und Hoffnung. Und was passierte? Meine körperliche Verfassung fing an, sich zu bessern.

Ich war erstaunt, wie ein so geringfügiger Wandel in meiner Gesinnung so bemerkenswerte Ergebnisse zeitigen konnte.

Noch ein Beispiel: Als meine roten Blutkörperchen immer weniger wurden, hatte ich immer mehr Schwierigkeiten, die Treppe zu meinem Schlafzimmer zu erklimmen. Unbewußt fing ich an, die Treppe als Maßstab für meinen Gesundheitszustand zu verwenden. Wenn es schwer ging, glaubte ich, es gehe mir schlechter. Schließlich entwickelte ich eine Abneigung gegen das Treppensteigen, weil ich mich vor der «schlechten Nachricht» fürchtete.

Dann probierte ich die «Schülerbrille» aus. Ich wendete an, was ich über das Funktionieren meines Geistes gelernt hatte, und experimentierte damit, die negativen Gedanken auch einmal zu verwerfen. Schließlich habe ich am Körper kein Anzeigegerät, das genau angibt, wie schwierig das Treppensteigen wirklich ist. Vielleicht interpretierte mein Geist die Körperfunktionen falsch, weil er sich auf bestimmte negative unbewußte Vorstellungen stützte. Als mir bewußter wurde, daß ich möglicherweise meine eigene Verfassung durch negative Gedanken aushöhlte, schienen diese Gedanken ziemlich kraftlos zu werden. Bald schon fand ich das Treppensteigen weniger mühsam und vor allem viel weniger deprimierend.

Mit der Zeit schienen mir die kleinen Veränderungen, die ich an meiner Einstellung vornahm, tiefere spirituelle Einsichten zu ermöglichen. Meine geistigen und spirituellen Seiten schienen stärker zu werden, und ich fand, daß die beiden mein körperliches Wohlbefinden in einer Weise günstig beeinflußten, die ich nicht voll verstehen konnte.

Ich möchte betonen, daß Gedanken, die im Geist formuliert werden, und Einsichten spiritueller Natur nicht dasselbe sind. Mit den durch den Verstand produzierten Gedanken war ich vertraut, weil ich damit mein ganzes Leben lang gearbeitet hatte. Spirituelle Einsichten fühlen sich ganz anders an. Die Quelle und der Inhalt sind deutlich verschieden.

Um die geistigen und spirituellen Vorgänge unterscheiden

zu lernen, nahm ich einmal an, daß alle negativen Gedanken über meine Gesundheit aus dem Geist kamen – aus meinen unbewußten irrigen Überzeugungen. Diese Gedanken waren oft vom Gefühl der Angst begleitet. Dadurch, daß ich diese negativen Gedanken wie ein Schüler hinterfragte, nahm ihr Einfluß mit der Zeit ab.

Irgendwie dachte ich, wenn ich den schlechten Einfluß meiner negativen Gedanken dämpfte, würde die Wahrscheinlichkeit verbessert, daß Gott zu gegebener Zeit die Änderungen, die ich brauchte, veranlassen würde. In anderen Worten, wenn ich das Hindernis der negativen Gedanken wegräumte, dann würde Gottes Liebe durchkommen und sich in gesunden Veränderungen offenbaren. Solche Gedanken spendeten mir Trost.

Ich habe herausgefunden, daß ich durch das ständige Beobachten meines Handelns die Kraft bekomme, den mir momentan richtig scheinenden Blickwinkel einzunehmen. Ich habe einen starken Zusammenhang zwischen meiner geistigen Gesinnung und meinem körperlichen Zustand festgestellt. Ich nenne diesen Vorgang «Anpassung» und sehe ihn als normal an. Es scheint, daß unsere spirituell-mentalen Aspekte sich ständig ändern und daß sich diese Veränderungen in unserem Körper ausdrücken. Einige Gefühle, wie etwa Angst, verursachen unmittelbare körperliche Reaktionen; andere wirken erst allmählich. Ich finde, dies ist ein sehr bemerkenswertes Konzept, denn wenn eine negative Einstellung zur Krankheit beiträgt, dann kann doch auch möglicherweise eine positive Einstellung die Gesundheit fördern.

Kommentar zum zehnten und elften Brief

Genauso wie bei Reid bewirkt die Angst vor dem Tode, daß die Menschen anfangen, auf ihr Leben zu achten. Es ergeben sich Veränderungen, auf denen man dann aufbaut. Insbesondere ein Wandel der Grundüberzeugungen hat unermeßlichen Einfluß auf das Leben des einzelnen. Oft sehe ich Patienten mit völlig neuen Prioritäten aus ihrer Krankheit herauskommen.

Wir wollen einige gesunde Fundamentalüberzeugungen ansehen, die Ihr Leben wesentlich verändern könnten:

- Die Menschen sind von Natur aus gut. Ich bin von Natur aus gut.
- Das Wesen des Universums ist gut, liebevoll und geordnet.
- Die schöpferische Kraft des Universums ist liebevoll und allwissend und kennt uns besser als wir selbst. Sie liebt uns und kümmert sich um uns mehr als wir selbst.
- Das Leben ist ein liebevoller Lehrer, und wir sind hier, um zu lernen, wer wir sind.
- Die Krankheit ist eine negative Rückmeldung, die uns zu unserer Natur zurückbringt.
- Gesundheit, Glück, Freude, Erfüllung und Liebe sind positive Rückmeldungen, die besagen, daß wir uns in Richtung Selbsterkenntnis bewegen und mit unserem Lebenszweck verbunden sind.
- Der Tod ist das Ende dieser Existenz, genauso wie die Geburt deren Anfang ist. Unser Wesen (oder unser Bewußtsein oder unsere Seele) besteht nach dem Tode weiter, und dieses Weiterbestehen ist gut.
- Unsere eigene einzigartige Entfaltung ist in jeden von uns eingebaut. Wir werden gelenkt durch Sehnsucht, Leidenschaft, Freude, Liebe, Glücksgefühl und Erfüllung, und wir werden geführt durch die Kräfte, die uns geschaffen haben.

Was Sie vom Leben halten, beeinflußt Ihren Lebenswillen direkt. Wenn Sie schlecht über das Leben denken, warum sollten Sie dann weiterleben, außer vielleicht, um eine Weile lang zu vermeiden, was immer Sie am Tod fürchten? Wenn Sie hingegen das Leben lieben und glauben, daß es gut und lebenswert sei, dann wollen Sie selbstverständlich weiterleben. Wenn Sie vom Tod gesunde Überzeugungen haben, dann haben Sie weniger Angst vor dem Sterben, und Sie werden mehr Energie haben, um heute zu leben.

Erinnern Sie sich daran, wie drückend Reids Leben vor der Krebsdiagnose geworden war und wie er fand, daß es keinen Ausweg aus seinen Problemen gebe. Als er aber seine Lebensprobleme anpackte, fand Reid den Ausweg aus seiner Krankheit. Er fand das Leben wieder gut und kehrte zu einem Zustand guter Gesundheit zurück.

Wenn Sie sich selbst erforschen und Ihre Gedanken und Gefühle beobachten, dann lernen Sie, Ihre neuen Kenntnisse und Ihr Verständnis vom Leben so einzusetzen, daß sie Ihren Lebenswillen günstig beeinflussen:

- Studieren Sie Ihre Zielsetzungen unter dem Titel «Spiel» in Ihrem Gesundheitsplan. Konzentrieren Sie sich diese Woche darauf, diese Ziele zu erreichen, oder experimentieren Sie damit, sie zu übertreffen. Freuen Sie sich an Ihrem Leben und beobachten Sie, aus einer Schülerperspektive, wie die Freude Ihren Lebenswillen beeinflußt.
- Suchen Sie in Ihrem Tagebuch die Aufzeichnung über ein Problem, das für Sie schwierig war, das Sie aber bewältigt und von dem Sie etwas gelernt haben. Wie können Sie das, was Sie dabei gelernt haben, für Ihre Genesungsarbeit umsetzen?

Heilung ist ein schöpferischer Vorgang. Achten Sie auf Ihre Bedürfnisse, und seien Sie sich Ihrer Stärken bewußt. Improvisieren Sie oder bauen Sie auf Ihre Kenntnisse und Erfahrungen, wenn sich eine Lebenssituation entfaltet. Wenn Sie auf Probleme stoßen, die jenseits Ihrer Möglichkeiten liegen, dann bitten Sie um Hilfe. Ich kann das nicht genug betonen. Hilfe ist überall vorhanden, was für Probleme Sie auch immer mit Ihrer Krankheit oder mit Ihrem Leben haben. Bitten Sie um körperliche, geistige oder spirituelle Hilfe – und nicht nur von den entsprechenden Fachleuten –, wann immer Sie sie brauchen. Beanspruchen Sie Ihre Unterstützungsgruppe, wenn Sie sie brauchen. Verlassen Sie sich auf Ihre engste Bezugsperson.

Öffnen Sie sich gegenüber jedem Mittel, das Sie der Gesundheit näher bringen kann. Wenn Sie Vertrauen schöpfen, daß Sie von äußeren und von inneren Quellen Hilfe bekommen können, werden Sie weniger Belastung verspüren; Sie werden größere Lust fühlen, am Leben und seinen Tätigkeiten teilzunehmen.

Nun wollen wir uns die Verbindung zwischen Geist und Körper ansehen und dieses Konzept noch etwas weiterentwikkeln. Es ist schwierig, leben zu wollen, wenn man nicht glaubt, leben zu können. An seine eigene Lebensfähigkeit zu glauben ist leichter, wenn Sie glauben, daß Sie Ihren Körper beeinflussen können, und wenn Sie auf seine Fähigkeit, sich zu heilen, vertrauen.

Wenn ich eine Erkältung habe, besteht das Problem nicht darin, daß ein Virus in meinen Körper eingedrungen ist und mein Immunsystem überwunden hat. Das Problem ist vielmehr, daß ich meinem Immunsystem etwas angetan habe, das es geschwächt hat; somit hat es das Virus nicht abgewehrt, das mir nun die Grippe einschleppen konnte. Wenn ich zurückblicke, stelle ich regelmäßig fest, daß ich vor dem Schnupfen unter Streß gestanden habe oder längere Zeit negativen Gefühlen ausgesetzt gewesen war.

Statt zu versuchen, das Krebsgeschehen selbst zu kontrollieren, empfehle ich Ihnen, die Symptome in der Weise zu beeinflussen, wie ich nach den Gründen für meinen Schnupfen suche. Immer wenn ein Symptom auftaucht, schauen Sie ein paar Tage zurück und überlegen sich, was in Ihrem Leben vorgefallen ist. Erinnern Sie sich an negative Gefühle, die Sie gehabt haben, und schreiben Sie sie in Ihr Tagebuch. Wenn Sie dies einige Male getan haben, werden Sie Muster erkennen. Kommt es zum Beispiel vor, daß Sie Behandlungstermine absagen müssen, weil Sie Symptome bekommen, die die Behandlung verhindern? Wenn dies der Fall ist, sollten Sie an Ihren Überzeugungen und Gefühlen in bezug auf Ihre Behandlung arbeiten. Handeln Sie dementsprechend, indem Sie vielleicht Ihre Überzeugungen in gesunder Weise beeinflussen oder indem Sie Ihre Reaktionen mit Ihrem Arzt oder Psychologen besprechen. Dies wird Ihnen helfen, die Symptome an ihrer Wurzel zu packen.

Denken Sie daran, daß Ihr Körper ein wunderbarer Organismus ist, der sich unter normalen Umständen selbst heilen kann. Um der Gesundheit wieder näher zu kommen, untersuchen Sie, ob Sie etwas tun, das diesen natürlichen Vorgang stören könnte, und hören Sie damit auf. Sie können vermeiden, sich selbst im Wege zu stehen, indem Sie emotional «auf Leerlauf schalten». Benützen Sie regelmäßig das Mittel der Meditation, um dies zu erreichen.

Zwölfter Brief

Wichtige Beziehungen heilen

Lieber Freund,

ich möchte vorausschicken, daß ich die höchste Achtung für meinen Vater habe. Er starb im Jahre 1983 im Alter von 86 Jahren. Während der ersten 42 Jahre meines Lebens war meine Beziehung zu meinem Vater bestenfalls schwierig zu nennen.

Wenn mein Vater einmal gesagt haben sollte, daß er mich liebe, dann kann ich mich daran nicht erinnern. Soweit ich mich entsinnen kann, hat er nie seine Arme um mich gelegt, mich an sich gedrückt, und er hat mich auch kaum je mit Worten unterstützt oder ermutigt. Ich fühlte mich von ihm unerwünscht und ungeliebt. Meine Beziehung zu meiner Mutter war ganz anders. Sie war von einer sehr liebevollen und ermutigenden Art. Ich sage damit nicht, daß der eine Elternteil besser war als der andere; ich möchte nur zeigen, was für Unterschiede ich wahrnahm.

Obwohl mich meine Beziehung zu meinem Vater vor allem in jungen Jahren sehr bekümmerte, so fand ich doch, mit ihm könne ich über so etwas nicht sprechen. In der Tat fühlte ich mich mit ihm bei den meisten Gesprächsthemen unbehaglich. Irgendwann muß ich beschlossen haben, die Dinge hinzunehmen, wie sie waren, und daneben mein eigenes Leben zu führen.

Als der Krebs 1979 in mein Leben kam, hatte ich mir längst angewöhnt, die lästige Beziehung zu meinem Vater nicht mehr zu beachten. Ich hatte schon etwa seit zwanzig Jahren weit weg von meinen Eltern gelebt, und die geschilderten Gefühle tauchten nur während meiner seltenen Besuche wieder auf. Ich nehme an, der beschränkte Kontakt und die Jahre der Nichtbeachtung des Themas hatten die Wahrnehmung der Gefühle abgestumpft.

Auf alle Fälle fand der Psychologe, den ich konsultierte, schon sehr bald heraus, daß ich ein ziemlich wichtiges und schon seit langer Zeit bestehendes Problem hatte, das ich nicht mehr als solches erkannte. Sogar als er mich darauf ansprach, fand ich es nicht wichtig.

Da viele meiner Gedanken und Gefühle jahrzehntelang mißachtet worden waren, brauchte es eine ziemliche Anstrengung, bis ich mich überhaupt an Einzelheiten meiner Beziehung zu meinem Vater erinnern konnte. Nach intensiver Arbeit sah ich ein, daß mich mein Vater sehr wohl liebte, daß er dies aber dadurch ausdrückte, daß er für mich sorgte. Er gab mir Nahrung, Kleider und ein Zuhause, und das war seine Art, mir seine Zuneigung zu zeigen. Irgendwie war ich bis zum Zeitpunkt meiner Erkrankung außerstande gewesen, es so zu sehen. Ich nehme an, ein Teil des Problems kam daher, daß sich die Väter meiner Freunde ganz anders verhielten. Ich glaube, die Erwartungen, die ich an meinen Vater richtete, entsprachen einfach nicht seiner Art, seine Liebe auszudrücken.

Heute verstehe ich, daß ich den himmlischen Vater auf ähnliche Weise mißverstanden habe. Er hat auf seine Weise für mich gesorgt. Leider habe ich jahrelang erwartet, Gott werde alle meine Wünsche nach meinem Geschmack und gemäß meinen Zeitvorstellungen befriedigen. Da die Dinge aber nicht so liefen, wie ich es mir vorgestellt hatte, glaubte ich, Gott und die Welt seien oft gegen mich. Ich konnte nicht erkennen, daß sich Gott eigentlich in liebevoller Weise um mich kümmerte, und ich verkannte ihn genauso, wie ich meinen leiblichen Vater verkannt hatte. Das eigentliche Problem lag in meinem Verhalten, nicht in der Form, in der für mich gesorgt wurde.

Was mich wieder betroffen macht, wenn ich all dies schreibe, ist die starke Wirkung, die ein kleiner Wandel meiner Wahrnehmung auf mein Leben hatte. Indem ich auf ein altes Problem in einer neuen Weise einging, fand ich, daß sich meine Auslegung der Gegenwart ebenfalls änderte. Auch in diesem Falle wurde ich von Schuldgefühlen erleichtert, die ich jahrelang mit mir herumgetragen hatte. Dies machte Schluß mit meinem Elend und trug dazu bei, daß ich mich meines Lebens freuen konnte wie nie zuvor.

Sie erinnern sich vielleicht, daß ich 1981, nur Augenblicke vor meiner wundersamen Heilung, eine geistige Übung gemacht hatte, die meine Beziehung zu meinem Vater verbessern sollte.

Vielleicht wollen Sie die Einzelheiten in meinem Brief über das Wunder nachlesen, aber hier möchte ich einfach sagen, daß ich ab und zu das Bedürfnis hatte, an Dingen zu arbeiten, die momentan nicht dringlich schienen. Ich hatte gewisse größere Probleme so lange unterdrückt, daß mein Verstand die Gewohnheit entwickelt hatte, sie zu umgehen oder zu verharmlosen. Doch ließ sich auf Dauer nicht leugnen, daß die Probleme noch immer da waren; sie verzerrten noch immer meine Wahrnehmung des Lebens. Meine Angewohnheit, sie nicht zu sehen, mag für mich zeitweise bequem gewesen sein; mit der Zeit wurde sie zerstörerisch.

Ich bin heute der Ansicht, mein Entschluß, mit einem Psychologen zu arbeiten, war sehr weise. Viele Psychologen sind darin geübt, den Menschen bei der Bewältigung und Ausheilung alter emotionaler Wunden zu helfen – und genau das brauchte ich. Trotz meiner ursprünglichen Zweifel wollte ich jedes verfügbare Hilfsmittel nutzen, und man kann nur herausfinden, ob ein Hilfsmittel gut ist, indem man es unvoreingenommen ausprobiert. Die Arbeit, die ich zusammen mit dem Psychotherapeuten leistete, war in vieler Hinsicht wertvoll, sie half mir, die Beziehung zu meinem Vater zu heilen – dem auf der Erde und dem im Himmel.

Kommentar zum zwölften Brief

Eine gestörte Beziehung zu einem oder beiden Elternteilen ist vielen Krebskranken gemeinsam, darum möchte ich Ihnen empfehlen, dieses Thema eingehend anzusehen. Vor allem ist es wichtig, das Problem des stummen Grolls in den Griff zu bekommen und zu lösen. Sie können diese Arbeit wie Reid leisten, auch wenn Ihre Eltern schon gestorben sein sollten. Sie können sie nämlich tun, ob Sie mit den Eltern Kontakt haben oder nicht. Wir müssen uns einzig auf unsere Überzeugungen konzentrieren und auf die Gefühle, die diese hervorrufen.

Es kommt vor, daß ein Patient einem Elternteil nicht vergeben will, weil dieser ihm zuviel Böses angetan hat. Er denkt, dem Vater oder der Mutter zu vergeben bedeute, seine oder ihre Grausamkeit oder Ungerechtigkeit zu billigen. Man kann aber ohne weiteres Schmerz anerkennen und dennoch vergeben. Bedenken Sie einfach, daß Sie es nicht für Ihre Eltern tun, sondern für sich selbst. Durch die Vergebung lassen Sie den Schmerz und die Wut los, die Sie an die Vergangenheit fesseln.

Ein wirksames Mittel für die Umstellung von Überzeugungen ist die Einsicht, daß wir alle immer das Beste tun, was wir bei unserem Wissensstand und gemäß unseren Gefühlen tun können. Wir können dieses Mittel benützen, um unseren Eltern und auch anderen Menschen zu vergeben. Noch wichtiger: wir können auch uns selbst vergeben. Wenn unsere Patienten einmal einsehen, daß ihre Eltern das Beste getan haben, was sie konnten, dann werden auch ihre anderen alltäglichen Beziehungen problemloser. Manchmal geschieht dies ohne Aufsehen – es findet keine große Aussöhnung statt –, aber der Gesinnungswandel verursacht eine echte Veränderung.

Sie können sogar dann vergeben, wenn Ihre Beziehung weiterhin schwierig bleibt. Eine unserer Patientinnen mit fortgeschrittenem Brustkrebs hatte eine miserable Beziehung zu ihrer Mutter, einer außergewöhnlich negativen und kritischen Frau. Nachdem bekannt war, daß ihre Tochter Krebs hatte, rief sie sie immer wieder an und verbreitete nur Beklommenheit und Trübsinn; sie glaubte im Ernst, ihre Tochter liege im Sterben. Als die Tochter einsah, daß ihre Mutter nur das Beste tat, was sie im Lichte ihrer eigenen Erfahrungen und Überzeugungen tun konnte, leuchtete ihr plötzlich ein, daß sie diese unerwünschten Botschaften auch verweigern könnte. Sie sagte ihrer Mutter, daß sie, die Tochter, den Kontakt aufnehmen würde, wenn sie diskutieren wolle, daß sie aber die Anrufe der Mutter nicht annehmen würde, solange sie mit der Genesungsarbeit beschäftigt sei. Sechs Jahre später war sie gesund; jetzt verkehrt sie wieder mit ihrer Mutter – allerdings auf einer ganz anderen Basis.

Das Ergebnis der Vergebung kann Sie zur Gesundheit bringen, darum rate ich Ihnen dringend, Vergebung zu üben. Dazu kommt, daß Sie vermutlich herausfinden werden, daß die Vergebung weitere günstige Auswirkungen auf andere Lebensbereiche hat.

Dreizehnter Brief

Der Umgang mit Angehörigen und Freunden

Lieber Freund,

ich habe festgestellt, daß eine lebensbedrohende Krankheit weitreichende Auswirkungen auf eine ganze Reihe von Menschen hat. Sie kann für alle Beteiligten eine Chance darstellen. Die meisten Leute denken nach, warum das geschehen ist und wie sie selbst reagieren würden, wenn es ihnen passiert wäre. Ich beschloß, daß mein Verhalten für die anderen eine Quelle der Erleuchtung und der Belehrung werden sollte, auch wenn ich mir dafür große Mühe geben müßte. Schließlich merkte ich, daß ich mir damit ein wertvolles Geschenk gemacht hatte, indem ich mir ein Ziel vornahm, das über mich selbst hinausreichte. Später sollte ich von dieser Zielsetzung profitieren können, auf eine Art, die unvorstellbar gewesen wäre, wenn ich nur an mich selbst gedacht hätte. Eigentlich ist dies ein ernüchternder Gedanke, wenn ich an meine anderweitigen Erfahrungen zurückdenke.

Es wäre bei mancher Gelegenheit einfacher gewesen, das Handtuch zu werfen und aufzugeben. Wenn ich aber an all die Mühe und Pein dachte, die ich bereits durchgemacht hatte, und an die eindrucksvollen Erfahrungen, die ich dabei gemacht hatte, mußte ich mich einfach weigern auszusteigen. Ich hoffte, daß mein Weg irgend jemandem auf irgendeine Weise dienen könnte.

Als meine Krankheit ihren Fortgang nahm, wurde mir klar, daß andere Menschen meine Ansichten über das Leben nicht ohne weiteres verstehen konnten. Sie standen nicht vor dem Tode wie ich. Sie hatten nicht die geringste Aussicht, sich etwas genau vorstellen zu können, mit dem sie sich nicht auseinandergesetzt hatten und mit dem sie auch nichts zu tun haben wollten. Ich erkannte später, daß die meisten von ihnen sehr um mich bekümmert waren, aber nicht wußten, wie sie mir helfen konnten. Ihre Absichten waren gut, aber sie hatten nicht die nötigen Erfahrungen und Fähigkeiten. Dann waren ihre Gefühlsregungen auch so stark, daß ich ihnen am Ende mehr hätte helfen müssen als sie mir. Ich mache ihnen deswegen keine Vorwürfe; es ist einfach eine Tatsache, daß sie mehr Hilfe brauchten, als sie geben konnten, weil sie sich nie zuvor mit einer lebensbedrohenden Krankheit befaßt hatten. Ich schloß daraus, daß Freunde und Verwandte am besten einfach Zuneigung, Kameradschaft und Beistand geben. Manche von ihnen waren mir auch auf andere Weise eine Hilfe.

Ich war in der glücklichen Lage, daß meine Angehörigen und Freunde nie von mir verlangten, ihre Ratschläge zu beherzigen. Ich hatte keine Ahnung, wie wichtig dies ist, bis ich mit anderen Personen sprach, die eine lebensbedrohliche Krankheit durchmachten und dieses Glück nicht hatten.

Ich behaupte nicht, etwas von Familienpsychologie zu verstehen, aber es scheint mir so, daß es in jeder Familie eine beherrschende Person gibt. Manchmal ist es der Mann, manchmal die Frau, die die dominierende Rolle spielt, manchmal sogar ein Kind. Wenn der Kranke nicht selbst die dominierende Person ist, dann wird die beherrschende Person dazu neigen, der kranken Person zu sagen, was sie zu tun hat. Dies kann ein riesiges Hindernis auf dem Weg zur Genesung sein. Zuerst einmal ist die dominierende Person oft ängstlich. Sie mag sich für die kranke Person verantwortlich fühlen wie auch für die Lösung des Gesundheitsproblems, welches sie vielleicht für unlösbar hält. Wenn sie das Versagen und den Tod immer näher kommen sieht, wird die dominierende Person – beim untauglichen Versuch, den Fortgang der Krankheit aufzuhalten – oft noch gebieterischer oder gar tyrannisch.

Von anderen Krebspatienten habe ich gehört, daß diese Situation häufig vorkommt. Es scheint aber zu nützen, wenn der Patient erst einmal die Tatsache anerkennt, daß er selbst der Schlüssel zur Lösung seiner Gesundheitsprobleme ist, egal wer sonst jeweils in der Familie die Entscheidungen zu treffen pflegt. Es ist auch günstig, wenn der Patient klarstellt, daß zwar andere Menschen bei seiner Genesung eine Rolle spielen, daß die Verantwortung aber bei ihm, dem Kranken, liegt, weil er allein wissen kann, was in ihm auf körperlicher, geistiger und spiritueller Ebene vorgeht. Als Patient haben Sie alles Interesse daran, Ihre Umgebung wissen zu lassen, wie sehr Sie die Ihnen zufließende Unterstützung und Ermutigung zu schätzen wissen, daß aber Ratschläge nur in Form von Anregungen oder Ideen – ohne weitere Ansprüche – abgegeben werden sollten. So habe ich es selbst gehalten. Sie mögen andere Ansichten davon haben, wie Sie Ihre Familie einbeziehen wollen. Mein Ziel war es, allen Beteiligten bei der Erkenntnis zu helfen, wie sie echt nützlich sein könnten.

Vierzehnter Brief

Die Familie als Beistandssystem

Lieber Freund,

eine der Maßnahmen, die mir während meiner Krebserfahrung sehr viel genützt hat, war die Einrichtung eines Unterstützungssystems innerhalb meiner Familie, wobei den verschiedenen Angehörigen bestimmte Rollen anvertraut wurden, in denen sie mir helfen sollten, mein Ziel zu erreichen – nämlich gesund zu werden. Meine Erfahrung zeigt, daß es viele Rollen gibt, die verteilt und gespielt werden können, je nach Situation und beteiligten Persönlichkeiten. Sie müssen wissen, daß jede Person ihre eigenen Überzeugungen, Vorurteile und Mißverständnisse in die zu spielende Rolle einbringt. Die Rollenzuteilung ist kein feierlicher Vorgang. Es braucht auch keine Stellenbeschreibungen. Hingegen ist eine gründliche Aussprache notwendig.

Manchmal deckt die lebensbedrohende Krankheit alte Probleme der Familie auf und läßt sie plötzlich dringend und wichtig werden. Einige Familienmitglieder können dies so unangenehm finden, daß sie ihre Beistandsrolle eine Zeitlang nicht wirksam spielen können. Sie brauchen Zeit zum Lernen, und sie brauchen das Verständnis und das Mitgefühl der anderen Familienangehörigen. Manchmal finden sie auch die ihnen zugeteilte Rolle zu belastend. Dies trifft vor allem für die dominierende Person zu, weil sie die Verantwortung übernehmen möchte, aber eingestehen muß, daß sich die Situation ihrer Kontrolle entzieht.

Es ist für jedes Mitglied der Familie wichtig zu erkennen, daß seine Hilfe dann am nützlichsten ist, wenn sie den Wünschen des Kranken entspricht. Der Patient kann jemanden bitten, die Rolle der Haupt-Bezugsperson zu übernehmen, um für ihn Entscheidungen zu treffen, wenn er dazu einmal nicht mehr in der Lage oder nicht willens sein sollte. Dies ist natürlich eine sehr schwierige Rolle mit großer Verantwortung. Sie kann auch zu Schuldgefühlen Anlaß geben, vor allem dann, wenn die Entscheidungen nicht den Wünschen oder Erwartungen des Kranken entsprechen sollten. Die Haupt-Bezugsperson muß sich geistig auf solche Eventualitäten vorbereiten. Sie muß sich darüber klarwerden, daß sie immer nur das tun kann, was sie unter den jeweiligen Umständen für vernünftig hält; der Rest liegt in Gottes Hand.

Wenn der Krebspatient verheiratet ist, wird meist der Ehepartner die Rolle der Haupt-Bezugsperson übernehmen. Wenn dies nicht der Fall ist, kann jede Person, die willens ist, die Rolle zu übernehmen, vom Patienten dazu bestimmt werden. Diese Person wird voraussichtlich mehr Zeit mit dem Kranken verbringen und sich mehr mit ihm beschäftigen als jedes andere Familienmitglied.

Es ist unerläßlich, daß diese Person einsieht, daß sie dem Patienten das Gesundwerden nicht abnehmen kann, unabhängig davon, wie große Mühe sie sich gibt. Meine Erfahrung zeigt, daß es zwingend notwendig ist, die Entscheidungsgewalt beim Patienten zu belassen, solange er dazu fähig ist. Ich weiß, daß dies sehr schwierig wird, wenn der Kranke seinen Lebenswillen aufgibt. Unter solchen Umständen sollten die Familienangehörigen nur Informationen, Einsichten und Ermutigung anbieten. Niemand außer dem Patienten selbst weiß aber, wieviel er schon gelitten hat und wieviel er noch durchmachen kann.

Ich bin einige Male dem Tode nahe gewesen. Ich hätte in diesen Situationen eindeutig die Entscheidungsgewalt niemand anderem überlassen wollen, solange ich selbst bestimmen konnte. Wenn ich einmal weiß, daß ich dazu nicht mehr imstande bin, würde ich aber eine solche Hilfestellung sehr schätzen, aber nicht früher.

Das irdische Leben endet immer mit dem Tode. Viele Menschen finden es schwierig, dieser Tatsache ins Auge zu sehen. Dennoch ist es eine Realität in unserer Welt, und jedes Mitglied jeder Familie muß sie früher oder später anerkennen.

Ich finde, es ist für den Kranken besonders heilsam, wenn seine Angehörigen und Freunde seine Krankheit als Gelegenheit betrachten, etwas über das Leben zu lernen und die Zusammenarbeit zu verstärken. Es ist ein besonderes Erlebnis zu erfahren, daß die Familie ein starkes Team werden kann, wenn sie dazu willens ist. Ich habe Familien erlebt, die von der Erkenntnis begeistert waren, daß keiner mehr seine Lebensprobleme allein packen mußte. Was die Familie heute für Sie als Patienten tut, tut sie grundsätzlich auch für jedes andere Familienmitglied, wenn es einmal nötig werden sollte. Alle können den Trost und die Kraft spüren.

Fünfzehnter Brief

Die Haupt-Bezugsperson

Lieber Freund,

am Anfang meiner Krebserfahrung nahm ich die Kraftreserven meiner Familie zuwenig in Anspruch und lud dadurch meiner Frau Jana eine noch größere Last auf. Glücklicherweise erwies sie sich als eine enorm starke Bezugsperson. Jemand mit weniger Energie hätte sehr wohl unter dem Druck zusammenbrechen können. Deshalb möchte ich Ihnen nahelegen, jegliche mögliche Hilfe zu beanspruchen, um unnötigen Druck auf eine Einzelperson zu vermeiden.

Über längere Zeiträume mußte ich wichtige Dinge an Jana delegieren, weil ich dazu zu krank war. Zu anderen Zeiten wiederum wollte ich meine volle Energie darauf verwenden, gesund zu werden; somit war ihre Hilfe auch dann unerläßlich. Ich vermute, daß die Rolle der Bezugsperson in mancher Hinsicht noch schwieriger ist als die des Kranken. Ich mußte der Angst vor dem Tode ins Auge blicken, den Schmerzen der Behandlung, den unangenehmen Nebenwirkungen und vielem anderen. Ich sehe es so, daß die einzige Alternative gewesen wäre, aufzugeben und zu sterben. Auf der anderen Seite fühlte sich Jana selbst gesundheitlich wohl, aber sie mußte viele Tage in einem Krankenhaus voller pflegebedürftiger Menschen verbringen. Sie mußte sich mit vielen unangenehmen Pflichten befassen, wozu vor allem immer wieder Entscheidungen gehörten, die einen direkten Einfluß auf mein Überleben haben konnten. Sie hatte viele Ängste und Sorgen, viel Ungewißheit und aufkeimende Schuldgefühle zu bewältigen. Es war eine außerordentlich schwierige Rolle, aber sie spielte sie hervorragend.

Meine Frau hatte klar die Neigung, meine Bedürfnisse über ihre eigenen zu stellen. Sie war überzeugt, daß sie dieses Opfer bringen müsse, um mich durch eine schwierige Zeit zu lotsen. Dies klingt zwar logisch, das Problem ist nur, daß niemand weiß, wie lange die kritische Phase der Krankheit andauert. Als ich in Dallas im Krankenhaus lag, merkte ich mehrmals, daß ihre körperlichen und seelischen Reserven erschöpft waren. Ich bestand darauf, daß sie nach Chattanooga heimfuhr, um «ihre Batterien aufzuladen». Unser Haus, die Freunde, die vertraute Umgebung und unsere Tiere schienen ihr sofort wieder Auftrieb zu geben. Sie kam jedesmal erholt und in deutlich besserer Verfassung von solchen Heimaturlauben zurück, was sich erfreulich auf unsere Beziehung auswirkte.

Dies erinnert mich an etwas, was ich meinen leitenden Mitarbeitern, die zum Workaholismus neigten, zu predigen pflegte. Sie dachten, sie müßten sich von früh bis spät abrakkern, um ihre Arbeit gut zu machen und anständig für ihre Familien zu sorgen. Ich machte ihnen deutlich, wenn sie nicht zuerst für sich selber sorgten, könnten sie weder ihre Aufgaben erfüllen noch für ihre Familie sorgen. Einige von ihnen dachten, es sei selbstsüchtig, sich seiner eigenen Bedürfnisse zuerst anzunehmen. Wenn nun aber jemand seine eigenen Bedürfnisse nicht anerkennt, dann wird er oder sie nicht imstande sein, anderen über längere Zeit richtig beizustehen. Ich habe die Erfahrung gemacht, daß eine schwere Erkrankung in der Familie die Bedürfnisse des gesunden Ehepartners eher vermehrt als vermindert.

Obwohl ich Jana immer wieder an diese Tatsache erinnerte, mußte ich gelegentlich regelrecht durchsetzen, daß sie sich mehr um sich selbst kümmerte. Es kam nämlich manchmal so weit, daß ihre Anstrengungen ins Gegenteil umschlugen, wenn sie nicht beizeiten ihren eigenen Wünschen nachkam. Ihre Selbstaufopferung für meine Gesundung war so stark, daß sie für uns beide manchmal auch nach hinten losging.

Andere Mitglieder der Unterstützungsgruppe können auch hilfsbedürftig werden. Eine lebensbedrohende Krankheit zeigt jedem Angehörigen sehr deutlich, daß das irdische Leben in dieser Welt nicht endlos dauert. Diejenigen, die ihre eigene Vergänglichkeit nicht schon früher innerlich bewältigt haben, können diese Erkenntnis erschreckend finden. (Dies scheint übrigens in unserer Kultur für die meisten Leute zu gelten.) Einige Angehörige erfahren dabei, daß ihre Gefühle ihnen völlig entgleiten, und sie zeigen Verhaltensweisen, die für die gesamten Anstrengungen der Unterstützungsgruppe schädlich sind. Auch sie sollten ihr Leben so einrichten, daß sie zuerst sich selbst helfen, bevor sie zum Wohlergehen von anderen beizutragen versuchen.

Wir müssen unbedingt sehr wachsam auf solche Entwicklungen achten. Eine gesunde Bezugsperson kann ein großes Plus sein, aber eine hilfsbedürftige Bezugsperson wird die Bürde der Krankheit noch schwerer machen. Sie können es sich wirklich nicht leisten, daß dies Ihre Aufmerksamkeit ablenkt und Ihre Energien aufsaugt. Kurzum, geben Sie den Menschen, die Sie unterstützen, die Erlaubnis, ihre eigenen Bedürfnisse zuerst wahrzunehmen, und wenn Erlauben nicht genügt, dann verlangen Sie es. Sie verhindern damit einen möglichen Verlust an eigener Energie.

Natürlich gab es auch Zeiten, wo ich mich einfach nicht mit all meinen Helfern gleichzeitig abgeben konnte. Wenn ich dies nicht selbst tun konnte oder mochte, dann tat es meine Frau an meiner Stelle. Manchmal bat ich sie auch darum, gewisse nebensächliche Dinge für mich zu tun, die ich sehr wohl auch selbst hätte erledigen können, doch dachte ich, meine Kräfte seien lohnender investiert, wenn sie direkt für meine Gesundheit eingesetzt würden.

Jana setzte sich bei den Diätassistentinnen des Krankenhauses dafür ein, daß ich die Mahlzeiten bekam, die ich brauchte. Sie hielt die Krankenschwestern fern, wenn ich ein Nickerchen machte. Sie schirmte mich gegen Anrufe ab, wenn ich nicht selbst nach dem Hörer greifen wollte. Sie erkundigte sich beim

Pflegepersonal nach Dingen, die ich nicht ganz genau verstanden hatte. Sie wimmelte unerwünschte Besucher ab und organisierte die Termine der erwünschten. Sie diente als Meldezentrale für Auskünfte über meinen Zustand, meinen Befund und meine Behandlung. Die Liste ist noch viel länger, aber Sie können bestimmt sehen, wie wichtig und schwierig die Rolle der Haupt-Bezugsperson ist.

Der Verkehr mit der Außenwelt ist eine der wichtigsten Aufgaben der Bezugsperson. Ich war froh darüber, daß Jana jeweils im Zimmer war, wenn morgens die Ärzte Visite machten. Meine Ängste waren oft so groß, daß ich nicht immer alles genau mitkriegte, was sie mir erklärten. Jana schien unter den gegebenen Umständen ein besserer Zuhörer zu sein als ich, und ich glaube, das ist ziemlich normal. Jedenfalls sprachen wir jeweils intensiv darüber, was der Arzt gesagt hatte, und oft konnte sie Dinge klarstellen, die ich überhört hatte. Sie bat oft auch die Krankenschwestern um zusätzliche Erklärungen. Zudem hielt sie Angehörige, Freunde und Geschäftspartner über meine Fortschritte auf dem laufenden. Ich fand es selbst sehr lästig, ständig zu wiederholen, wie krank ich mich fühlte und wie schlimm die Diagnose war, die mir die Ärzte gegeben hatten. Natürlich waren die Nachrichten nicht immer nur schlecht, aber wenn sie es waren, war es für mich sicher nicht gut, sie dauernd wiederholen zu müssen.

Es war für mich nicht immer leicht, die Hilfe meiner Frau anzunehmen. Ich hatte bis dahin in dem Bewußtsein gelebt, ich sei ein Selbststarter, und ich war es nicht gewohnt, andere Leute um Hilfe zu bitten. Ich empfand es gar als Zeichen der Schwäche und des Versagens, um Hilfe bitten zu müssen. Mit der Zeit verschlechterte sich aber mein Zustand dermaßen, daß ich keine Wahl mehr hatte. Ich konnte einfach nicht mehr ohne Hilfe von außen für mich sorgen. Es machte die Dinge wesentlich einfacher, als ich dann endlich lernte, nach dem zu verlangen, was ich brauchte, bei Jana und bei allen anderen, die mir ihre Hilfe anboten.

Kommentar zum dreizehnten, vierzehnten und fünfzehnten Brief

Eines der schwierigsten Probleme in meinem Leben tauchte auf, als mein Vater schwer erkrankte und ich plötzlich die Rolle der Haupt-Bezugsperson übernehmen mußte. Ich möchte Ihnen über meine Erfahrungen berichten. Vielleicht wollen Sie ja meine Kommentare Ihren Familienangehörigen zum Lesen geben und mit ihnen diskutieren, was sie über das Thema denken und fühlen.

Als ich mein Medizinstudium begann, war mein Vater mit meiner Berufswahl sehr zufrieden. Als ich dann aber später anfing, über den Einfluß des Geistes auf den Körper zu sprechen, fanden mein Vater, der ein Baptistenprediger war, und meine Familie, daß ich mich mit heidnischen Bräuchen und okkulten Dingen abgebe und daß meine Arbeit derlei Tendenzen auf die Spitze treibe. Sie zogen es vor, das Thema totzuschweigen.

Ich hatte meine Assistentenzeit beendet und war bei der Travis Air Force Base in Kalifornien eingeteilt worden, wo ich die Leitung der Abteilung Strahlenheilkunde übernehmen sollte. Gerade als ich in Travis eintraf, stellte man mir einen Anruf von meiner Mutter durch. Mein Vater sei schwer erkrankt. Ich beantragte sogleich Noturlaub, und noch bevor ich meine Koffer ausgepackt hatte, reiste ich schleunigst nach Hause.

Es war nach Mitternacht, als ich in Hollis eintraf, einem kleinen Ort in Oklahoma mit ein paar tausend Einwohnern. Ich fuhr ins Krankenhaus und wurde gerade noch Zeuge, wie mein Vater das Bewußtsein verlor. Es war gerade kein Arzt zugegen, darum mußte ich die Rolle eines Sohnes gegen die eines Arztes tauschen und die dringendsten Notfallmaßnahmen treffen.

Die Diagnose war Enzephalitis (Gehirnentzündung). Wir mußten meinen Vater am nächsten Tag in die Universitätsklinik in Oklahoma City verlegen. Ich machte die grauenvolle 300-Kilometer-Fahrt mit. Der improvisierte Krankenwagen war eigentlich nur ein Kombi. Noch immer im Koma liegend, wurde mein Vater gewalttätig und mußte erbrechen. Er schlug um sich und zerrte an seinen Schläuchen. Es wurde mir klar, daß er stärker war als ich. Als wir miteinander rangen, beschmutzten wir uns mit seinem Erbrochenen und seinem Stuhl. Ich betete um eine Eingebung, und ich bekam die Antwort – singe! Singe Wiegenlieder, singe Kirchenlieder, sing irgend etwas! Wie ich dalag, mit meinem Kopf auf Vaters Brust, fing ich an zu singen und zu weinen. Wir beruhigten uns beide wieder.

Als wir endlich beim Krankenhaus ankamen, mußte ich feststellen, daß die Notfallstation bereits geschlossen war. Der Arzt meines Vaters war in einer Vorlesung. Nach längerem Hin und Her war schließlich eine Krankenschwester bereit, ein Zimmer für meinen Vater aufzutreiben. Ich versuchte, einen Arzt dazu zu kriegen, mir zu helfen, aber die wenigen, die zugegen waren, wollten sich nicht mit dem Patienten eines Kollegen abgeben. Es war eine Erfahrung, die mich sehr mitnahm, und ich fühlte mich wütend, verwirrt und kotzelend.

Am gleichen Tag wurde uns mitgeteilt, mein Vater liege im Sterben. Ich weigerte mich, dies zu glauben. Ich hatte zwar damals (1971) erst begonnen, mich mit der Geist-Körper-Verbindung abzugeben, aber ich war davon fest überzeugt. Der Neurologe sagte, mein Vater könne allerhöchstens als *«a vegetable»*, als willenloser Körper, überleben. Sein Fieber blieb tagelang sehr hoch und erreichte 42,2 Grad Celsius. Es brauchte intensive Behandlung, um es zu senken.

Mit der Zeit wurde ich es müde, ihm in seinem Kampf zuzusehen, und ich ertappte mich bei dem Wunsch, er möge sterben. Der Gedanke beschämte mich. Später sollte ich viele Menschen antreffen, die dasselbe durchmachen und wünschen, daß ein geliebter Mensch seinen Kampf aufgeben und sterben kann.

Vater hatte einen Schlauch in der Luftröhre, war an ein Atemgerät angeschlossen, und er hatte neun Tage lang im Koma gelegen, als etwas Unerwartetes geschah.

Die Familie war in Vaters Zimmer versammelt und sah sich am Fernseher das Footballspiel Texas gegen Oklahoma an. Vater war ein begeisterter Oklahoma-Anhänger, und Oklahoma gewann das Spiel und schlug Texas haushoch. Am Ende des Spiels sprach er die ersten Worte. Wir waren der Mannschaft Oklahomas sehr dankbar, daß sie geholfen hatte, Vater aus dem Koma zu holen.

Vater erholte sich langsam. Er hatte ziemlich schwere neurologische Störungen, aber er überwand diese, bekam es dann aber mit Schwierigkeiten mit dem Herzen zu tun. Als er auf der Intensivstation lag, sagte ihm einer der Ärzte, daß man seinen Puls willentlich beeinflussen kann. Vater war an einen Herzmonitor angeschlossen, und er fing an, mit verschiedenen Gedanken zu experimentieren. Er merkte, daß er seinen Puls drastisch verändern konnte, je nachdem, woran er dachte. Er wurde ganz aufgeregt, rief den Arzt herbei, um ihm zu erzählen, daß sein Sohn sich mit solchen Dingen befasse. Er war dann aber ganz erstaunt, als der Arzt nichts weiter über mich wissen wollte.

Sobald Vater aus dem Krankenhaus entlassen wurde, rief er mich an und berichtete über diese Episode. Dann fragte er mich, ob ich ihn nicht besuchen könnte, um ihm etwas darüber beizubringen, wie er seinen Geist einsetzen könnte, um gesund zu werden. Ich nahm das nächste Flugzeug.

Zusammen planten wir einen Meditationskurs, und ich stellte eine Meditationskassette für ihn zusammen. Seine Reaktion war sehr stark; er war imstande, seinen hohen Blutdruck unter Kontrolle zu halten, und konnte alle Blutdruckmedikamente absetzen.

Mehrere Jahre lang ging es ihm sehr gut, bis er einen Herzinfarkt hatte. Wieder bat er mich, ihm bei der Genesung zu helfen, und ich war einverstanden. Er verließ das Krankenhaus sehr schnell wieder und gewann seine Gesundheit in Rekordzeit zurück. Noch im gleichen Jahr nahm er als Senior von 68 Jahren an den National Rodeo Timed Events teil.

Zusammen mit meiner Mutter machte er bei einem meiner

ersten Patientenseminare mit, was für mich eine Ehre war, aber auch eine Herausforderung. Ich half ihm dabei, mit seinem hohen Blutdruck fertig zu werden, mit seiner Herzkrankheit und mit seinem Herzinfarkt. Ich brachte ihm die Grundzüge der Geist-Körper-Verbindung bei, und er interessierte sich immer mehr für diese Arbeit, was ich nie von ihm erwartet hätte.

Als er sich von seinem geistlichen Amt zurückzog, arbeitete er in einem Pflegeheim und lehrte dort Meditation. Er sagte, die Meditation brächte ihn immer in die richtige Stimmung zum Beten, und er verband die Meditation mit dem Gebet. Er behauptete auch, daß die Meditation weit wirksamer sei als alle Arzneimittel, die er je genommen habe.

Vater arbeitete sogar mit ein paar Patienten, die mit Krebs im Endstadium ins Pflegeheim geschickt worden waren, und sie wurden so weit gesund, daß sie wieder nach Hause gehen konnten. Er hatte auch immer Patienten für mich. Immer wenn ich heimfuhr, wartete eine Gruppe Patienten in seinem Wohnzimmer auf mich.

Aus all diesen Erfahrungen wußte ich, daß Vater nun sehr stark an meine Arbeit glaubte und daß er eine großartige Fähigkeit hatte, sich selbst zu heilen. Aber dann bekam er Krebs.

In den Monaten vor der Krebsdiagnose hatte einer seiner Enkel, mein Neffe, Selbstmord begangen. Während die ganze Familie trauerte, sah ich, wie mein Vater als Reaktion auf den Selbstmord aufhörte zu leben. Er lud sich die Schuld daran auf, wie er das schon für vieles getan hatte, das eigentlich außerhalb seiner Kontrolle lag. Es war traurig, aber er hatte den Punkt erreicht, wo einfach zuviel Qual in seinem Leben war; er wollte nicht mehr.

Sogar als er mich anrief, um mich darum zu bitten, ihm zu helfen, merkte ich an seiner Stimme, daß er eigentlich gar nicht mehr wollte, daß ich ihm half. Natürlich fuhr ich trotzdem hin. Ich wußte genau, daß er die Arbeit leisten konnte, wenn er nur wollte, aber es wurde sehr bald klar, daß er nicht einmal mehr zu der kleinsten Anstrengung bereit war.

Wir riefen den Familienrat zusammen, um über das Vorgehen zu beraten. Wir entschieden, unser bester Standpunkt wäre es, Vater klarzumachen, daß wir ihn alle am liebsten wieder gesund sehen würden, daß wir es aber auch akzeptieren würden, wenn er sterben möchte. Wir würden seinen Entscheid unterstützen, egal wie dieser ausfiele. Alle waren für diese Haltung, außer Mutter. Sie sagte nein, sie würde ihn beim Sterben nicht unterstützen. Sie war mit Vater seit ihrem sechzehnten Altersjahr verheiratet, und auch wenn er krank war, so lebte er doch noch. Sie sagte, sie sähe ihn lieber leiden als sterben. Das war eine sehr ehrliche Reaktion; wir schenkten ihren Wünschen als denen der Haupt-Bezugsperson Anerkennung und unternahmen alles, um Vater zu überzeugen, er solle versuchen, am Leben zu bleiben.

Aber Vater machte nicht mit. Einer der Punkte, die wir für seinen Gesundheitsplan abgemacht hatten, war der, daß er sich viermal pro Woche ordentlich kleiden sollte. Dies hatte er eigentlich schon immer getan, aber nach den ersten drei Tagen des Programms weigerte er sich, es zu tun. Die Idee war gewesen, ihn für etwas zu belohnen, was er ohnehin schon tat, aber es kam nicht so. Beim nächsten Familientreffen beschlossen wir, ihn darauf anzusprechen und ihm auch vorzuhalten, daß er zu meiner ältesten Schwester, deren Aufgabe es war, ihn täglich nach seinen Plänen zu fragen, sehr unfreundlich war. Die Konfrontation war sehr hart und traurig. Schließlich sprachen wir darüber, wie wichtig es ist, miteinander freundlicher umzugehen, und über die Tatsache, daß wir doch alle für das gleiche kämpfen.

Vater sagte nun, daß er sich Mühe geben werde, daß er seine Kräfte sammeln und echt versuchen würde, wieder gesund zu werden. Dann aber, nachdem ich wieder abgereist war, sagte er zu meiner Mutter, daß er es nicht schaffe, daß er das Handtuch werfen wolle. Wir hatten von ihm diesen Ausdruck noch nie gehört, obwohl er in jungen Jahren Amateurboxer gewesen war.

Ich flog abermals zu ihm zurück, sobald ich dies gehört hatte. Er war der Mensch, den ich am meisten liebte, über den ich am meisten wußte, mit dem ich am meisten Arbeitserfahrung hatte, und ich mußte sehen, daß ich völlig machtlos war. Das einzige, was ich tun konnte, war, ihn zu lieben. Er konnte nicht sagen, er wolle sterben, und ich glaube nicht, daß er es wollte, er wollte einfach aus der Qual des Lebens aussteigen. Er war siebzig und fand, er habe lange genug gelebt.

Ich sagte ihm, daß ich ihn liebe, und wir sprachen lange liebevoll miteinander. Er sagte mir, er wolle nicht mehr lange leben. Ich bestätigte ihm, daß es sinnvoll sei, nicht mehr weiter leiden zu wollen, und daß ich volles Verständnis dafür hätte, daß er seine Lieben im Jenseits wiederzusehen wünschte. Er sehnte sich nach Hilfe; er wollte am Sterben ebenso arbeiten wie am Leben. Ich sagte ihm, das sei absolut möglich, er könne dieselben Techniken, die er zum Überleben gebraucht hatte, anwenden, um aus dem Leben zu scheiden. Er wurde ganz still und neugierig und bat mich um Erklärungen.

Ich erklärte ihm, er könne einfach beim Meditieren daran arbeiten, das Leben loszulassen und zu Gott zu gehen. Als ich das gesagt hatte, ließ er sich auf das Kissen sinken. Ich sah, wie sein Gesicht friedlich wurde. Wir küßten einander zum Abschied. Das war das letzte Mal, daß ich ihn gesehen habe. Fünf Tage nach unserer Unterredung ist er still gestorben.

Mein Vater hatte so gelebt, wie er dies wollte, und er starb, als er dazu bereit war. Für mich ist dies ein Erfolg. Ich möchte Menschen helfen können, die gesund werden wollen, aber ich möchte auch den Menschen beim Sterben helfen, die dies wollen. Es ist wichtig, diese Menschen zu lieben und zu unterstützen, solange sie verwirrt sind und nicht wissen, ob sie leben oder sterben wollen. Bei dieser Arbeit geht es um Menschenliebe; sie bedeutet somit auch Eigenliebe.

Mein Vater war mein Lieblingspatient gewesen. Ich habe ihn mehr geliebt als jeden anderen Menschen, mit dem ich je gearbeitet habe. Ich kannte ihn besser als jeden anderen. Von ihm habe ich unmittelbare Kenntnis bekommen, was es bedeutet, wenn ein Angehöriger schwer krank wird, und ich hatte die Gelegenheit zu wachsen, sowohl durch seine Entscheidung zu leben wie auch durch seinen unausgesprochenen Wunsch zu sterben.

Die Erfahrung der Krankheit hebt die Stärken einer Familie hervor wie auch ihre Schwächen. Weil mein Vater ein Seelsorger war und mein Schwager und ich Ärzte, hatten wir offene Gespräche über Dinge, die in anderen Familien schwierig zu diskutieren wären. Wir konnten über unsere spirituellen Überzeugungen sprechen. Wir konnten uns über Krankheiten und Behandlungsmethoden unterhalten. Wir konnten über Leben und Sterben reden.

Es ist für Sie äußerst wichtig, daß Ihre Familie in dieser Zeit eine offene Kommunikation pflegt. Angehörige, die damit Mühe haben, sollten sich überlegen, ob sie nicht eine psychologische Beratung in Anspruch nehmen wollen, aber sie sollten dazu nicht genötigt werden. Jedes Familienmitglied muß mit der Situation auf seine eigene Weise und in seinem eigenen Zeitmaß fertig werden. Jeder Angehörige muß auch auf Ihr Verständnis und Ihre Geduld zählen können. Seien Sie sicher, daß jeder und jede das Beste tun werden, das in ihrer Macht steht.

Ich glaube, je offener man mit der Erfahrung umgeht, Mitmenschen leben und sterben zu sehen, desto offener ist man gegenüber seiner eigenen Lebenserfahrung, und desto weniger fürchtet man sich vor dem eigenen Tod.

Ich habe gelernt, daß ich, wenn ich mich zu sehr darauf fixiere, ein bestimmter Patient müsse gesund werden, ungesund denke und handle. Ich übe einen ungesunden Einfluß aus. Ich gebe diesem Patienten ein unverrückbares, absolutes Ziel, statt eine ungefähre Zielrichtung. Ich stecke ihn in ein Gefängnis. Er muß gesund werden, sonst ist er ein Versager, denn er hat das von mir gesetzte Ziel nicht erreicht.

Es ist wichtig, daß die Bezugsperson dem Schwerkranken dies nicht antut. Man darf zwar sagen: «Ich möchte, daß du gesund wirst. Ich möchte dich in meinem Leben. Ich möchte, daß du gesund und glücklich bist. Ich möchte mit dir zusammen alt werden. Ich möchte mit dir alle unsere Wünsche verwirklichen.» Aber es ist wichtig, daß man sich nicht starr an den Erfolg bindet.

Sie belasten den Patienten, wenn Sie sich an den Erfolg seiner Genesungsanstrengungen binden. Sie müssen in Gedanken eine Vereinbarung mit dem Kranken treffen: «Ich bin auch einverstanden, wenn du sterben willst. Es ist zwar nicht das, was ich will, aber es ist gut.» Das brauchen Sie dem Kranken nicht wörtlich zu sagen – es könnte sehr verkehrt ankommen. Sie sollten diese Botschaft durch Ihre Geisteshaltung vermitteln. Sie versetzt den Kranken in eine Lage, wo er nur gewinnen kann. Er gewinnt, wenn er überlebt, und er versagt nicht, wenn er stirbt. Häufig ist eine derartige Haltung für das Unterstützungsteam sehr schwierig, aber sie ist äußerst wichtig.

Der letzte Punkt, den ich in diesem Zusammenhang noch erwähnen will, ist möglicherweise der wesentlichste: Sie können nicht für die kranke Person gesund werden. Sie können nur ihre Anstrengungen unterstützen. Lassen Sie den Patienten entscheiden, was Sie zu seiner Unterstützung tun können. Seien Sie sich selbst gegenüber ehrlich, und übernehmen Sie nur eine Rolle, die Sie bewältigen können. Behalten Sie vor allem Ihre eigene Gesundheit und Ihr eigenes Wohlergehen im Auge, während Sie auf die Bedürfnisse der kranken Person achten, damit Sie die Kraft haben und behalten, über längere Zeit Unterstützung zu geben.

Wenn in Ihrer Familie heute jemand schwer krank ist, planen Sie eine Familienkonferenz, um die Rolle jedes einzelnen Familienmitglieds zu diskutieren und festzulegen, wie diese verschiedenen Rollen gespielt werden sollen. Die Angehörigen fühlen sich oft nicht wohl dabei, solche Gespräche in Anwesenheit des Patienten zu führen. Stellen Sie einfach sicher, daß der Patient weiß, daß die Diskussion stattfindet, und daß er sich dazu äußern kann, welche Rolle er welcher Person geben würde. Nach der Entscheidung sollte der Patient eine Rückmeldung bekommen, so daß er seine Erwartungen entsprechend anpassen kann.

Eine weitere praktische Maßnahme für jedes Mitglied der

Unterstützungsgruppe ist eine Sitzung mit einem Psychotherapeuten, um Gefühle und Erfahrungen durchzuarbeiten. Sie können denselben Psychologen aufsuchen wie die kranke Person oder einen anderen, aber tun Sie es vor allem mit dem Ziel, Ihre eigenen Bedürfnisse zu ergründen, nicht die des Patienten. Ihr Patient ist vielleicht nicht so rücksichtsvoll wie Reid. Er respektiert vielleicht Ihre Bedürfnisse zu wenig, weil seine eigenen momentan ein zu großes Gewicht haben. Es liegt in Ihrer Verantwortung, der kranken Person mitzuteilen, daß auch Sie Bedürfnisse haben und daß eines davon ist, ab und zu Urlaub von der Unterstützerrolle zu beanspruchen, um für sich selbst zu sorgen. Bringen Sie dies dem Patienten rücksichtsvoll, aber mit Nachdruck bei, am besten zu einem Zeitpunkt, wo Sie beide ruhig und gefaßt sind, und nicht mitten im Streß einer Krise. Sorgen Sie dafür, daß auch Sie das verlangen, was Sie brauchen.

Sechzehnter Brief

Die Rolle des Arztes

Lieber Freund,

ich habe eine Menge Vorbehalte gegenüber unserem Gesundheitswesen. Trotzdem war ich darauf angewiesen, als ich krank war. Ich beschloß, ein mündiger Patient zu werden, um bessere Entscheidungen treffen zu können. Dabei lernte ich einiges über Ärzte und ihre Rolle in unserem System.

Es fängt damit an, daß Mediziner an die vierzehn Jahre ihres Lebens in ihre Ausbildung investieren, ehe sie als Arzt praktizieren dürfen. Im Durchschnitt ist ein amerikanischer Arzt 29 Jahre alt, wenn er zu praktizieren beginnt. Oftmals müssen Medizinstudenten Schulden machen, um ihr langes Studium zu finanzieren, und dann als frischgebackene Ärzte nochmals, um eine Praxis einzurichten. Die Haftpflichtversicherung kostet eine Unmenge Geld (in bestimmten Fächern Zehntausende von Dollars pro Jahr in den USA). Vergessen wir schließlich nicht die laufenden Kosten der Praxis (Miete, Gehälter für das Hilfspersonal und Verwaltungskosten).

Die meisten Medizinstudenten durchlaufen eine intensive Ausbildung auf vielen verschiedenen Wissensgebieten. Die verwendeten Methoden sind in hohem Maße quantitativ und naturwissenschaftlich, und die Technik spielt eine immer wichtigere Rolle. Die Geschwindigkeit, mit der immer neue medizinische Erkenntnisse auftauchen, machen es für einen Arzt fast unmöglich, auf dem laufenden zu bleiben, außer er verwende einen Großteil seiner Zeit für die Weiterbildung, was viele auch tun. Es ist für einen Arzt heute sehr leicht möglich, in kurzer Zeit «technisch veraltet» zu sein, was ihm noch mehr Streß und Anspannung verursacht, wo er doch schon so seine Rolle unter großem Druck spielt.

Viele Mediziner hegen während ihres Studiums die Erwartung oder Hoffnung, eines Tages ein Heilmittel für eine schwere Krankheit zu entwickeln. Einige wenige leisten dann auch einen Beitrag in dieser Richtung. Die meisten aber werden praktizierende Ärzte und stellen im Laufe der Jahre fest, daß das ziemlich eintönig sein kann: Die Arbeitszeit ist lang und oft mit rechtlichem oder administrativem Kleinkram ausgefüllt. Auch die medizinische Arbeit ist nicht so interessant, wie man sich das vorgestellt hatte – die meisten Patienten haben recht alltägliche Probleme, die routinemäßig erledigt werden können. In der Tat gibt es Aussagen von Ärzten, die dahin gehen, daß etwa 70 Prozent ihrer Patienten die medizinischen Leistungen weder brauchen noch von ihnen profitieren. Patienten, die eigentlich Hilfe brauchen, klagen über ihren Arzt, wenn dieser sie nicht heilen kann, und vergessen dabei, daß sie selbst ihre Gesundheit seit Jahren vernachlässigt haben. Dazu kommt, daß Patienten oft einfach nicht mit ihrem Arzt mitziehen und nicht versuchen, bei ihrer Genesung aktiv mitzumachen.

Im Lichte des Gesagten ist es nicht überraschend, wenn viele Ärzte ihre Arbeit unbefriedigend finden. Sogar unter günstigen Umständen leidet das Familienleben eines Arztes unter seinem Beruf, unter der langen Arbeitszeit, dringlichen Anrufen, unerwarteten Krankenbesuchen, dem Tod von Patienten und dem Streß, der mit dem Versuch verbunden ist, all dies mit den Bedürfnissen des Ehepartners und der Kinder zu vereinbaren.

Es war mir klar, daß ich die Probleme der Ärzte nicht lösen konnte, aber ich konnte immerhin etwas tun. Ich konnte nämlich meine Rolle als Patient mit Verständnis und Mitgefühl leben, und ich konnte Verantwortung dafür übernehmen, einen Beitrag zu meiner Gesundung zu leisten. Ich konnte auch dafür sorgen, daß alle «meine» Ärzte und Pflegekräfte jederzeit wußten, daß ich ihre Anstrengungen nicht nur schätzte, sondern dafür auch äußerst dankbar war.

Siebzehnter Brief

Das Verhältnis zwischen Arzt und Patient

Lieber Freund,

ich glaube, es war sehr nützlich, mir einen Arzt auszusuchen, der nicht nur gute Fachkenntnisse besaß, sondern auch Ansichten vertrat, die mit den meinen im Einklang standen, vor allem was die Wechselbeziehungen zwischen Körper, Geist und Seele angeht. Nachdem ich mich aber einmal für einen Arzt entschieden hatte, war es für mich wichtig, seine Ansichten zu respektieren, genauso wie ich es umgekehrt von ihm erwartete.

Ich fühlte mich nicht verpflichtet, meinem Arzt zu sagen, wie er seinen Beruf auszuüben habe. Ich konnte ihm voller Hochachtung zuhören und verstehen, daß er sein Bestes tat, um mir wertvolle Erkenntnisse über meinen Zustand zu vermitteln.

Hier sind einige Beispiele, wie ich versuchte, ein gutes Verhältnis zu meinen Ärzten zu fördern.

- Obwohl ich das Recht habe, meine Ärzte um jede mich interessierende Information zu bitten, so versuchte ich doch, ihre Zeit nicht mit Fragen zu verschwenden, die auch eine Krankenschwester oder ein Krankenhausangestellter beantworten konnte.
- Ich nahm auf die Gefühle meiner Ärzte Rücksicht und ermutigte sie dazu, unter den gegebenen Umständen das Beste zu tun. Ich erklärte ihnen, daß ich an Gott glaube und bereit bin zu sterben, wenn dies Gottes Wille ist. Ich zeigte ihnen, daß ich

ihre Anstrengungen unabhängig vom erreichten Ergebnis anerkenne. Ich machte ihnen klar, daß ich überhaupt nicht daran interessiert bin, einen Schuldigen zu finden. Ich hoffte, dies würde den Ärzten etwas von dem Druck abnehmen, der sie sonst oft dazu veranlaßt, vorsichtshalber unnötige Untersuchungen durchzuführen, die oft auch noch unangenehm und schmerzhaft sind.

- Ich machte klar, daß ich für alternative Methoden, Arzneien und Therapien offen bin. Ich machte auch klar, daß ich am Entscheidungsprozeß teilnehmen wollte, wenn unter Alternativen ausgewählt werden kann. Einige der Ärzte schienen meine Bereitschaft, den Verlauf der Therapie mitzubestimmen, aufrichtig gutzuheißen.
- Ich zeigte auch ein ehrliches Interesse an meinen Ärzten als Menschen. Wann immer möglich, brachte ich etwas über ihre Familie oder ihre Freizeitgestaltung in Erfahrung.
- Ich sandte meinen Ärzten bescheidene Geschenke oder Dankschreiben, um sie wissen zu lassen, wie sehr ich ihre Bemühungen um mich schätzte.
- Ich legte großen Wert darauf, daß meine Ärzte wußten, daß ich versuchte, bei der Genesung mitzuwirken. Wir hatten dasselbe Ziel. Sie wußten, daß ich kooperativ und engagiert war, und ich glaube, daß meine Haltung für sie ein zusätzlicher Anreiz war, ihr Bestes zu geben.

Ich beschloß, Ärzte als gut ausgebildete Menschen zu betrachten, die eine Menge wissenschaftliche, technische und praktisch-medizinische Kenntnisse und Erfahrungen haben – sie sind dann sehr wertvoll, wenn es um körperliche Fragen geht. Sie machten mich nicht krank, aber ich glaubte auch nicht, daß sie mich mit ihren Mitteln gesund machen konnten. Sie konnten jedoch einen von mehreren möglichen Kanälen darstellen, durch die mir Gott seine Hilfe schicken würde. Sie konnten mir auch zusätzlichen Beistand geben, während der Heilungsprozeß sich vollzog.

Obwohl ich den Beitrag der Medizin zu meiner Heilung für

sehr wichtig hielt, verließ ich mich nie allein auf die Ärzte; auch sah ich sie nicht als höchste Instanz, was meine Gesundheit betrifft. Schließlich arbeiteten sie nur an «Reids» Körper, während ich selbst große Anstrengungen unternahm, auch «Reids» geistige und spirituelle Seiten zu betreuen. Ich glaubte wirklich fest daran, daß meine geistigen und spirituellen Kräfte auf meine Genesung einen entscheidenden Einfluß hatten.

Ich fand es hilfreich, im Arzt einen Fußballtrainer zu sehen, der das Spiel von der Seitenlinie her verfolgt. Er kann die Spielzüge anordnen (Arzneien, Behandlung, Lenkung usw.), aber er nimmt nicht persönlich am Spiel des Lebens teil, das zwischen Gott und mir stattfindet. Dieser Vergleich half mir, meine Rolle als mitarbeitender Patient und die Rolle Gottes als Quelle der Heilung klar zu sehen.

Ich glaube daran, daß Ärzte den Heilungsprozeß im menschlichen Körper erleichtern und daß dieser Dienst, den sie dem Kranken erweisen, diesem die Zeit, das gute Gefühl und die Energie vermittelt, die dieser braucht, um die körperlichen, geistigen und spirituellen Anpassungen vorzunehmen, die er für ein gesundes Leben braucht. Dies heißt noch lange nicht, daß die Ärzte unfehlbar seien oder daß unser Gesundheitswesen problemlos sei.

Bevor ich krebskrank wurde, hatte ich ziemlich naive Vorstellungen von Medizin. Ich war einfach in den ersten vierzig Jahren meines Lebens zu selten krank gewesen. Ich dachte, das Gesundheitswesen meines Landes sei einfach hervorragend und könne so ziemlich alles erreichen. Nur, was hatte mir denn die traditionelle Medizin anzubieten? Etwa soviel: «Wir kennen die Ursache von Haarzellen-Leukämie nicht, wir haben dagegen keine wirksame Behandlungsmethode, und wir arbeiten auch nicht daran, eine zu finden. Sie werden wahrscheinlich in wenigen Jahren sterben, zuvor aber noch Zehntausende von Dollars für Behandlungen ausgeben, unzählige schmerzhafte Prozeduren über sich ergehen lassen und sich dabei meistens unwohl fühlen. Wir kennen keine andere Möglichkeit.»

Das war ein böses Erwachen, hat sich aber am Ende doch als

ein Segen erwiesen. Es brachte mir die Erkenntnis, daß ich selbst bei meiner Heilung die Schlüsselrolle zu spielen hatte. Ich möchte damit nicht sagen, daß ich von der Medizin nicht profitiert habe. Ich habe sehr wohl davon Nutzen gehabt. Ich habe viele wirksame Arzneien eingenommen, manche rettende Bluttransfusion bekommen, und ich bin erfolgreich operiert worden. Ich glaube an die Medizin. Ich glaube aber auch daran, daß die Seele *(spirit)*, der Geist *(mind)* und der Körper *(body)* zusammenarbeiten und zusammen krank oder gesund werden. Die Aufgabe meiner Ärzte war es, sich meines Körpers anzunehmen. Der Rest fiel in meine Verantwortlichkeit, in die meines Unterstützungsteams (einschließlich Psychotherapeuten) und in die meines Schöpfers.

Langsam lernte ich zu glauben, daß die Weisheit, die den menschlichen Körper lenkt, genau weiß, was sie tut. Der Körper ist ein aufs feinste durchorganisiertes und unabhängiges System. Im Falle von bestimmten Gesundheitsstörungen mag es lange Zeit dauern, bis sich Veränderungen in unserem Körper zeigen. Ich weiß inzwischen, daß Blutkörperchen 120 Tage lang leben. In meinem Fall konnte es vorkommen, daß gewisse körperliche Veränderungen sich erst mehrere Monate nach einer geistig-spirituellen Umstellung in einem Maße zeigten, daß sie von den Ärzten gemessen werden konnten oder ich sie direkt spürte.

Ich entwickelte einen praktischen Plan. Ich beschloß, die Ärzte an meinem Körper arbeiten zu lassen, während ich den Geist *(mind)* und die Seele *(spirit)* bearbeitete. Vielleicht würden sich alle drei – Körper, Geist und Seele – günstig entwikkeln. Das, glaube ich, ist dann auch geschehen.

Achtzehnter Brief

Wie man sein eigener Gesundheitsmanager wird

Lieber Freund,

obwohl ich es anfangs nicht so gesehen habe, würde ich mir nachträglich wünschen, ich hätte mich gleich zu Beginn meiner Krebserfahrung entschieden, mein eigener «Gesundheitsmanager» zu werden. Über die Jahre lernte ich aber schließlich, mein Gesundheitsproblem wie ein Manager anzugehen. Wie ein Manager setzte ich die mir zur Verfügung stehenden knappen Mittel so ein, daß ich am Problem (an meiner Gesundheit) auf die jeweils effizienteste Weise arbeiten konnte.

Ich wurde zum Manager aller Mittel, die mit meiner Krebserfahrung zu tun hatten, und ich übernahm die volle Verantwortung für die Resultate. Ich ging davon aus, daß alle Entscheidungen schließlich durch mich gefällt würden, einschließlich jener, die vor der Diagnose angefallen waren.

Ich sah es so, daß ich eine Anzahl Spezialisten eingestellt hatte, welche die Dienstleistungen erbrachten, die meinen Körper betrafen. Diese Spezialisten waren Ärzte, Krankenschwestern, Röntgenassistenten, Laboranten, Krankenhausangestellte, Ernährungsspezialisten, Krankengymnastinnen, Masseure usw.

Um mir bei meinen Denkprozessen zu helfen, stellte ich Psychologen und Psychiater ein. Allerdings kam es mir erst lange nach der Leukämie-Diagnose in den Sinn, daß ich die Dienste eines Psychologen brauchen könnte. Schließlich tat ich es, und wie Sie bereits wissen, war es sehr nützlich. Er konfrontierte mich mit verschiedenen Gesichtspunkten, Ideen und Fragen, auf die ich kaum von selbst gekommen wäre, oder zumindest nicht so schnell. Er bot mir Anreiz und Führung, die mich ermutigten, an schwierigen und schmerzlichen Themen zu arbeiten, die ich bislang vernachlässigt hatte. Er erwies sich als freundliche, unparteiische und erfahrene Quelle der Erkenntnis, die für mich von großem Wert war.

Ebenso bat ich den Pfarrer unserer Kirchengemeinde um geistliche Führung und um Fürbitte, und ich fing an, mich stärker auf meine Unterstützungsgruppe zu verlassen, also auf meine Frau, meine Angehörigen, enge Freunde und auch Geschäftspartner. Anfänglich wollte ich meinen Eltern nicht erzählen, daß ich krank war, weil ich sie damit nicht belasten wollte. Außerdem dachte ich, sie könnten ja ohnehin nichts für mich tun. Später weihte ich meine Mutter ein und sagte ihr auch, warum ich es ihr nicht früher gesagt hatte. Darauf sagte sie, sie hätte mir sogleich helfen können, und zwar durch das Gebet. Heute sehe ich das genauso wie sie! Einer meiner Brüder wurde zu einer möglichen Quelle der Hilfe, denn seine weißen Blutkörperchen waren den meinen so ähnlich, daß sie im Notfall hätten für Transfusionen benützt werden können. Auch wenn dies nie notwendig wurde, so war es doch tröstlich zu wissen, daß es möglich und daß er dazu bereit war.

Ich setzte meine organisatorischen Fähigkeiten ein, um mein eigenes Gesundheitswesen zu managen, ähnlich wie ich es auch mit meinem Unterstützungssystem getan hatte. Vielleicht fällt Ihnen auf, daß ich ständig das Wort «Unterstützung» verwende. Dies entspricht meiner Meinung, daß wir als Patienten der Angelpunkt unseres Genesungsprozesses sind. Deshalb ist es am besten, wenn man die anderen Menschen als Helfer oder Unterstützer sieht, die uns beistehen, unser Ziel zu erreichen.

Ich erkannte, daß jeder einzelne Mensch in meinem Gesundheitsteam seine Dienste entsprechend seiner Spezialisierung, seiner Ausbildung, seinen Erfahrungen und seinen Überzeugungen anbieten würde. Es war mir auch recht, wenn diese

Dienste auf die dem einzelnen eigene Weise angeboten wurden. Wenn aber die Eigenartigkeit eines Helfers mit meiner Genesungsarbeit in Konflikt geriet, dann mußte ich ihn durch einen anderen ersetzen, der für mich besser war. Ich rate Ihnen zwar nicht, rein gefühlsmäßig und spontan Ärzte und Krankenhäuser zu wechseln, aber es kann sehr nützlich sein, Alternativen ins Auge zu fassen und andere Meinungen einzuholen. Einige Krankenhäuser verwenden auf bestimmten Gebieten modernere Behandlungsmethoden als andere. Sie sind nicht alle gleich. Größer ist nicht unbedingt besser. Jedenfalls behielt ich mir die Entscheidung vor, wer und was zu meinem Genesungsprojekt gehören sollte. Ich ließ mir aber die nötige Zeit, um die jeweilige Situation klar zu verstehen und alle Alternativen gründlich zu prüfen.

Ich fand heraus, daß manche Angehörige nicht imstande sind zu helfen, wenn eine schwere Krankheit auftritt. Dasselbe gilt auch für einige Ärzte. Daß sie nichts beitragen können, mag etwas mit ihrer Ausbildung, ihrer Persönlichkeit, ihrer Unerfahrenheit, einer gewissen Erschöpfung oder mit strapazierten Nerven zu tun haben. Jedenfalls wurde mir klar, daß ich in gesundheitlich kritischen Zeiten nicht auch noch Familienangehörige oder Ärzte ummodeln konnte.

Ich hoffe, Sie haben nicht den Eindruck gewonnen, ich sei ein schwieriger Patient gewesen. Die Menschen in meinem Genesungsprojekt waren alle guten Willens. Auch wenn ich ab und zu frustriert war, so war mir doch klar, daß ein undankbarer und griesgrämiger Patient seine Helfer nicht gerade animiert, ihr Bestes zu geben. Ich versuchte, mich so aufzuführen, daß ich den Umständen entsprechend die bestmögliche Reaktion auslöste. Es war sehr zu meinem Vorteil, als kooperativer Patient angesehen zu werden; meine Helfer gaben mir so das Beste.

Es war mich auch ganz klar, daß ich das Gesundheitswesen nicht verändern kann und es auch nicht versuchen sollte, solange ich eine lebensbedrohende Krankheit hatte. Hingegen konnte ich meinen Umgang mit diesem Gesundheitswesen so gestalten, daß ich es zu meinem Nutzen einsetzen konnte. Ich tat dies, indem ich einen ausgewogenen Ansatz wählte, in dem meine physischen, mentalen und spirituellen Seiten zum Zuge kamen, um mich gesund zu machen.

Kommentar zum sechzehnten, siebzehnten und achtzehnten Brief

Es zeigt sich immer wieder, daß ich den größten Erfolg mit den Patienten habe, die an meine Fähigkeit glauben, ihnen zu helfen, und die auch Vertrauen und Engagement für ihre Behandlung aufbringen wie auch für ihre eigene Fähigkeit, gesund zu werden. Die meisten Patienten, die ins Simonton Cancer Center kommen, sind willens, diesen zusätzlichen Schritt zu tun, um ihre Krankheit zu besiegen. Einige suchen hingegen verzweifelt nach fremder Hilfe, ihre eigene Willenskraft ist bestenfalls angeknackst. Wieder andere, meistens die, die man überredet hat zu kommen, suchen andauernd nach Schwächen in unserem Programm, nur um ihre eigene Überzeugung zu nähren, «daß so etwas nicht funktioniert». Diese schädliche Überzeugung ist ihnen meist von ihrer Umgebung eingeflößt worden, wie das bei Reid geschah, als ihm mehrere Mediziner versicherten, daß ihm nicht geholfen werden könne. Am Simonton Cancer Center sind wir es aber gewohnt, von unseren Patienten herausgefordert zu werden, und wir arbeiten gerne mit Menschen, die voller Zweifel sind.

Viele gute Ärzte haben aber ein tiefes Verständnis und große Wertschätzung für die eigene Heilkraft ihrer Patienten. Man sollte sich vergegenwärtigen, daß die Ärzte eben in den heute herrschenden Überzeugungen der Medizin unterwiesen worden sind. Sie mögen brillante Techniker sein; Heiler sind sie deswegen noch lange nicht. Ich bin der Ansicht, daß die meisten Ärzte ursprünglich im Sinn hatten, Heiler zu werden, daß ihnen dies dann aber aberzogen worden ist, so daß sie den naturgegebenen Heiler in sich erst wieder wecken müssen. Wenn es Ihnen gelingt, die negative Haltung Ihres Arztes einfach als die Meinung eines Menschen anzusehen, statt, von seinem Fachwissen geblendet, zu meinen, es handle sich um die unumstößliche Wahrheit, dann können Sie die Hilfe, die Sie bekommen, viel objektiver einstufen und annehmen. Dies ist vor allem dann wichtig, wenn Ihr Arzt vor Ihrer Haltung gegenüber der Heilung keine Achtung hat und Ihnen den Eindruck vermittelt, Sie hätten keine Heilungschance.

In der traditionellen chinesischen Medizin wurde der Arzt entlassen, wenn der von ihm Betreute krank wurde. Mir gefällt dieses System. Es gab dem Arzt ein Eigeninteresse daran, seinen Klienten gesund zu erhalten – ziemlich anders, als dies heute ist. Obwohl das Interesse an vorbeugender Medizin zunimmt, ist die Haupttätigkeit unseres Gesundheitswesens noch immer die Behandlung kranker Menschen und nicht die Gesunderhaltung gesunder Menschen.

Artikel in den Jahresberichten der New York Academy of Science belegen, daß die Heilung am ehesten dann gelingt, wenn der Patient an den Heiler glaubt und wenn der Heiler an seine eigenen Methoden glaubt. Beurteilen Sie Ihre Beziehung zu Ihrem Arzt in diesem Lichte. Wie sieht es bei Ihrem Arzt aus? Haben Sie Hinweise dafür, daß er an seine eigenen Behandlungsmethoden glaubt?

Eine andere Art, die Beziehung zu Ihrem Arzt zu beurteilen, ist die Überlegung, wie gut Sie sich miteinander verständigen. Wie Reid aufgezeigt hat, werden Diskussionen über medizinische Belange oft durch Emotionen verschleiert, insbesondere durch Angst seitens des Patienten, aber auch durch das Fachchinesisch, das der Arzt braucht, um Symptome und Therapien zu umschreiben. Wenn Sie besseren Einblick in die Qualität Ihrer Kommunikation gewinnen wollen, machen Sie eine Liste Ihrer Ansichten über Ihren Arzt und über die Behandlung, soweit Sie sie verstehen. Beurteilen Sie selbst, wie gesund diese Ansichten sind. Behalten Sie die gesunden Ansichten und verändern Sie die ungesunden mittels der Techniken, die wir gelernt haben. Dies wird gesunde Gefühle erzeugen, die wiederum Ihr Heilungssystem in Richtung Gesundheit beeinflussen werden. Wenn Sie meditieren, fragen Sie Ihre innere Weisheit, was für Informationen Ihnen dabei helfen würden, Ihr Vertrauen in Ihren Arzt und Ihre Behandlung zu steigern. Daneben sollten Sie nicht vergessen, daß Sie vor allem das Vertrauen zu sich selbst und zu Ihren Heilungskräften stärken sollten.

Die Antwort auf die Frage, wer nun für die Betreuung Ihres Körpers verantwortlich sei, Ihr Arzt oder Sie selbst, sollte damit hinreichend klar sein. Natürlich sind es beide. Der Arzt ist zuständig für die Diagnose und dafür, wie er sie Ihnen mitteilt, ferner für Beratung in bezug auf die besten Behandlungsmöglichkeiten und für deren Bereitstellung.

Sie selbst sind dafür verantwortlich, für welche Behandlung Sie sich entscheiden wollen, voll bei der gewählten Behandlung mitzumachen und mit Ihrer Unterstützungsgruppe zusammenzuarbeiten. Sie sind auch verantwortlich für Ihre Überzeugungen und die daraus resultierenden Gefühlsregungen, die einen wesentlichen Einfluß darauf haben, wie Sie auf Diagnose und Therapie reagieren.

Ich habe die Erfahrung gemacht, daß Patienten am meisten von dem profitieren, was sie selbständig gelernt haben, viel mehr als von dem, was sie gelesen oder von anderen Quellen gehört haben (obwohl auch dies nützlich ist). Ich weiß auf der tiefsten Ebene meines Bewußtseins, daß in jedem von uns eine innere Weisheit wohnt, die der Ursprung allen Heilens ist. Während der Woche, die unsere Patienten bei uns im Simonton Cancer Center verbringen, versuchen wir unsere Patienten anzuleiten, dieser inneren Weisheit auf die Spur zu kommen. Wir glauben daran, daß sie diese Erfahrungen mit nach Hause nehmen wie auch die anderen Techniken, die sie hier gelernt haben, und daß sie sie einsetzen, um das Vertrauen in ihre eigene Heilungsfähigkeit aufzubauen. Ich hoffe, daß dieses Buch für Sie dasselbe leistet.

Ich glaube, daß ein fähiger Heiler – sei er nun Arzt, Psychologe, Pfarrer, Schamane, Medizinmann oder einfach ein

Freund oder Verwandter oder eine Kombination von alledem – ein Mensch ist, der imstande ist, Ihre Vorstellungskraft in Richtung Hoffnung, Ausgeglichenheit und Gesundheit zu erweitern. Wenn Sie mit einer solchen Person zusammen sind, fühlen Sie sich gut, behaglich, sicher und geschützt. Wenn Sie mit einem Menschen umgehen, der Ihre Vorstellungen auf ungesunde Weise anregt, fühlen Sie sich schlecht, verwirrt, hoffnungslos, niedergeschlagen oder ängstlich.

Wenn Sie finden, Sie können die Unannehmlichkeiten einer bestimmten Behandlungsmethode nicht auf sich nehmen, dann reden Sie offen darüber. Sagen Sie es Ihrem Arzt. Stilles Leiden nützt nichts. Ihr Arzt kennt vielleicht Alternativen. Sorgen Sie dafür, daß Sie immer die beste Auswahl haben. Sorgen Sie dafür, daß Sie immer das Allerbeste für Ihren Körper tun. In vielen Fällen kann Ihnen ein Psychologe helfen, indem er Ihre Überzeugungen in Sachen Behandlung erforscht und indem er Sie durch Visualisierungsübungen dazu anleitet, im Sinne der Behandlung zu arbeiten. Vielleicht möchten Sie mit anderen Krebspatienten reden, welche die Behandlung erfolgreich abgeschlossen haben. Wie haben sie die Behandlung bewältigt? Denken Sie immer daran, daß Ihre innere Weisheit am besten weiß, wie Sie gesund werden können. Nutzen Sie diese Quelle systematisch.

Wenn Sie sich einer Behandlung unterziehen, dann akzeptieren Sie diese, und nehmen Sie ihre Auswirkungen ernst. Chemotherapie und Bestrahlung können an Ihrer Energie zehren, darum sollten Sie sich Zeit zum Ausruhen nehmen. Delegieren Sie die täglichen Pflichten. Bitten Sie um die Hilfe, die Sie brauchen. Ja, benützen Sie die Behandlungsphasen als Gelegenheit, um das zu bitten, was Sie auch sonst haben möchten.

Allmählich beginnen Sie, Ihren Körper besser zu kennen, und Sie lernen, ihn positiv zu beeinflussen. Nun können Sie schrittweise immer mehr Verantwortung für Ihre Heilung übernehmen. Wenn Sie merken, daß dies geschieht, dann machen Sie sich mit Ihrem neuen Gesundheitsmanager bekannt. Mit sich selbst.

Neunzehnter Brief

Reaktion auf einen Rückfall

Lieber Freund,

nach meiner wundersamen Heilung im Herbst 1981 fühlte ich mich eine ganze Weile lang großartig. Ich war stärker denn je und hatte ein wunderbares spirituelles Leben voller Freude. Ich hatte schon zuvor in meinem Leben Glücksphasen erlebt, aber niemals war die Freude so intensiv wie nach meiner Genesung. Ich fühlte mich Gott nahe und war eingebettet in ein Gefühl von Frieden und Wohlbefinden.

Damals entwickelte ich den tiefen Wunsch, meine wundersame Heilung mit anderen zu teilen. Zu gegebener Zeit wollte ich eine Folge von Briefen über meine Erfahrungen schreiben. Ich fing damit 1982 an. Nach einigen wenigen Briefen versiegte aber der Fluß von Informationen, die ich hätte weitergeben können.

Schließlich verstand ich, warum meine Schreiblust verflogen war. Irgendwie glaubte ich, ich hätte das Geheimnis meiner Genesung entdeckt. Letzten Endes hatte ich zahllose Stunden mit dem Studium vieler Disziplinen verbracht: Hypnose, Meditation, Ernährung, Bewegung, Nahrungszusätze, Physiologie, Psychologie, Philosophie, Religion und noch viel mehr. Ich war sicher, daß bestimmte mentale Vorgänge die spirituell bedingte Heilung auslösten und daß ich herausgefunden hatte, wie alles funktioniert, obwohl ich die genaue Kombination der Faktoren nicht hätte beschreiben können.

Beachten Sie, daß ich soeben betont habe, was *ich* tat, um das Wunder zu vollbringen. Im nachhinein scheint es mir völlig lächerlich, daß jemand so denken kann. Ich bin heute sicher, daß der Fluß an Informationen für die Briefe ins Stocken gekommen war, weil ich sonst ungesunde Überzeugungen verbreitet hätte. Ich merkte dies natürlich damals nicht; ich dachte einfach, ich hätte nichts «Wesentliches» mehr mitzuteilen, ich wüßte nichts mehr zu sagen.

Einige Zeit nachdem meine Schreiberei zum Stillstand gekommen war, überkam mich das Gefühl, ich hätte einige meiner «Krebslektionen» nicht richtig begriffen. Irgendwie wußte ich, daß ich wieder Krebs bekommen würde. Und ich wußte, daß dies mir helfen würde, das zu lernen, was ich zuvor verpaßt hatte.

Wenig später spürte ich, daß in meinem Körper etwas vorging. Der Arzt bestätigte, daß meine Leukämie zurückgekehrt war.

Verstehen Sie mich richtig: Ich möchte keinesfalls unterstellen, daß jedermann Krebs braucht, um die Lektionen des Lebens zu lernen. In meinem Fall hingegen brauchte ich etwas, was mich aufschreckte, und der Krebs tat es ein weiteres Mal.

In dieser zweiten Krebsepisode war meine Einstellung ziemlich nüchtern, da ich sie ohne weiteres als Lernmöglichkeit interpretierte. Meine spirituelle Seite hatte mir dies mitgeteilt, noch bevor die Krankheit wieder ausgebrochen war. Der Rückfall war nicht unerwartet. Ich wußte nicht, was ich lernen mußte, aber ich wußte, daß Lernen das Ziel der neuerlichen Krebsepisode war, genau wie es bei der ersten gewesen war.

Ich will damit nicht sagen, ich hätte keine Angst gehabt. Seit meiner wundersamen Heilung wußte ich, daß Gott auf meiner Seite war, nur wußte ich nicht, warum. Ich glaubte daran, daß ich wieder gesund werden könnte, aber ich wußte nicht, wie und wann. Deswegen bezog sich meine Angst vorwiegend auf die Schmerzen und Unannehmlichkeiten, die mit den Krankenhausbesuchen und der Behandlung einhergehen würden. Natürlich kämpfte ich auch mit Zweifeln an meiner neuerlichen Genesung. Eigentlich hatte ich eine Menge Zweifel an meinen eigenen Fähigkeiten, hatte ich doch offensichtlich aus meiner ersten Krebserfahrung nicht alles gelernt, was ich hätte lernen sollen. Ich fürchtete, Gott könnte seine Geduld verlieren und es satt haben, seine Zeit an einen schlechten Schüler zu verschwenden.

Ich war lange in sehr schlechter gesundheitlicher Verfassung. Ich war diesmal in einem anderen Krankenhaus, und die Schwestern, die auf Krebspatienten spezialisiert waren, sagten mir, sie hätten noch nie jemanden mit so schlechten Blutwerten angetroffen. Einige Schwestern kamen aus anderen Abteilungen, nur um zu sehen, wie ich aussah. Jana sagte mir später, sie seien über meinen Optimismus sehr erstaunt gewesen. Sie waren noch erstaunter, als sie mich aus dem Bett steigen und im Flur auf und ab gehen sahen, was ich tat, um einigermaßen fit zu blieben. Natürlich ging ich nicht schnell und nicht weit, aber unter den gegebenen Umständen war schon ein Aufsitzen im Bett etwas Unerwartetes.

Ich fing alle möglichen Infektionen ein, manchmal zwei oder drei gleichzeitig. Man gab mir intravenös starke Medikamente dagegen. Dann pflegte die Infektion zu verschwinden, und das Medikament wurde abgesetzt. Sofort bekam ich wieder dieselbe oder eine andere, noch schlimmere Infektion.

Dann machte ich eines Tages eine weitere spirituelle Erfahrung. Ich hatte tagelang darüber nachgedacht, was die Bibel über den Glauben sagt, und mein Glaube war dadurch echt gestärkt worden. Ich befand mich gerade im Zustand eines Tagtraums, als mir kundgetan wurde, daß ich Anfang Dezember wieder gesund sein würde. Ich entsinne mich, daß dies im November geschah. Ich verstand die Botschaft so, daß mein Körper am 1. Dezember wieder anfangen würde, gesunde Zellen zu produzieren. Dies würde bedeuten, daß ich mich schon wenig später besser fühlen würde und daß meine Blutwerte im April wieder normal sein würden. (Wie ich bereits gesagt habe, leben rote Blutkörperchen etwa 120 Tage lang.) Dies ist genau das, was dann auch geschah. Meine Blutwerte waren Anfang April alle mehr oder weniger in der normalen Bandbreite.

Während dieser ganzen zweiten Krebsperiode nahm ich ein

«Wundermittel» und wäre fast daran gestorben. Ich wurde aber gesund, *während* ich unter den schlimmen Nebenwirkungen des Mittels litt, in genauer Übereinstimmung mit der empfangenen spirituellen Botschaft. Ich nehme an, daß das Medikament und die begleitenden Therapien sicher irgendwie nützlich waren. Ich bin aber davon überzeugt, daß meine Heilung durch das spirituelle Element beschleunigt wurde. Wenn Sie diese meine Aussagen beurteilen, so beachten Sie bitte, daß ich allein die Erfahrung gemacht habe – den Rückfall, die Botschaft, die Wiedergenesung – und daß ich sie so gut beschreibe, wie ich es eben kann.

Diese zweite Krebserfahrung ist für mich in der Tat zu einer wichtigen Lehre geworden. Ich habe diesen Brief damit begonnen, daß ich Ihnen erzählte, daß ich mich darauf konzentriert hatte, was *ich* getan hatte, um gesund zu werden. Ich hätte mich darauf konzentrieren sollen, was *Gott* für mich getan hat. Ich sehe heute meinen Geist als eine Art Behälter, der Überzeugungen enthält, welche die uns zuströmende, von Gott stammende schöpferische Kraft verstärken, blockieren oder verzerren können. Es wurde mir klar, daß ich mich besser darauf einstelle, was Gott durch mich tun kann, als auf das, was ich mit Hilfe von Gott tun kann. Einmal mehr scheint mir meine Reaktion mächtiger als das Problem selbst gewesen zu sein.

Kommentar zum neunzehnten Brief

Meine Meinung ist, daß man einen Rückfall nicht ernster nehmen sollte, als er es verdient. Jeder Patient will natürlich eine Behandlung finden – eine herkömmliche oder eine alternative –, die sofort und für immer wirkt, aber dazu kommt es nicht immer. Der Prozeß der Genesung verlangt eine laufende Auswertung dessen, was passiert, und umfaßt oft Phasen, wo es schlechter geht, als man sich das erhofft hatte. Dies bedeutet keinesfalls, daß die Genesung unmöglich ist; es bedeutet einfach, daß es auf dem Weg zur Heilung einiges Auf und Ab geben wird. Das Schwierigste ist es, die nötigen Reserven zu mobilisieren, die man braucht, um mit diesen Höhen und Tiefen fertig zu werden, und Unterstützung durch Mitmenschen kann dabei entscheidend sein.

Bitte sehen Sie die Diagnose eines Rückfalls nicht als Todesurteil an. Geben Sie sich etwas Zeit, um den Schock zu überwinden. Dann verwenden Sie die Meditation, wie bereits früher, um zu erfragen, was die Botschaft des Rückfalls sein könnte, und handeln Sie der Botschaft entsprechend. Anerkennen Sie, daß Sie stets das Beste getan haben, was Sie nach Ihrem jeweiligen Wissensstand haben tun können.

Ein Rückfall ist etwas, was jedem Krebspatienten passieren kann. Sie sollten dieses Thema offen diskutieren und ja nicht totschweigen, und wenn Sie die Ängste vor einem Rückfall nicht aussprechen können, dann suchen Sie einen Psychologen auf, der Sie anhören und führen kann. Seien Sie versichert, daß das Reden vom eventuellen Rückfall keinen Rückfall provoziert. Vielmehr hilft es Ihnen, von Ihren negativen Überzeugungen von einem Rückfall abzulassen und sie durch bessere zu ersetzen. Dies kann die Wichtigkeit des Themas Rückfall herunterspielen, was nützlich ist, ob nun ein Rückfall eintritt oder nicht.

Sollten Sie einen Rückfall haben, so behandeln Sie ihn so, wie Sie es mit Ihrer Gesundheit tun. Sehen Sie ihn als Rückmeldung des Körpers. Sie haben wahrscheinlich ungelöste Konflikte, die wiederaufgetaucht sind und gelöst werden wollen. Vielleicht sind Sie noch immer auf Ihre Krankheit angewiesen, um Ihre Bedürfnisse anzumelden, und Sie haben noch keinen anderen Weg dazu gefunden. Vielleicht sind Sie von all den Veränderungen, die Sie bereits durchgemacht haben, überfordert und sollten sich etwas schonen. Vielleicht haben Sie aufgehört, bestimmte Dinge zu tun, die eine positive Auswirkung auf Ihre Gesundheit hatten. Fragen Sie nach diesen Dingen während Ihrer Meditation. Bewerten Sie Ihren Zweijahresgesundheitsplan neu. Sollten Sie den Plan besser einhalten, oder sollten Sie eher den Plan ändern?

Dies ist auch eine Zeit, wo Sie Ihr Unterstützungssystem verstärken und sich mehr darauf verlassen sollten als bisher. Lassen Sie sich von den anderen helfen, damit Sie sich besser um sich selbst kümmern können.

Infolge seines Rückfalls überprüfte Reid seine Definition der Krankheit, um herauszufinden, warum sie wieder aufgetreten war. Nachdem er bei seiner ersten Krebserfahrung gelernt hatte, die Krankheit in den Rahmen einer gesunden und positiven Definition des Lebens zu stellen, empfand er weniger Angst, als sie wieder in Erscheinung trat.

Reid hatte den Krebs als eine Blockierung des spirituellen Flusses definiert. Diese Definition mag für Sie nützlich sein oder nicht; für Reid vermittelte sie die Einsicht, was er gegen seine Erkrankung tun könnte. Er mußte die Blöcke wegräumen, die seine Seele *(spirit)* daran hinderten, sein Leben zu beeinflussen.

Meine eigene Interpretation von Reids Definition: Wir haben ein blockiertes Verständnis für die Beziehung zu uns selbst, zur Welt, zur Schöpfung. Bestimmte Überzeugungen können diese Beziehung stören, während andere die Beziehung stark und harmonisch werden lassen.

Wir können auch Reids Konzept mit meiner weiter oben gegebenen Definition von Krebs verbinden. Ein Teil der Krebserfahrung ist es, daß wir versuchen, jemand anderer zu sein, als wir tatsächlich sind. Dies kann man so interpretieren, daß wir uns außerhalb des natürlichen Flusses des Universums befinden oder daß wir vom Energiefluß abgeschnitten sind, der das Universum in Bewegung hält. Die Genesung bedeutet unter anderem, daß wir wir selbst werden, was heißt, daß wir die Hindernisse weggeräumt haben und zu einem Teil des Energieflusses des Universums geworden sind. Wir sind in Harmonie mit unserem echten Wesen.

Ich glaube, Reids Definition ist meiner sehr ähnlich; wir sagen das gleiche mit anderen Worten. Dies heißt nicht, daß wir «recht haben»; es heißt nur, daß wir beide ähnliche Ansichten haben.

Sollten Sie einen Rückfall haben, dann prüfen Sie Ihre eigene Definition des Krebses. Was sagt sie über Ihre Überzeugungen aus? Inwiefern ermöglicht sie es Ihnen, etwas gegen den Krebs zu tun? Wenn Ihre eigene Definition nicht nützlich oder gesund sein sollte, dann arbeiten Sie doch mit der von Reid – oder mit der meinen –, bis Sie Ihre eigene Definition ausgearbeitet haben.

Erforschen Sie durch Meditation, was wohl Ihr Haupthindernis auf dem Weg zur Genesung sein könnte, und befragen Sie Ihre innere Weisheit, wie Sie dieses Hindernis als Lernmöglichkeit ausnützen könnten.

Wenn Sie wegen eines Rückfalls ein Gefühl des Versagens, der Schuld, der Selbstvorwürfe haben sollten, dann denken Sie daran, die folgende Meinung einzuüben: «Ich tue immer das Beste, was ich nach meinem jeweiligen Wissensstand und Verständnis tun kann.» Seien Sie sanft mit sich selbst und lassen Sie sich helfen. Ich habe herausgefunden, daß meine Patienten, wenn ich mit ihnen arbeite, die Gefühle des Versagens, der Schuld und der Selbstvorwürfe nur kurze Zeit hegen. Denken Sie daran, daß wir diese Gefühle durch unsere Überzeugungen und unsere Geisteshaltung selbst machen; deshalb besteht die Arbeit darin, ungesunde Überzeugungen zu gesünderen zu machen.

Zwanzigster Brief

Was ich gelernt habe

Lieber Freund,

Sie entsinnen sich bestimmt, daß meine Vorstellungen über Gott und seine Schöpfung 1979, am Anfang meiner Krebserfahrung, reichlich verwirrt und unorganisiert waren. Dies hat sich gründlich geändert. Ich habe nun einige sehr gefestigte Ansichten. Ich hoffe, die nachstehende Zusammenfassung kann Ihnen nützen. Es wäre bestimmt auch für Sie gut, wenn Sie Ihre eigenen Vorstellungen auf ähnliche Weise zusammenfassen und von Zeit zu Zeit überprüfen würden.

- Die Schöpfung Gottes dient seinen Zielen, nicht meinen.
- Ich bin ein Teil der Schöpfung Gottes; er ist nicht Teil der meinen.
- Gottes Schöpfung ist lebendig, abwechslungsreich, zusammenhängend, immerwährend.
- Ich kann gegenwärtig nicht die ganze Schöpfung Gottes überblicken.
- Jede Seite der Schöpfung Gottes hat eine bestimmte Rolle oder Funktion, die notwendig ist und etwas mit dem Gang des gesamten Universums zu tun hat.
- Die Schöpfung Gottes bewegt sich immer in Richtung des spirituellen Gleichgewichts. Jede Aktion verursacht eine Reaktion; eine Bewegung weg vom Gleichgewicht löst eine Bewegung hin zum Gleichgewicht aus.
- Es gibt keine isolierten Impulse. Jeder Gedanke, jedes Wort, jede Handlung, die von einem Teil der Schöpfung ausgehen,

lösen eine Reaktion aus, obwohl wir uns dieser Realität meist nicht bewußt sind.

- Es gibt keine «Unabhängigkeit» von Gott. Wir können uns nicht von seiner Schöpfung loslösen. Mein Glaube an meine «Unabhängigkeit» war ein Irrtum, der auf meinem Fehlverständnis von Gott beruhte.
- Es ist mir nicht gegeben, den großen Plan Gottes für seine Schöpfung in irgendeiner Weise zu beeinflussen. Seine Zwecke werden erreicht, wie auch immer ich entscheide. Es ist dennoch für mich möglich, innerhalb meiner Rolle in Gottes Schöpfung, mich auf vielerlei Weise eigenständig zu betätigen.
- Die wertvollste Lebenserfahrung ist gegeben, wenn ich beschließe, einen Lebenszweck zu verfolgen, der mit Gottes Schöpfung im Einklang steht. Wenn ich mir einen Lebenszweck aussuche, der nicht mit Gottes Schöpfung im Einklang steht, dann werde ich mit mir selbst nicht in Harmonie leben.
- Meine Entscheidungen haben einen starken und direkten Einfluß auf meine persönliche Wahrnehmung der Realität.
- Wir Menschen haben die Neigung, uns auf unsere eigenen Schöpfungen zu fixieren statt auf jene Gottes. Wir bekommen, was wir brauchen, aber unser Verständnis unserer Bedürfnisse ist durch unsere eigenen Vorstellungen eingeschränkt. Viele von uns entscheiden sich deshalb unwissentlich dafür, nur einen winzigen Teil des uns verfügbaren Potentials zu nutzen. Wir bleiben innerhalb einer sehr beschränkten, selbstzufriedenen Sphäre, statt der Ganzheit der Schöpfung zu dienen.
- Wir können uns als integrierenden Bestandteil der ganzen Schöpfung sehen und erkennen, daß die Schöpfung, von der wir ein Teil sind, selbst unendlich ist.
- Ein individualistischer, eigennütziger Standpunkt ist zwingendermaßen beschränkt und zieht deshalb nur eine beschränkte Menge schöpferischer Energie an.
- Wir können beschließen, uns als Diener der Schöpfung Gottes zu sehen statt als ihre Nutznießer. Dadurch gehen wir

über unsere eigenen Vorstellungen hinaus und spielen eine Rolle, die zwar in diesem Leben stattfindet, aber weit über dieses Leben hinausgeht.

- Wenn wir uns unseres wahren spirituellen Wesens immer bewußter werden, befreien wir uns immer mehr von dem Gefangensein im Verstand und im Körper. Der Gedanke, daß sich die Seele *(spirit)* vom Körper lösen kann, befreit uns von der Angst vor dem Tod.
- Jeder Teil der Schöpfung Gottes ist lebendig und dazu geschaffen, uns zu lehren, was wir wissen müssen, um zu dem zu werden, was Gott von uns will. Dies bedeutet für uns, Gott gegenüber liebevoll, herzlich, sorgsam, mitfühlend, verständnisvoll und gehorsam, mit Gottes Schöpfung in Harmonie zu leben und selbst glücklich zu sein.
- Wir erleben die Harmonie, wenn wir uns so verhalten, daß unsere Entscheidungen mit Gottes Schöpfung übereinstimmen. Dies ist ein angenehmer Vorgang, und unser Körper paßt sich entsprechend an.
- Wenn wir Entscheidungen treffen, arbeiten wir Hand in Hand mit dem Leben, unserem Lehrer, und wir schaffen sinnvolle Ergebnisse, von denen wir stets lernen und an denen wir wachsen können. Als Gottes Schüler sehen wir, daß bestimmte Reaktionen nützlicher sind als andere.
- Manchmal werden wir vom Leben enttäuscht und betrachten das Lernen über Gott als hoffnungslos. Dies kann unseren Lebenswillen oder unseren Willen, aktiv zu leben, beeinträchtigen. Aber wir können erneut wählen und können anders wählen!
- Als Gast auf diesem Planeten, als Schüler des Lebens, als williger Diener kann ich einen erleuchteten Pfad wählen und physische Verwandlung, Freude und Harmonie in diesem Leben erfahren, indem ich Gottes Liebe im Hier und Jetzt erkenne und anerkenne.

Zum Abschluß möchte ich Sie daran erinnern, daß ich das, was ich glaube, Ihnen nur darum mitteile, weil ich Ihnen helfen möchte, Ihre eigenen Gedanken anzuregen. Ich bete darum, daß Sie von diesen Gedanken und Erfahrungen profitieren können, wenn Sie sich überlegen, wie Gott auf Ihr Leben wirkt.

Schlußbemerkungen

Ich hoffe, daß dieser letzte Brief Ihnen einen tiefen Einblick in Ihre eigenen Meinungen und Vorstellungen gegeben hat und daß Ihnen Reids Briefe Denkanstöße gegeben haben, die Sie zur Genesung führen können.

Sie haben nun, wenn Sie die in diesem Buch geschilderte Arbeit bereits geleistet haben, Ihren Zweijahresgesundheitsplan erstellt und Meditation sowie Visualisierung zu einem Teil Ihrer täglichen Routine gemacht. Sie haben vielleicht auch schon einige Erfahrungen mit Ihrer inneren Weisheit gemacht und Ihr Vertrauen in Ihre Genesungsfähigkeit stärken können.

Damit ist aber noch nicht die ganze Arbeit getan. Die in diesem Buch geschilderte Arbeit ist Teil des lebenslangen Prozesses, zu dem zu werden, der man ist. Vergleichen Sie Ihre jetzigen Gefühle, Gedanken und Auffassungen zum Thema Krebs mit denen, die Sie vor der Lektüre dieses Buches hatten. Läßt Ihre Einstellung zu Ihrer Gesundheit bereits erkennen, daß Sie sich gesündere Überzeugungen zu eigen gemacht haben?

Wenn Sie auf Ihrem Weg zur Heilung weitergehen, können Sie dieses Buch immer wieder brauchen. Ihre Vorstellungskraft ist die einzige Grenze Ihres Handelns. Sehen Sie sich das Verzeichnis der Briefe an, ordnen Sie den einzelnen Briefen gemäß Ihren gegenwärtigen Bedürfnissen eine Priorität zu, und durchforschen Sie die Briefe erneut. Oder schreiben Sie Ihre eigenen Briefe als Ergänzung von Reids Briefen. Sogar wenn Sie sie niemandem senden, sind sie ein großartiges Mittel, um den Wandel Ihrer Gesinnung zu verfolgen.

Sie können die hier gelernten Techniken auch verwenden, um weitere Heilungsansätze zu erforschen.

Sie sollen wissen, daß Reid und ich Ihre Anstrengungen aufrichtig unterstützen. Wir hoffen, daß Sie weiter in Ihren Einsichten wachsen, daß Sie Ihr Bewußtsein erweitern und Ihr Herz öffnen können, um all das zu entdecken, was Sie wissen müssen, um sich guter Gesundheit und eines erfüllenden Lebens zu erfreuen.

Wissenschaftliche Literatur

(Grundlagen für Kapitel 1)

Ader, R., Cohen, N. (1982). Behaviorally conditioned immunosuppression and systemic lupis erythematosis. *Science*, 19, March. 215:1534–1536.

Ader, R., Cohen, N. (1981). Conditioned immunopharmacologic effects. In: *Psychoneuroimmunology*. New York: Academic Press.

Ader, R., Felton D. (1990). *Psychoneuroimmunology II*. New York: Academic Press.

Berk, L. S., Tan, S. A., Napier, B. J., Eby, W. C. (1989). Eustress of mirthful laughter modifies natural killer cell activity. *Clinical Research*. National Meeting, Washington D. C. April 18–May 1.

Berk, L. S., Tan, S. A., Nehlsen-Cannarella, S., Napier, B. J., Lewis, J. E., Lee, J. W., Eby, W. C. (1988). Humor associated laughter decreases cortisol and increases spontaneous lymphocyte blastogenesis. *Clinical Research*. 36:435 A.

Berk, L. S., Tan, S. A., Fry, W. F., Napier, B. J., Lee, J. W., Hubbard, R. W., Lewis, J. E., Eby, W. C. (1989). Neuroendocrine and stress hormone changes during mirthful laughter. *The American Journal of the Medical Sciences*. December. 296: No. 7:390–396.

Bulloch, K. (1985). Neuroanatomy of lymphoid tissue: a review in Guillemin Cohn, Melnechuk, (eds.). *Neural Modulation of Immunity*. New York: Raven. pp. 111–140.

Derogatis, L., Abeloff, M., Melisaratos, N. (1979). Psychological coping mechanisms and survival time in metastatic breast cancer. *Journal of the American Medical Association*. 242: 1504–1508.

Eysenck, H. J. (1988). Health's character. *Psychology Today*. December. Vol. 22, PP. 28–32.

Felton, D. L., Livnat, S., Carlson, S. L., Bellinger, D. L., Yeh, P. (1984). Sympathetic innervation of lymph nodes in mice. *Brain Research Bulletin*. December. 13:693–699.

Greer, S. and McEwan, P. J. M. (eds.) 1985. Cancer and the Mind. *Soc. Sci. Med.*, 20:771–853.

Grossarth-Maticek, Ronald, Bastiaan Jan, and Kanazir Dusan. Psychosocial factors as strong predictions of mortality from cancer, ischemic heart disease and stroke: Yugoslav Prospective Study. 1985, *Journal of Psychosomatic Research*. Vol. 29, pp. 167–176.

Kiecolt-Glaser, J. K., Garner, W., Speicher, C. E., Penn, G., Glaser, R. (1984). Psychosocial modifiers of immunocompetence in medical students. *Psychosomatic Medicine*. 46:7–14.

Klopfer, B. (1957). Psychological variables in human cancer. *Journal of Projective Techniques*. 21:331–340.

LeShan, L. (1989). Cancer As A Turning Point, New York: E. P. Dutton; dt. u. d. T. Diagnose Krebs: Wendepunkt und Neubeginn. Ein Handbuch für Menschen, die an Krebs leiden, für ihre Familien und für ihre Ärzte und Therapeuten. Stuttgart: Klett Cotta 1993.

New York Academy of Science (1966). Psychophysiological aspects of cancer. Vol. 125.

New York Academy of Science (1969). Psychological aspects of cancer. Vol. 164.

Ornish, Dean (1990). Can lifestyle changes reverse coronary heart disease? *Lancet*. Juli 21, 1990. 336(8708):129–133.

Pert, C. B. (1986). The wisdom of the receptors: neuropeptides, the emotions, and bodymind. *Advances* 3(3):8–16.

Pert, C. B., Ruff, M. R., Weber, R. J., Herkenham, M. (1985). Neuropeptides and their receptors: a psychosomatic network. *Journal of Immunology*. 135:8205–8265.

Simonton, O. C., Matthews-Simonton, S. S. (1975). Belief systems and management of the emotional aspects of malignancy. *Journal of Transpersonal Psychology*. 7(1):29–47.

Simonton, O. C., Matthews-Simonton, S. S., Creighton, J. L. (1978). Getting well again. Los Angeles: Tarcher-St. Martins; dt. u. d. T. Wieder gesund werden. Reinbek: Rowohlt 1982.

Simonton, O. C., Matthews-Simonton, S. S. (1981). Cancer and stress: counseling the cancer patient. *Med. Journal of Australia*. June 1: 679–683.

Spiegel, D., Kraemer, H. C., Bloom, J. R., Gottheil, E. (1989). The effect of psychosocial treatment on survival of patients with metastatic breast cancer. *Lancet*. October 14, 1989; Vol. II (8668):888–891.

Thomas, C. B., and Duszynski, D. R. Closeness to parents and the family constellation in a prospective study of five disease states: suicide, mental illness, malignant tumor, hypertension, and coronary heart disease. *The Johns Hopkins Medical Journal*, 1973, 134, 251–70.

Das Simonton Cancer Center

Das Simonton Cancer Center bietet Information, Behandlung, Schulung und Anleitung für Selbsthilfegruppen. Das Zielpublikum sind Krebspatienten und Fachleute im Gesundheitswesen.

Das Patientenprogramm basiert auf dem bahnbrechenden und erfolgreichen Modell der emotionalen Intervention und Betreuung, das Dr. Simonton für die Behandlung von Krebspatienten entwickelt hat.

Das Modell entstand aus der Erkenntnis, daß Überzeugungen, Gefühle, Ansichten und Lebensstil wichtige Faktoren sind, welche die Gesundheit beeinflussen.

Im Falle von Krankheit beeinflussen diese Faktoren die Reaktion des Patienten auf die ärztliche Behandlung; sie bestimmen die Wirksamkeit der Behandlung mit, und sie beeinflussen das Vertrauen in die medizinische Betreuung.

Das Programm ist ein fünfeinhalbtägiges Ausbildungsseminar mit therapeutischen Sitzungen für Krebspatienten und deren engste Bezugspersonen. Die Konzepte werden in einer sicheren und fördernden Atmosphäre erforscht, die zum Lernen und Umdenken anregt. Das Programm konzentriert sich auf den Einfluß von Überzeugungen und Überzeugungssystemen. Die Teilnehmer erlernen Techniken der Lebensbereicherung und der Gesundheitsförderung, bekommen Lebensstil-Beratung sowie Anweisungen für Entspannungs- und Visualisierungsübungen (schöpferisches Denken). Zudem ergründen die Teilnehmer den Einfluß der Sanftmütigkeit, des sekundären Nutzens und anderer gesundheitsbestimmender Faktoren. Auch die Themen Tod und Rückfall werden untersucht. Durch die Exploration dieser Fragen in Gruppenarbeit werden die Patienten in die Lage versetzt, die erlernten Methoden in ihrem täglichen Leben anzuwenden.

Unser Ansatz ist kein Ersatz für die herkömmliche medizinische Therapie. Er wurde ursprünglich entwickelt, um die medizinischen Maßnahmen zu ergänzen und um deren Heilungspotential durch die Mobilisierung der inneren Weisheit des Kranken zu maximieren.

Das Simonton Cancer Center betreibt ebenfalls ein intensives Lehrprogramm für Fachleute im Gesundheitswesen und organisiert auf Anfrage Wochenendseminare an den verschiedensten Orten.

Das Simonton Cancer Center ist eine wohltätige Stiftung ohne Gewinnabsicht; Zuwendungen an die Stiftung sind in vielen Ländern steuerfrei gestellt. Alle Zuwendungen gehen in unseren Unterstützungsfonds, der dafür verwendet wird, mittellosen Patienten die Teilnahme am Patientenseminar zu ermöglichen.

Auskünfte über unsere Programme können telefonisch oder schriftlich angefordert werden bei:

Simonton Cancer Center
P. O. Box 890
Pacific Palisades, California 90272
USA
Telefon 001 (310) 459–4434

Literatur und Tonbandkassetten können bestellt werden bei:

Simonton Cancer Center
Tape and Literature Department
P. P. Box 1198
Azle, Texas 76020
USA
Telefon 001 (817) 444–4013

Informationen über Therapiemöglichkeiten sind auch erhältlich beim:

ZIST
Zentrum für Individual- und Sozialtherapie e.V.
Zist 3
D-82377 Penzberg
Telefon 08856–5192 (Mo–Fr 9.00–14.00 Uhr)

Frauke Teegen

Bildersprache des Körpers
Gesundheit kann gelernt werden
304 Seiten mit zahlreichen Abbildungen. Broschiert

In eine Krise gerät jeder einmal. Aber warum nehmen einige Menschen diese als Herausforderung an und reifen seelisch unter den Belastungen, während andere krank werden und zusammenbrechen? Die Psychotherapeutin Frauke Teegen leitet dazu an, kreative Lösungen für Lebensprobleme zu finden.

Die Begegnung mit dem Schatten
Erkundungen in den Tiefenschichten des Bewußtseins
rororo sachbuch «medizin und gesundheit» 8533

«Der Wert der hier dargestellten Erfahrungen liegt für mich vor allem darin, daß sie aufzeigen, wie der Mut zur Begegnung mit unserem Schatten – mit abgelehnten Lebenserfahrungen, Impulsen und Potentialen – neue Seh- und Verhaltensweisen, innere Heilkräfte und Reifungsimpulse freisetzt.» *Frauke Teegen*

Rowohlt

Frauke Teegen

Ganzheitliche Gesundheit
Der sanfte Umgang mit uns selbst
rororo sachbuch «medizin und gesundheit» 8308

Geht unsere Medizin in Forschung und Praxis von einem unvollständigen Menschenbild aus? «Bedroht» uns eine Krankheit oder ist sie eine «Verbündete», die uns auf eine existentielle Bedrohung aufmerksam machen will? Wie können wir die «Botschaft» einer gesundheitlichen Störung verstehen lernen? Wie können wir eine Krankheit als Möglichkeit zur Selbsterfahrung und Veränderung unserer Lebensweise nutzen? – Fragen, auf die Frauke Teegen eine Antwort zu geben versucht.

Frauke Teegen / Anke Grundmann / Angelika Röhrs
Sich ändern lernen
Anleitungen zur Selbsterfahrung und Verhaltensmodifikation
rororo sachbuch 6931

Dieses Arbeitsbuch bietet ein neuartiges Programm, das von Verhaltenstherapeuten ausgearbeitet und erprobt wurde, aber ohne ihre Mithilfe anzuwenden ist. Es leitet in einfacher Form und in kleinen Schritten zum genauen Erkennen und systematischen Ändern störender Eigenarten an. Psychologisches oder therapeutisches Fachwissen wird nicht vorausgesetzt, sondern in einigen Grundzügen beim Durcharbeiten des Programms vermittelt. Mit den Kenntnissen aus diesem Programm können Sie eigene Schwierigkeiten überwinden, aber auch anderen bei ihren Problemen wirksam helfen.

Rowohlt

O. Carl Simonton / Stephanie Matthews Simonton / James Creighton
Wieder gesund werden

Eine Anleitung zur Aktivierung der Selbstheilungskräfte für Krebspatienten und ihre Angehörigen
Deutsch von Modeste zur Nedden
352 Seiten. Kartoniert mit Ton-Cassette und als rororo sachbuch 9199

Was kann ein Kranker über die vom Arzt verordnete Behandlung hinaus tun, um aktiv an seiner Gesundheit mitzuwirken? Welche Rolle spielen seelische Vorgänge bei der Entstehung und bei der Heilung von Krankheiten? Können gesunde Menschen eine Form der Lebensführung erlernen, die die «Krankheitsbereitschaft» ihres Körpers deutlich vermindert?
Die Autoren wollen mit ihrer praktischen Anleitung zur Selbsthilfe die herkömmliche medizinische Behandlung nicht ersetzen, sondern ergänzen. Sie geben Begriffen wie «Lebenswille» und «Selbstheilungskraft» ein wissenschaftliches Fundament und zeigen anhand zahlreicher Fallbeispiele, daß Hoffnung, Vertrauen und Zuversicht sowie ein neues Umgehen mit sich selbst wichtige Voraussetzungen für Gesundwerden und Gesundbleiben sein können.

Stephanie Matthews Simonton unter Mitarbeit von Robert L. Shook
Heilung in der Familie

Deutsch von Dirk van Gunsteren und Cornelia Holfelder-von der Tann
rororo sachbuch 8545

Aus dem Inhalt:

Der richtige Umgang mit dem Arzt / Das Mitteilen von Gefühlen / Vom Umgang mit der Angst / Helfen und Retten ist zweierlei / Wie Sie deprimierten Patienten helfen können / Was tun bei Schmerzen? / Rückfall und Tod